高等职业教育农业部"十二五"规划教材

中药制剂技术

第2版

陈 琼 李 恒 主编

中国农业大学出版社

·北京·

内 容 简 介

本教材介绍如何运用现代科学技术将中药饮片加工制成适宜剂型。教材内容的范围和深度与相应职业岗位群的要求紧密挂钩，按基本理论知识、通用技术、中药前处理技术、液体制剂生产技术、无菌液体制剂生产技术、半固体制剂生产技术、固体制剂生产技术、其他制剂生产技术、知识拓展和技能训练等进行编排，使学生更有针对性地学习。本教材以收录现行适用、成熟规范的现代生产技术和管理知识为主，因此其实践性、应用性较强，突破了传统教材以理论知识为主的局限，突出了职业技能特点。

本教材适用于高职高专中药制药技术专业及相关专业（或专业方向）教学使用，也适用于医药行业相应岗位的业务技术培训。

图书在版编目(CIP)数据

中药制剂技术/陈琼，李恒主编.—2版.—北京：中国农业大学出版社，2014.9
ISBN 978-7-5655-1016-8

Ⅰ.①中… Ⅱ.①陈… ②李… Ⅲ.①中药制剂学-高等学校-教材 Ⅳ.①R283

中国版本图书馆 CIP 数据核字(2014)第 150707 号

书　　名 中药制剂技术 第2版
作　　者 陈 琼 李 恒 主编

策划编辑 姚慧敏 伍 斌
责任编辑 王艳欣
封面设计 郑 川
责任校对 陈 莹 王晓凤
出版发行 中国农业大学出版社
社　　址 北京市海淀区圆明园西路2号
邮政编码 100193
电　　话 发行部 010-62818525，8625
编辑部 010-62732617，2618
读者服务部 010-62732336
出 版 部 010-62733440
网　　址 http://www.cau.edu.cn/caup
e-mail cbsszs @ cau.edu.cn
经　　销 新华书店
印　　刷 涿州市星河印刷有限公司
版　　次 2014年11月第2版 2014年11月第1次印刷
规　　格 787×1 092 16开本 22.25印张 540千字
定　　价 47.00元

编写人员

主　编　陈　琼（信阳农林学院）

　　　　　李　恒（福建生物工程职业技术学院）

副主编　樊克锋（河南牧业经济学院）

　　　　　李艳玲（河南牧业经济学院）

　　　　　王海燕（信阳农林学院）

参　编　李　永（江苏农牧科技职业学院）

　　　　　王珍珊（河北旅游职业学院）

　　　　　郭秀梅（黑龙江农业经济职业学院）

　　　　　高姗姗（黑龙江农垦职业学院）

　　　　　陈邦恩（福建生物工程职业技术学院）

前 言

本教材是在教育部高职高专处和全国高职高专农林牧渔类专业教学指导委员会的指导下，以国家相关政策为依据，根据高职高专院校的特点，介绍如何应用现代科学技术将中药饮片加工制成适宜剂型。本教材可供高职高专中药制药专业及相关专业（或专业方向）教学使用，也适用于医药行业相应岗位的业务技术培训。

本教材内容主要包括本专业学生必备的中药制剂制备技术与基本知识，编写依据为医药高职教育所确定的技术应用型人才的知识要求、技术要求、能力要求和素质要求，本着理论知识必需、够用的原则确定本教材内容，力图密切联系中药制剂生产实际，强调 GMP 管理，反映中药制剂技术的应用与发展现状，体现中药制剂生产质量管理中各岗位对中药制剂专业知识的要求。本教材重点突出常用剂型的有关概念、生产技术和质量控制，根据制法特点选取典型实训项目，充分体现剂型的特点、处方组成、工艺流程和质量控制，以提高本学科的实用性和针对性。为体现现代科学技术的应用和中药现代化的要求，本教材在第二十章介绍了药物制剂新技术，便于学生了解制剂新药研究前沿。本教材以 2010 年版《中国药典》、2010 年版 GMP 为标准，对中药制剂技术涉及的相关内容、生产质量管理要求进行了修订，突出了中药制剂技术的时代特点。本教材每章之后均编有复习思考题，以便教学与复习巩固；本教材专门设有技能训练篇，共编写 17 个实训项目，既有常规剂型，如浸出制剂、液体药剂、注射剂、软膏剂、栓剂、散剂、颗粒剂、胶囊剂、片剂、丸剂等的制备技术，又有新技术的应用，如环糊精包合物、微囊、脂质体的制备技术，还有参观中药制剂生产企业的内容，以期达到提高学生的动手能力、巩固理论知识和培养学生科学创新性思维的目的，体现了科学性、时代性和适用性。实训指导力求选用最新研究资料，密切联系教学、生产、科研和临床实际，适用于中药类相关专业学生的实践教学，可供各院校在组织实践教学时根据实际条件和要求选用或参考。

本教材中所提及《中国药典》系指《中华人民共和国药典》，未标明版次的一律为 2010 年版。凡涉及质量检查的，以《中国药典》为准，《中国药典》中未明确要求的，参照国家相关权威机构规定介绍。

本教材在编写过程中得到了各位编委所在单位领导及同行和羚锐制药、同源制药专家的大力支持，在此一并致谢！

由于编者的能力和水平有限，书中疏漏之处在所难免，诚恳希望各校师生和其他读者批评指正，编者将非常感谢。

编 者

2014 年 4 月

目录

第一篇　基本理论知识篇

第二篇　通用技术篇

第三篇　中药前处理技术篇

第四篇　液体制剂生产技术篇

第五篇 无菌液体制剂生产技术篇

第六篇 半固体制剂生产技术篇

第七篇 固体制剂生产技术篇

第八篇　其他制剂生产技术篇

第九篇　知识拓展篇

第十篇　技能训练篇

第一篇

基本理论知识篇

第一章 绪论

知识目标

• 理解药典的含义、性质与作用。

• 理解中药剂型选择的基本原则、中药制剂的分类方法以及不同分类方法所涉及的剂型范围。

• 掌握中药制剂技术的含义以及药物、药品、药剂、剂型等常用术语。

技能目标

• 能够理解药典的含义、性质与作用,中药剂型选择的基本原则。

• 能够解释中药制剂技术的含义以及药物、药品、药剂、剂型等常用术语。

• 在实际工作中能根据情况选择合适的剂型。

第一节 概 述

中药药剂学是以中医药理论为指导,运用现代科学技术研究中药药剂的配制理论、生产技术、质量控制、合理应用的一门综合性应用技术科学。

中药制剂技术是在中药药剂学理论指导下,研究将中药饮片加工制成适宜剂型的一门综合性应用技术学科。

中药制剂的发展已有几千年的历史,随着中药现代化的进程,中药制剂的新工艺、新技术、新设备、新辅料不断涌现,中药制剂由原来的“粗大黑”向着“三小”(剂量小、毒性小、副作用小)、“三效”(高效、速效、长效)、“三定”(定量、定时、定位)和“五方便”(服用、携带、贮藏、生产、运输方便)的趋势发展,满足人们日益提高的生活水平。

第二节　中药制剂常用术语

一、药物与药品

1. 药物

凡用于预防、治疗和诊断疾病的物质总称为药物，简称为药，包括原料药与药品。

2. 药品

药品系指用于预防、治疗、诊断人的疾病，有目的地调节人的生理机能并规定有适应证或者功能主治、用法和用量的物质，包括中药材、中药饮片、中成药、化学原料药及其制剂、抗生素、生化药品、放射性药品、血清、疫苗、血液制品和诊断药品等。

二、药剂与剂型

1. 药剂

系指加工配制好的可直接用于临床的药品。

2. 剂型

根据药物的性质、用药目的和给药途径，将原料药加工制成适合于医疗或预防应用的形式，称药物剂型，简称剂型。目前常用的中药剂型有汤剂、煎膏剂、注射剂、散剂、颗粒剂、胶囊剂、片剂、丸剂、气雾剂等40余种。

三、中药制剂与中药调剂

1. 中药制剂

是根据《中国药典》、部颁药品标准、局颁药品标准、《制剂规范》等标准规定的处方，以中药饮片为原料或以中药饮片与化学原料药为原料制成的具有一定规格的制剂。

2. 中药调剂

是根据医师处方将中药饮片或中成药调配成专为某一患者使用的药剂操作。

四、成药与中成药

1. 成药

系指经药品监督管理部门批准大量生产，公开销售的药品。

2. 中成药

中成药为中药成药的简称。系指以中药饮片为原料，在中医药理论指导下，按规定的处方和制法大量生产，有特定名称，并标明功能主治、用法用量和规格的中药成药。

五、中药与天然药物

1. 中药

系指在我国传统医药理论指导下使用的药用物质及其制剂。

2. 天然药物

系指在现代医药理论指导下使用的天然药用物质及其制剂。

六、中药材与中药饮片

1. 中药材

系指药典或经典医籍中收录的在特定自然条件、生态环境中，经自然生长或人工栽培、采收加工制成的具有一定药理作用的一类物质。

2. 中药饮片

系指根据中医药理论，按照炮制规范经过加工炮制的中药材，可直接用于调配或制剂。

第三节　中药剂型分类

一、按物态分类

1. 液体剂型

如汤剂、合剂、糖浆剂、酒剂、酊剂、露剂、注射剂等。

2. 固体剂型

如散剂、颗粒剂、丸剂、片剂、胶囊剂等。

3. 半固体剂型

如软膏剂、凝胶剂、糊剂等。

4. 气体剂型

如气雾剂、喷雾剂、粉雾剂等。

按此分类便于了解不同形态制剂的制备特点、药效、贮藏及运输，因为物态相同的制剂，制备方法也比较相近，如液体剂型制备时常需要分散、溶解，半固体剂型多需熔融、研和等，固体剂型多需粉碎、混合、制粒、干燥等。药效以液体剂型、气体剂型为最快，固体剂型较慢。但此种分类方法未考虑到剂型的内在分散特征和给药途径。

二、按制备方法分类

将主要工序采用相同方法制备的剂型列为一类。例如，浸出制剂是将用浸出方法制备的汤剂、合剂、浸膏剂、流浸膏剂、酒剂、酊剂等归纳为一类，无菌制剂是将用灭菌方法或无菌生产工艺制备的注射剂、滴眼剂等归纳为一类。

此法利于研究制备的共同规律，但归纳不全，且某些剂型随科学发展会改变制法，故有一定局限性。

三、按分散系统分类

1. 真溶液型

如芳香水剂、醑剂、溶液剂、甘油剂及部分注射剂等。

2. 胶体溶液型

如溶胶剂、胶浆剂、涂膜剂等。

3. 乳状液型

如乳状液型液体药剂、静脉乳剂、部分搽剂等。

4. 混悬液型

如合剂、洗剂、混悬液型液体药剂等。

5. 气体分散型

如气雾剂、喷雾剂、粉雾剂等。

6. 固体分散型

如散剂、丸剂、片剂等。

7. 微粒型

如微囊、微球、脂质体，或纳米级的纳米囊、纳米球、纳米脂质体等液体或固体分散体系。

按分散系统分类可以反映剂型的内在分散特征和制法要求，但不能反映给药途径对剂型的要求。还会出现一种剂型由于辅料与制法的不同而必须分到几个分散系统中去的情况，无法保持剂型完整性，如注射剂中有真溶液型、混悬液型、乳状液型及注射用无菌粉末等。此外，中药汤剂可同时包含真溶液、胶体溶液、乳状液和混悬液等。

四、按给药途径与方法分类

1. 经胃肠道给药的剂型

如口服给药的汤剂、合剂、糖浆剂、煎膏剂、酒剂、流浸膏剂、散剂、颗粒剂、片剂、丸剂、胶囊剂等，直肠给药的灌肠剂、栓剂、胶囊栓等。

2. 不经胃肠道给药的剂型

(1)注射给药　包括静脉注射、肌内注射、皮下注射、皮内注射及穴位注射等。

(2)呼吸道给药　如气雾剂、喷雾剂、粉雾剂等。

(3)皮肤给药　如软膏剂、膏药、橡胶膏剂、洗剂、搽剂、糊剂、涂膜剂、离子透入剂等。

(4)黏膜给药　如滴眼剂、滴鼻剂、含漱剂、舌下片、栓剂、膜剂、吸入剂、含化丸等。

这种分类方法与临床使用相联系，反映给药途径对于剂型制备的特殊要求。缺点是一种剂型可能在多个给药途径中出现，使剂型分类复杂化。如混悬剂，可以在注射、眼部、口服、皮肤等多个给药途径中出现，同时这种分类方法也无法反映剂型的内在特性。

此外，还可根据制剂进入人体后的释药行为、作用趋向，将剂型分为速释、缓释、控释、迟释、靶向制剂等。速释制剂如滴丸、分散片、泡腾片等，缓释制剂如缓释片、缓释胶囊等，控释制剂如渗透泵片等，迟释制剂如肠溶制剂、结肠定位制剂、脉冲制剂等，靶向制剂如靶向乳剂、靶向微球等。

上述分类方法各有优缺点，一般采用综合分类法。

第四节 中药剂型选择的基本原则

药物疗效主要取决于药物本身，但是在一定条件下，剂型对药物疗效的发挥也可起到关键性作用。同一种药物，由于剂型种类不同，所选用的辅料不同，制备方法不同以及工艺操作的差异，往往会使药物的稳定性和药物起效时间、作用强度、作用部位、持续时间、副作用等出现较大的差异。因此，合理选择剂型是中药制剂研究与开发的重要内容，剂型选择的基本原则有如下几个方面。

一、根据防治疾病的需要选择剂型

由于病有缓急，证有表里，须因病施治，对症下药，因此，对剂型的要求也各不相同。例如，对急症患者，为使药效迅速，宜用汤剂、注射剂、气雾剂、舌下片及口服液等；对于药物作用需要持久、延缓者，则可用丸剂、膏药、缓释制剂、混悬剂或其他长效制剂。

为适应给药部位的特点需要，也须有不同的剂型。例如皮肤疾患一般可用软膏剂、膏药、涂膜剂、糊剂及贴膏剂等；而某些腔道疾病如痔疮、溃疡、瘘管等，则可用栓剂、膜剂、条剂、线剂或钉剂等。

此外，为了更好地发挥或增强药物的疗效，加速或延缓药物的作用，或增加药物对某些系统的指向性、靶组织的滞留性、对组织细胞的渗透性等，以适应治疗的需要，可采用新技术制备新剂型。例如，治疗冠心病心绞痛的苏冰滴丸，治疗气管炎的牡荆油微囊，治疗肿瘤的鸦胆子油乳注射液等，都是根据其特殊需要制成的。

二、根据药物的性质选择剂型

中药制剂多为复方制剂，所含成分极为复杂。在选择药物剂型前，必须认真进行处方前的研究，重点掌握活性成分的溶解度、稳定性和刺激性等性质，在符合临床用药要求的前提下，充分考虑所设计剂型对主要药物活性成分以上性质的影响。

含难溶性或水中不稳定成分的药物、含挥发油或有异臭的药物不宜制成合剂等液体剂型；药物成分易被胃肠道破坏或不被其吸收，对胃肠道有刺激性，或因“首过效应”而疗效显著降低的药物等均不宜设计为口服剂型；成分间易产生沉淀等配伍变化的组方，则不宜制成注射剂或合剂等液体药剂。例如，黄连的有效成分小檗碱，水中溶解度很小，肌内注射 2～5 mL(1 mg/mL)很难达到有效抗菌浓度，且小檗碱季铵盐结构难以透过肠壁而吸收，因此治疗肠道感染，黄连素以口服剂型为佳。中药饮片富含糖类、胶类等活性成分者,其出膏率较高,浸膏吸湿性强,若制成硬胶囊剂则可能导致服用剂量大,制剂稳定性差。有些药物溶液状态不稳定,需制成固体制剂。如天花粉用于中期妊娠引产疗效较好,其有效部位为蛋白质,对热很不稳定,水溶液也不稳定,经无菌分装、冷冻干燥制成粉针剂,临用前用灭菌注射用水配制,不仅制剂质量稳定,而且改变了给药途径,提高了疗效,降低了毒副反应。

三、根据生产条件和“五方便”的要求选择剂型

首先在满足防治疾病需要和药物性质的前提下,还应根据生产企业的技术水平和生产条件选择剂型。剂型不同,采用的工艺路线不同,对所需的技术、生产环境、设备、员工素质等都有不同的要求。

剂型设计还应考虑“五方便”(服用、携带、生产、运输、贮藏方便)的要求。就携带、贮运而言,剂量小且质量稳定的固体剂型优于液体剂型。

儿童用药应尽量做到色美、味香、量宜、效高,并能多种途径给药。可考虑制成口服液、微型颗粒剂、滴鼻剂、微型保留灌肠剂、栓剂、注射剂等。

第五节　中药制剂工作的依据

中药制剂工作的依据系指中药制剂必须遵循的《中国药典》、部颁药品标准、局颁药品标准、《药品管理法》、《药品注册管理办法》、《药品生产质量管理规范》等。

一、药品标准

药品标准又称药品质量标准,系指国家对药品质量、规格及检验方法所做的技术规定,供药品生产、经营、使用、检验和管理部门共同遵循的法定依据。我国现行的药品标准是国家药品标准——《中国药典》、部颁药品标准和局颁药品标准。

(一)药典

1. 药典的性质与作用

药典是一个国家记载药品规格和标准的法典。我国药典由国家组织的药典委员会编写、出版,并由政府颁布施行,具有法律约束力。药典中收载的是疗效确切、副作用小、质量较稳定的常用药物及其制剂,规定其质量标准、制备要求、鉴别、杂质检查与含量测定等,作为药品研制、生产、经营、使用与监督管理的法定依据。

药典在一定程度上反映一个国家药品生产、医疗和科学技术水平,也基本反映了临床用药的实际情况,在保证人民用药安全有效、促进药品研究和生产上起着重大作用。

随着医药科学的发展,新的药物及其制剂、新的检验项目及方法不断出现,为使药典的内容能及时反映医药学方面的新成就,《中国药典》一般每隔 5 年须修订一次,为有利于新的药物

和制剂的临床应用，往往在下一版新药典出版前，还出版一些增补本，增补本与药典具有相同的法律效力。

2.《中国药典》发展简况

我国是世界上最早颁布全国性药典的国家，早在唐显庆四年（公元 659 年）就颁布了《新修本草》，又称《唐本草》，这是我国最早的药典，也是世界上最早出现的一部全国性药典，比欧洲 1498 年出版的地方性药典《佛洛伦斯药典》早 800 多年，比欧洲第一部全国性药典《法国药典》早 1 100 年。《太平惠民和剂局方》是我国第一部官方颁布的成方规范，也具有药典的性质。

1930 年国民党政府卫生署编纂了《中华药典》，此版药典完全参考英、美国家药典，规定的药品标准不适合当时的国情，药学工作者无法遵守，而且该药典出版后一直未修订。

中华人民共和国成立后即开展了《中国药典》的编纂工作，至今已颁布了 9 版（1953 年版、1963 年版、1977 年版、1985 年版、1990 年版、1995 年版、2000 年版、2005 年版以及 2010 年版），每版药典均在前一版药典的基础上，内容和标准都有所修改和提高。

2010 年版《中国药典》分一部、二部和三部。一部收载药材和饮片、植物油脂和提取物、成方制剂和单味制剂等；二部收载化学药品、抗生素、生化药品、放射性药品及药用辅料等；三部收载生物制品。

3. 其他国家药典

世界上大约有 35 个国家颁布了自己的药典，此外还有国际和区域性药典。常用的有《美国药典》，简称 U. S. P.；《英国药典》，简称 B. P.；《日本药局方》，简称 J. P.；《欧洲药典》，简称 E. P.；《国际药典》，简称 ph. Int.，是世界卫生组织（WHO）为了统一世界各国药品的质量标准和质量控制的方法而编纂的药典，《国际药典》对各国无法律约束力，仅供各国编纂药典时作为参考标准。

（二）部颁药品标准、局颁药品标准

1. 部颁药品标准

在国家食品药品监督管理局（现更名为国家食品药品监督管理总局）成立之前，药品管理由卫生部负责，由卫生部颁布的药品标准称为《中华人民共和国卫生部药品标准》，简称部颁药品标准，包括《中药材分册》、《中药成方制剂分册》共 20 册，共收载品种 4 052 种。

2. 局颁药品标准

由国家食品药品监督管理总局编纂并颁布实施的药品标准称为《国家食品药品监督管理总局药品标准》，简称局颁药品标准。

《中国药典》、部颁药品标准、局颁药品标准均为国家药品标准，具有相同的性质和作用，均作为药品研制、生产、经营、使用、监督管理等的法定依据，具有同等的法律约束力。

二、药事法规

药事法规是指规范药品研制、生产、经营、使用、监督管理等的法律和法规。

1. 中华人民共和国药品管理法

《中华人民共和国药品管理法》，简称《药品管理法》。其宗旨是加强药品监督管理，保证药

品质量，保障人体用药安全，维护人民身体健康和用药的合法权益，适用于中华人民共和国境内从事药品的研制、生产、经营、使用和监督管理的单位或者个人。我国第一部《药品管理法》于 1985 年 7 月 1 日起施行，现行《药品管理法》为第二部，于 2001 年 12 月 1 日起施行。2002 年 9 月 15 日起又施行了《药品管理法实施条例》，为更好地依法治药奠定了法律基础。

2. 药品注册管理办法

药品注册，是指国家食品药品监督管理总局根据药品注册申请人的申请，依照法定程序，对拟上市销售药品的安全性、有效性、质量可控性等进行审查，并决定是否同意其申请的审批过程。其宗旨是为保证药品的安全、有效和质量可控，规范药品注册行为，适用于在中华人民共和国境内申请药物临床试验、药品生产和药品进口，以及进行药品审批、注册检验和监督管理。第一部《药品注册管理办法(试行)》于 2002 年 12 月 1 日颁布施行，第二部《药品注册管理办法》于 2005 年 5 月 1 日颁布施行，现行《药品注册管理办法》于 2007 年 10 月 1 日起施行。

3. 药品生产质量管理规范

《药品生产质量管理规范》，简称 GMP，是保证药品依照质量标准稳定地生产并进行质量控制的体系，实施 GMP 旨在最大限度地降低药品生产过程中污染、交叉污染以及混淆、差错等风险，确保持续稳定地生产出符合预定用途和注册要求的药品。

1963 年美国 FDA(美国食品药物管理局)以法令形式正式颁布了世界上第一部 GMP。中国从 20 世纪 80 年代开始引入 GMP 概念，在医药企业中推行。1988 年正式颁布 GMP，1992 年、1998 年、2010 年先后 3 次进行了修订。2010 年修订的新版药品 GMP(自 2011 年 3 月 1 日起施行)吸收国际先进经验，结合我国国情，按照“软件硬件并重”的原则，贯彻质量风险管理和药品生产全过程管理的理念，更加注重科学性，强调指导性和可操作性，达到了与世界卫生组织药品 GMP 的一致性。

4. 药物非临床研究质量管理规范

《药物非临床研究质量管理规范》，简称 GLP，是为提高药品非临床研究的质量，确保试验资料的真实性、完整性和可靠性，保障人民用药安全的临床前试验管理法规，适用于为申请药品注册而进行的非临床研究。非临床研究，系指为评价药物安全性，在实验室条件下，用实验室系统进行的各种毒性试验，包括单次给药的毒性试验、反复给药的毒性试验、生殖毒性试验、遗传毒性试验、致癌试验、局部毒性试验、免疫原性试验、依赖性试验、毒代动力学试验及与评价药物安全性有关的其他试验。我国第一部 GLP(试行)于 1999 年 11 月 1 日起施行，现行 GLP 为第二部，于 2003 年 9 月 1 日起施行。

5. 药物临床试验质量管理规范

《药物临床试验质量管理规范》，简称 GCP，是临床试验全过程的标准规定，是为保证药物临床试验过程规范，结果科学可靠，保护受试者的权益并保障其安全的管理规范，适用于各期临床试验、人体生物利用度或生物等效性试验。临床试验，指任何在人体(病人或健康志愿者)进行药物的系统性研究，以证实或揭示试验药物的作用、不良反应及/或试验药物的吸收、分布、代谢和排泄。实施 GCP 的目的是确保试验药物的疗效与安全性。我国第一部 GCP(试行)于 1999 年 11 月 1 日起施行，现行 GCP 为第二部，于 2003 年 9 月 1 日起施行。

复习思考题

1. 什么是剂型？剂型如何分类？
2. 什么是中药、中药制剂、中成药？
3. 中药剂型选择的基本原则是什么？
4. 什么是药典？药典的性质和作用是什么？
5. GMP、GLP、GCP 的含义与作用是什么？

第二篇

通用技术篇

第二章

制药卫生

知识目标

- 理解制药卫生的意义、无菌生产工艺技术。
- 理解微生物污染的途径及预防措施。
- 掌握常用灭菌技术的含义、特点及应用和常用防腐剂的用法。

技能目标

- 能够明确制药卫生的意义。
- 能够解释常用灭菌技术的含义与特点。
- 在实际工作中能根据需要选择适宜的灭菌技术和防腐技术。

第一节　概　述

制药卫生是药品生产质量管理的一项重要内容，涉及药品生产的全过程，在药品生产的各个环节，强化制药卫生的管理，落实各项制药卫生的措施，是确保药品质量的重要手段，也是实施《药品生产质量管理规范》(GMP)的具体要求。

药品是一种与人类健康和生命息息相关的特殊商品，只有保证制药卫生符合要求，才能生产出合格的药品，才能保证药品安全有效。由于中药制剂生产工序较多，生产周期较长，涉及物料、设备、人员、厂房设施等方方面面的因素，且制剂中含有大量的适宜微生物生长的营养物质，药品一旦受到微生物的污染，在一定条件下微生物就会大量生长繁殖，从而导致药品变质、腐败、疗效降低或失效，甚至可能产生对人体有害的物质。

一、中药制剂的卫生标准

药品卫生标准是判断药品质量合格与否的重要指标，《中国药典》附录ⅩⅢ对中药制剂卫生标准作出了具体规定。

1. 无菌制剂

系指法定药品标准中列有无菌检查项目的制剂。如注射剂、滴眼剂、植入制剂等。此类制剂一般要求无菌和(或)无热原或细菌内毒素应符合规定。

(1)无菌检查　按《中国药典》附录ⅩⅢ B检查,应符合规定。

(2)热原检查或细菌内毒素检查　按《中国药典》附录ⅩⅢ A或ⅩⅢ D检查,应符合规定。

2. 非无菌制剂

系指法定药品标准中未列无菌检查项目的制剂。如固体制剂、液体制剂、外用膏剂等。此类制剂一般要求微生物限度应符合规定。

微生物限度检查:一般包括活螨、细菌数、霉菌和酵母菌数、大肠埃希菌、大肠菌群、沙门菌、铜绿假单胞菌、金黄色葡萄球菌和梭菌等。微生物限度标准是基于药品的给药途径、对患者的潜在危害及中药的特殊性而制定的。微生物限度标准详见《中国药典》附录ⅩⅢ C。

二、微生物污染的途径及预防措施

中药制剂在生产、运输、贮藏、使用过程中均会受到微生物的污染,污染的途径主要有环境、物料、人员、设备和容器具、贮藏、运输等,应针对不同的原因采取积极有效的防菌和灭菌措施,确保中药制剂符合药品卫生标准。

1. 环境

空气中的悬浮粒子、尘埃粒子附有大量的微生物,它们主要来自土壤,人和动物的代谢物及排泄物等。因此,制药环境要求进行灭菌和净化:一是对进入洁净室的空气进行过滤,以除去悬浮粒子、尘埃粒子中的微生物;二是定期对洁净室的空气进行消毒,且每班生产结束后均应对洁净室的地面、墙壁、天棚、地漏等进行清洁和消毒。

2. 物料

(1)原药材　中药制剂的原药材主要是植物的根、根茎、叶、花、果实、种子和动物或其脏器等。原药材不仅本身带有大量的泥土和微生物、虫卵及杂质,而且在采集、贮藏、运输过程中还会受到各种污染。所以应当对原药材进行洁净处理和干燥,以减少微生物的污染和繁殖。对于以药材粉末入药的原药材,除进行洗涤、干燥外,还需进行灭菌处理,方法以不影响药材的外观和有效成分含量为原则。

(2)辅料　中药制剂生产中常会使用各种辅料,如蜂蜜、蔗糖、葡萄糖、淀粉、糊精等,一般都带有微生物,使用前应严格按规定标准进行选择或适当处理,以防止微生物带入制剂。

(3)包装材料　中药制剂的包装材料主要是指内包装材料,常用的有玻璃瓶、塑料瓶、复合膜、铝箔、聚氯乙烯(PVC)等,它们与药品直接接触,均有污染药品的可能。因此,所使用的内包装材料应采用适当的方法清洗、除菌,必要时进行灭菌处理,以防止微生物污染。

3. 设备和容器具

直接与药物接触的制药设备和容器具,如粉碎机、药筛、搅拌机、制粒机、压片机、填充机以及盛装容器、清洁器具等,其表面带有的微生物,会直接污染药品。设备、容器具使用后,应及时清洗和干燥,必要时在临用前还应消毒灭菌。

4. 人员

人是药品生产过程中最主要的微生物污染源。人的头屑、皮屑、毛发及服装纤维都携带一些微生物，都有可能污染药品。为防止污染，操作人员必须注意个人卫生，严格执行卫生管理制度，如勤理发、勤洗澡、勤剪指甲，不留胡须、不佩戴饰物、不裸手操作等，按规定穿戴专用的工衣，并定时清洗或灭菌，药品生产人员每年至少进行一次健康检查等。

5. 贮藏、运输

药品在搬运和贮藏时不仅应注意防止由于包装材料的破损而引起微生物再次污染，而且为防止微生物的生长繁殖可采取适当的防腐措施，并注意将药品贮藏于阴凉、干燥处。

第二节 灭菌技术与防腐技术

灭菌技术系指用适当的物理或化学手段将物品中活的微生物杀灭或除去，从而使物品残存活微生物的概率下降至预期的无菌保证水平的方法。

无菌物品是指不含任何活的微生物的物品。对于任何一批灭菌物品而言，绝对无菌既无法保证，也无法用试验来证实。一批物品的无菌特性只能相对地通过物品中活微生物的概率低至某个可接受的水平来表述，即无菌保证水平(sterility assurance level，SAL)。实际生产过程中，灭菌是指将物品中污染微生物的概率下降至预期的无菌保证水平。最终灭菌的物品微生物存活概率，即无菌保证水平不得高于 10^{-6}。已灭菌物品的无菌保证水平可通过验证确认。

灭菌物品的无菌保证不能依赖于最终产品的无菌检验，而是取决于生产过程中采用合格的灭菌工艺、严格的GMP管理和良好的无菌保证体系。在药品生产过程中选择适当的灭菌工艺或采用无菌生产工艺，对于保证药品的安全有效可以起到重要的作用，但灭菌工艺的确定应综合考虑被灭菌物品的性质、灭菌方法的有效性和经济性、灭菌后物品的完整性和稳定性等因素。

无菌生产工艺系指必须在无菌控制条件下生产无菌制剂的方法。抑制微生物生长、繁殖的操作称为防腐，亦称抑菌。灭菌和抑菌之间有时并无严格界限，同种化学药品在低浓度时呈现抑菌作用，而在高浓度时则能起杀菌作用。

一、灭菌技术

根据杀灭或除去微生物的机制不同，灭菌技术可分为物理灭菌技术、化学灭菌技术和过滤除菌技术。

(一)物理灭菌技术

物理灭菌技术是利用微生物的蛋白质、核酸、酶等对热或射线等不稳定的特性，采用热能、电磁波、微波、射线等物理技术与手段杀灭微生物的方法。

1. 热力灭菌技术

热力灭菌是应用最广、操作简便、效果可靠的一种灭菌方法。其原理是通过加热使微生物的蛋白质凝固、变性，核酸破坏，酶系统失活而导致微生物死亡。可分为干热灭菌技术和湿热灭菌技术。

(1)干热灭菌技术　是利用火焰或干热空气杀灭微生物或消除热原物质的方法。可分为火焰灭菌技术和干热空气灭菌技术。多用于容器及用具的灭菌。

火焰灭菌技术　系指用火焰直接灼烧达到灭菌目的的方法。该法灭菌简便易行、效果可靠,适用于耐火焰灼烧的物品,如金属剪刀、镊子、玻璃棒及搪瓷盘等的灭菌。

干热空气灭菌技术　系指将物品置于干热灭菌柜、隧道灭菌器等设备中,利用干热空气达到杀灭微生物或消除热原物质的方法。由于空气是一种不良的传热物质,其穿透力弱且不均匀,需长时间、高温度才能达到灭菌目的,故容易影响药物的理化性质。干热灭菌条件一般为160～170℃×2 h以上、170～180℃×1 h以上或250℃×45 min以上,也可采用其他温度和时间参数。无论采用何种灭菌条件,均应保证灭菌后物品的SAL≤10^{-6}。采用干热过度杀灭后的物品一般无需进行灭菌前污染微生物的测定。250℃×45 min的干热灭菌也可除去无菌产品包装容器及有关生产灌装用具中的热原物质。本法适用于耐高温但不宜用湿热灭菌技术灭菌的物品的灭菌,如玻璃器具、金属制容器、纤维制品、固体试药、液状石蜡等均可采用本法灭菌。不宜用于橡胶、塑料及大部分药品的灭菌。

(2)湿热灭菌技术　系指将物品置于灭菌柜内利用高压饱和蒸汽、过热水喷淋等手段使微生物中蛋白质、核酸发生变性来杀灭微生物的方法。在同等温度下,湿热灭菌比干热灭菌的效果好。湿热灭菌技术包括热压灭菌技术、流通蒸汽灭菌技术、煮沸灭菌技术和低温间歇灭菌技术等。

热压灭菌技术　系指将物品置于灭菌柜内利用高压饱和蒸汽杀灭微生物的方法。该法是最可靠的湿热灭菌方法。热压灭菌条件通常采用121℃×15 min、121℃×30 min或116℃×40 min的程序,也可采用其他温度和时间参数。但无论采用何种灭菌温度和时间参数,都必须证明所采用的灭菌工艺的监控措施在日常运行过程中能确保物品灭菌后的SAL≤10^{-6}。热压灭菌在制剂生产中应用最广泛,适用于耐高压蒸汽的药品和容器、培养基、无菌衣、胶塞、膜过滤器等其他耐高温和潮湿不发生变化或损坏的物品的灭菌。

常用的热压灭菌器有手提式热压灭菌器、立式热压灭菌器、卧式热压灭菌器等。生产上最常用的是卧式热压灭菌器,见图2-1。其结构主要有锅门或锅盖密封构成的耐压的空室、排气口、安全阀、压力表和温度表等部件。使用时必须严格按照操作规程进行操作,防止事故发生。

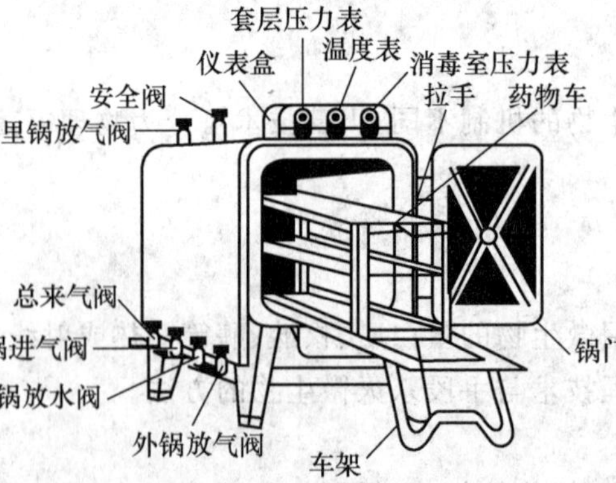

图2-1　卧式热压灭菌器的构造示意图

(引自:汪小根,刘德军.中药制剂技术.人民卫生出版社,2013)

流通蒸汽灭菌技术　系指在常压下采用100℃流通水蒸气加热杀灭微生物的方法。该法操作简便,灭菌温度低,时间短(一般 30～60 min),蒸汽可杀灭细菌的繁殖体,但不能完全杀灭细菌孢子,一般可作为不耐热无菌产品的辅助灭菌手段。

煮沸灭菌技术　系指将待灭菌物品放在水中加热煮沸灭菌的方法。该法灭菌效果较差,必要时可加入适量的抑菌剂,以提高灭菌效果。适用于金属器械、玻璃制品及橡胶类物品的灭菌。

低温间歇灭菌技术　系指将待灭菌物品于 60～80℃水或流通蒸汽中加热 1 h,将其中细菌的繁殖体杀死。然后在室温条件下或 37℃恒温箱中放置 24 h,使其中残存的芽孢发育成繁殖体,再次加热灭菌、放置,反复多次,直至杀灭所有芽孢。该法费时、工效低、灭菌效果差,加入适量抑菌剂可提高灭菌效率。适用于不耐高温、热敏感物料和制剂的灭菌。

影响湿热灭菌效果的因素有微生物的种类、发育期和数量,药物与介质的性质,蒸汽的性质,灭菌温度、压力与时间,灭菌量与装载方式等。

2. 紫外线灭菌技术

系指利用紫外线(能量)照射杀灭微生物的方法。紫外线属电磁波非电离辐射,是光谱中对微生物杀灭作用最强的部分。用于灭菌的紫外线波长是 200～300 nm,灭菌力最强的是波长 254～257 nm 的紫外线,可作用于核酸蛋白促使其变性。同时空气受紫外线照射后,产生微量臭氧,共同发挥杀菌作用。紫外线是直线传播,其强度与距离平方成比例地减弱,并可被不同的表面反射,普通玻璃及空气中灰尘、烟雾均易吸收紫外线。紫外灯管的使用时间一般不超过 2 000 h,应有使用记录。紫外线对人体有害,直射会导致眼、皮肤损伤。紫外线穿透力较弱,作用仅限于被照射物的表面,不能透入溶液或固体深部,故只适用于空气、表面、纯化水的灭菌。装在玻璃瓶或其他容器内的药物不能用该法灭菌。

影响紫外线灭菌的因素有紫外线强度、照射时间、与物体表面的距离,微生物种类与数量,温度,湿度等。

3. 辐射灭菌技术

又称电离辐射灭菌,系指将灭菌产品置于适宜放射源辐射的 γ 射线或适宜的电子加速器发生的电子束中进行电离辐射而杀灭微生物的方法。本法最常用的为^{60}Co-γ 射线辐射灭菌。

其特点是可不升高被灭菌物体的温度,或仅升高 2～3℃,故称“冷灭菌”,所以适用于不耐热药物的灭菌;穿透力强,可带包装进行灭菌,灭菌时间短,灭菌效果可靠,可避免二次污染;但辐射灭菌设备费用高,对某些药物成分或操作人员存在潜在的危险性。采用辐射灭菌技术灭菌的无菌物品其 SAL 应$\leqslant 10^{-6}$。本法适用于医疗器械、容器、生产辅助用品、不受辐射破坏的原料药及成品等的灭菌。

4. 微波灭菌技术

频率在 $3\times(10^6\sim10^9)$Hz 范围的电磁波称为微波,是一种高频、短波长的电磁波。微波灭菌技术系指采用微波照射产生的热能杀灭微生物和芽孢的方法。微波灭菌将微波的热效应和磁场效应相结合实现灭菌目的。该法温度升高迅速均匀,灭菌时间短,效果可靠。适用于以水为溶剂的液体药剂、中药饮片及固体制剂的灭菌。

(二)化学灭菌技术

化学灭菌技术是指用某些化学药品直接杀灭微生物的方法。用于杀灭微生物的化学药品称为杀菌剂。根据杀菌剂物理状态的不同，化学灭菌技术一般包括气体灭菌技术和消毒剂消毒技术。化学灭菌技术的作用机制为：作用于菌体蛋白质，使其变性死亡；与微生物的酶系统结合，影响其代谢功能；提高菌体细胞膜的通透性，促使细胞破裂或溶解。

1. 气体灭菌技术

气体灭菌技术系指用化学消毒剂形成的气体来杀灭微生物的方法。特点：被灭菌物品不经过热、辐射、消毒剂的擦涂或浸泡等，药物被影响的可能性小；灭菌时间长，且需要密闭条件；对人体皮肤、黏膜经常会有一定的损害；有的具有可燃性，并易产生爆炸，如环氧乙烷在空气中的含量达到3%以上时，就存在爆炸的可能性。适用于不能采用加热灭菌、滤过除菌等灭菌方法的药品、空气及环境的灭菌。

(1)环氧乙烷灭菌技术　环氧乙烷为广谱杀菌剂，具有很强的扩散和穿透能力，可穿透塑料、纸板及固体粉末等物质，并易从这些物品上消散；灭菌作用快，对细菌芽孢、真菌和病毒等均有杀灭作用；一般与80%～90%的惰性气体混合使用；但环氧乙烷对中枢神经有麻醉作用，人与大剂量环氧乙烷接触，可发生急性中毒，并损害皮肤及眼黏膜，可产生水疱或结膜炎。该法可用于医疗器械、塑料制品等不能采用高温灭菌的物品灭菌。含氯的物品及能吸附环氧乙烷的物品则不宜使用。灭菌完成后，应采用新鲜空气置换，使残留环氧乙烷和其他易挥发性残渣消散，并对环氧乙烷残留物和反应产物进行监控，以证明其不超过规定浓度，避免产生毒性。

(2)甲醛蒸气熏蒸灭菌技术　甲醛是杀菌力很强的广谱杀菌剂。甲醛蒸气与环氧乙烷相比，杀菌力更大，但因为穿透力差，所以只用于空气杀菌。应用甲醛溶液加热熏蒸法灭菌时，一般采用气体发生装置，用量为40%甲醛溶液30 mL/m^3。缺点是灭菌时间长、操作繁琐，对人体有一定毒害。

(3)臭氧灭菌技术　臭氧为广谱杀菌剂，扩散性较高，杀菌能力强，原料易得，具有环保性，是公认的绿色灭菌剂。一般采用臭氧发生器，与空气净化系统、制水系统的管路连接，可对空气和水进行灭菌。

(4)其他蒸气熏蒸灭菌技术　加热熏蒸法也可用丙二醇，灭菌用量为1 mL/m^3；用乳酸，灭菌用量为2 mL/m^3。丙二醇和乳酸的杀菌力比甲醛差，但对人体无害。此外，β-丙内酯、三甘醇、过氧醋酸等也可以蒸气熏蒸的形式用于室内灭菌。

2. 消毒剂消毒技术

系指将化学药品配制成一定浓度的液体消毒剂，通过喷雾、擦涂或浸泡杀灭微生物的方法。特点：能够有效杀死细菌繁殖体，减少微生物的数量，但不能杀死芽孢；浓度过高会产生一定的腐蚀作用。适用于地面、地漏、墙面、设备、器具、皮肤等的表面消毒。消毒剂的性质和浓度，微生物的种类和数量，接触时间，被灭菌物体的表面光滑程度等因素均影响消毒效果。

常用的消毒剂有：醇类，如75%乙醇；酚类，如2%～5%苯酚；表面活性剂类，如0.1%～0.2%苯扎氯铵（洁尔灭）、苯扎溴铵（新洁尔灭）等阳离子型表面活性剂；氧化剂类，如0.2%～0.5%过氧醋酸、3%过氧化氢等。

（三）过滤除菌技术

本法系指利用细菌不能通过致密具孔滤材的原理以除去气体或液体中微生物的方法。过滤除菌的原理包括毛细管阻留、筛孔阻留、静电吸附等作用。特点：无受热、无辐射等过程，对药液或气体的性质无影响；在除去液体或气体中微生物的同时更能除去一些杂质颗粒，使药液或气体物质更加洁净；由于滤材的孔径特别细小，过滤液体药物时，需通过加压或减压的方式来提高过滤效果。本法适用于热不稳定的药品溶液或原料、纯化水或注射用水的除菌过滤，空气及惰性气体(如 N_2)的洁净除菌处理。

目前常用的过滤除菌器主要有微孔薄膜滤器、垂熔玻璃滤器和砂滤棒等。过滤除菌一般应选用 0.22 μm 以下孔径的微孔薄膜滤器和 G_6 垂熔玻璃滤器。

二、无菌生产工艺技术

无菌生产工艺技术系指必须在无菌控制条件下生产无菌制剂的方法。无菌分装及无菌冻干是最常见的无菌生产工艺，后者在工艺过程中必须采用过滤除菌技术。

无菌生产工艺应严密监控其生产环境的洁净度，并应在无菌控制的环境下进行过滤操作。相关的设备、包装容器、塞子及其他物品应采取适当的方法进行灭菌，并防止被再次污染。

按无菌生产工艺制备的产品，最后一般不再灭菌，直接使用，故无菌生产工艺对于保证不耐热产品的质量至关重要。无菌生产工艺过程的无菌保证应通过培养基无菌灌装模拟试验验证。

无菌生产工艺应定期进行验证，包括环境空气过滤系统有效性验证及培养基无菌灌装模拟试验。

(一)无菌操作室的灭菌

目前，无菌操作室多采用层流洁净技术确保无菌环境。无菌操作室的空气灭菌，可应用室内空气灭菌剂如甲醛、丙二醇等蒸气灭菌，也可采用臭氧、紫外线进行灭菌。

无菌操作室的墙壁、地面、台面、用具等可用灭菌剂(如 3%酚溶液、75%乙醇溶液、0.2%苯扎溴铵等)喷洒或擦拭灭菌。

(二)无菌生产工艺技术

操作人员进入无菌操作室前要沐浴和换上已经灭菌的连体工作衣、帽和鞋子、口罩，内衣与头发不得暴露，双手应按规定洗净并消毒后方可进行操作，以免造成污染。所用设备、包装容器、塞子及其他物品应用热压灭菌技术或干热空气灭菌技术灭菌，并防止再次污染。室内操作人员数量应严格控制，尽量减少人员走动。用无菌生产工艺制备的注射剂，大多需加抑菌剂。

制备少量无菌制剂时，普遍采用层流洁净工作台进行无菌操作，该设备具有良好的无菌环境，使用方便，效果可靠。

三、防腐技术与常用的防腐剂

(一)防腐技术

防腐技术，亦称抑菌技术，系指选择适当防腐剂抑制微生物生长繁殖的操作技术。

在制剂生产时，并不能完全杜绝微生物的污染，制剂当中如有少量的微生物存在，在适宜条件下微生物会滋长与繁殖，结果导致制剂发霉变质。所以应根据实际情况，有针对性地选择应用防腐剂，这是中药制剂防腐的有效手段。

防腐剂的作用机制为：①使微生物蛋白质变性、沉淀或凝固；②与微生物酶系统结合，影响其新陈代谢过程；③降低表面张力，增加菌体细胞膜的通透性，使细胞膜破裂或溶解。

（二）常用的防腐剂

防腐剂，亦称抑菌剂，系指能抑制微生物生长繁殖的物质。制剂生产过程中，为了防止药剂中微生物的生长繁殖，可以根据各种剂型各个品种的不同要求，选用适当的防腐剂。

常用的防腐剂如下：

1. 苯甲酸与苯甲酸钠

为酸性防腐剂，防腐作用利用的是苯甲酸的未解离分子，而离子几乎无抑菌作用，一般用量为0.1%～0.25%。pH对苯甲酸类的抑菌效果影响很大，降低pH对其发挥防腐作用有利。一般在pH 4以下时防腐作用较好，pH超过5时，解离度大，防腐力降低，此时用量不得少于0.5%。

2. 羟苯酯类（尼泊金类）

羟苯酯类有甲酯、乙酯、丙酯和丁酯，是一类性质优良的防腐剂。在酸性溶液中作用最强，在微碱性溶液中作用减弱，其中丁酯的抑菌作用最强。几种酯的合并使用有协同作用，效果更佳，一般用量为0.01%～0.25%。

聚山梨酯类表面活性剂能增加羟苯酯类在水中的溶解度，但由于两者之间发生络合作用，可减弱其防腐效力，故当用聚山梨酯类增溶时应增加羟苯酯类的用量。

3. 山梨酸类

有山梨酸、山梨酸钾和山梨酸钙3种，常用山梨酸钾。山梨酸类对霉菌的抑菌力强，常用浓度为0.15%～0.2%，对细菌的最低抑菌浓度为2 mg/mL（pH小于6.0时），对霉菌或酵母菌的最低抑菌浓度为0.8～1.2 mg/mL。聚山梨酯与山梨酸类也会因络合作用而降低其防腐作用，但由于其有效抑菌浓度低，因而仍有较好的抑菌作用。山梨酸是依靠其未解离分子发挥防腐作用，因此在酸性水溶液中效果较好，一般介质的pH以4.5左右为宜。

4. 乙醇

含20%乙醇的制剂已有防腐作用。制剂中另含有甘油、挥发油等成分时，低于20%的乙醇也可起到防腐作用。在中性或碱性溶液中含量在25%以上才能起防腐作用，在中药糖浆中除使用其他防腐剂外，可再加乙醇达到10%～20%，以增强抑菌效果。

5. 酚类及其衍生物

常用作注射剂的抑菌剂。苯酚的有效抑菌浓度一般为0.5%，在低温及碱性溶液中抑菌力较弱，与甘油、油类或醇类共存时抑菌作用降低。甲酚的一般用量为0.25%～0.3%，抑菌作用比苯酚强3倍，毒性及腐蚀性比苯酚小，不易溶于水，易溶于油脂。氯甲酚的常用浓度为0.05%～0.2%，0.05%的浓度对铜绿假单胞菌的杀菌力较强，但对眼睛略有刺激性。

6. 三氯叔丁醇

常用浓度为 0.25%～0.5%，一般用于微酸性的注射液或滴眼液中，本品有局部麻醉作用。

7. 苯甲醇

常用浓度为 1%～3%，适用于偏碱性注射液，同时有局部止痛作用。

8. 有机汞类

常用作抑菌剂的是硝酸苯汞，有效抑菌浓度为 0.02%～0.05%。硝酸苯汞在高温下稳定，且加热时抑菌作用增强，经 80℃ 1 h 或 100℃ 0.5 h 能杀灭细菌芽孢，在 pH 6.0～7.5 作用最强。硫柳汞的常用浓度为 0.01%～0.02%，水溶性大，但稳定性差，在弱酸性或弱碱性溶液中作用较好。

9. 季铵盐类

常用作防腐剂的有洁尔灭、新洁尔灭和杜灭芬等阳离子表面活性剂，用量约为 0.01%，具有杀菌和防腐作用。洁尔灭、新洁尔灭一般用作外用溶液，杜灭芬用作口含消毒剂。本类化合物在 pH＜5 时作用减弱，遇阴离子表面活性剂时失效。

10. 脱水醋酸

本品溶解度在水中小于 0.01%，在乙醇中为 3%，其钠盐在水中溶解度可达 33%，常用浓度为 0.1%，其毒性小，可作液体药剂的防腐剂。

11. 其他

30%以上的甘油溶液具有防腐作用。植物挥发油也有防腐作用，常用 0.01%桂皮醛、0.01%～0.05%桉叶油、0.05%薄荷油等防腐。0.25%的三氯甲烷也有一定的防腐作用。

第三节 空气净化技术

空气洁净度是指洁净环境中空气的含尘（微粒）程度。空气净化技术是为达到洁净空气环境所采用的各种净化技术的总称，是一种综合性措施，主要通过空气过滤（包括处理）、气流组织和气压控制三种措施达到空气净化目的。洁净区系指需要对环境中尘粒及微生物数量进行控制的房间（区域），其建筑结构、装备及其使用应当能够减少该区域内污染物的引入、产生和滞留。

空气净化技术按气流组织形式可分为层流洁净技术和非层流洁净技术。

一、层流洁净技术

层流系指空气流线呈同向平行状态，各流线间的尘粒不易相互扩散，亦称平行流。

层流洁净技术是用高度净化的气流作载体，将操作室内的尘粒以平行层流状态排出的空气净化方式。其作用原理是“挤压原理”，气流运动形式是层流，也叫单向流。层流按气流的方向不同，可分为垂直层流（图 2-2）和水平层流（图 2-3）。层流洁净技术多用于灌封点的局部保护、层流工作台以及洁净室的全面洁净控制。

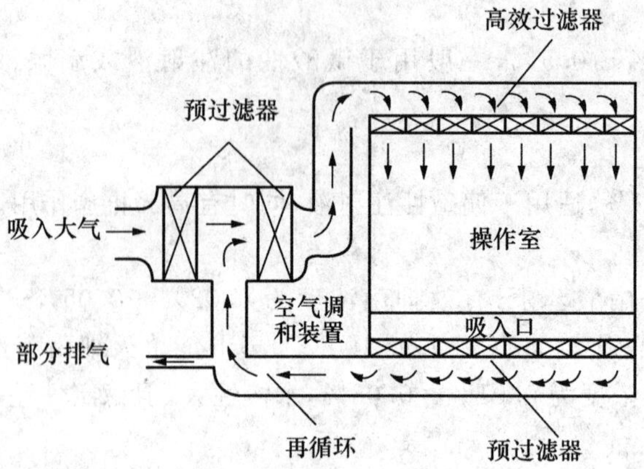

图 2-2　垂直层流洁净室构造原理图

（引自：杨明.中药药剂学.中国中医药出版社，2013）

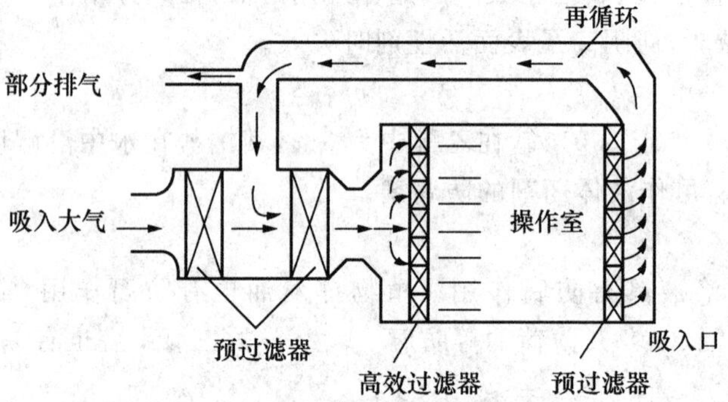

图 2-3　水平层流洁净室构造原理图

（引自：杨明.中药药剂学.中国中医药出版社，2013）

1. 垂直层流

以高效过滤器为送风口布满顶棚，地板全部做成回风口，使气流自上而下地流动。实现层流必须有足够的气速，以克服空气对流。垂直层流的端面风速在 0.25 m/s 以上，换气次数在 400 次/h 左右，造价以及运转费用很高。

2. 水平层流

以高效过滤器为送风口满布一侧壁面，对应壁面为回风墙，气流以水平方向流动。为克服尘粒沉降，端面风速不小于 0.35 m/s。水平层流的造价比垂直层流低。

二、非层流洁净技术

非层流，又称乱流、非单向流、紊流，系指空气流线呈不规则状态，各流线间尘粒易相互扩散。

非层流净化技术是用净化的空气将洁净室内的尘粒加以稀释的空气净化技术。其作用原理是“稀释原理”。非层流型空调系统一般是在操作室的天棚侧墙上安装一个或几个高效空气过滤器的送风口，回风管安置在走廊的侧墙下或采用走廊回风，空气在室内的运动成乱流状态，其气流具有不规则的运动轨迹。送风口送入的洁净空气很快扩散到全室，含尘空气被洁净空气稀释后降低了粉尘的浓度，以达到空气净化的目的。空气经滤过、喷淋洗涤、冷却、去湿或加湿、加热处理，最后再经油浸玻璃丝滤器由鼓风机送入操作室内。室内洁净度与送、回风的布置形式以及换气次数有关。

非层流洁净技术因设备投入和运行成本比较低，在药品生产上得到广泛运用，但净化效果较差。

复习思考题

1. 简述微生物污染的途径和预防措施。
2. 简述常用的物理灭菌技术的特点和适用范围。
3. 常用的湿热灭菌技术有哪些？影响湿热灭菌的因素有哪些？
4. 常用的防腐剂有哪些？如何应用？
5. 空气净化技术有哪些？

第三章

制药用水生产技术

知识目标

- 理解饮用水、纯化水、注射用水和灭菌注射用水的含义。
- 掌握饮用水、纯化水、注射用水和灭菌注射用水的用途。
- 掌握纯化水、注射用水、灭菌注射用水的生产技术。

技能目标

- 能够解释饮用水、纯化水、注射用水和灭菌注射用水的含义。
- 能明确饮用水、纯化水、注射用水和灭菌注射用水的用途。
- 会根据各生产工序或使用目的与要求选用适宜的制药用水，能明确纯化水、注射用水、灭菌注射用水的生产技术。

第一节 概　　述

一、制药用水的含义

水是药物生产中用量大、使用广的一种辅料，用于生产过程及药物制剂的制备。制药用水是成方及单味制剂生产、使用过程中用作药材的净制、饮片提取或制剂配制、使用时的溶剂、稀释剂及制药器具的洗涤清洁用水。

二、制药用水的分类与应用

一般天然水中含有悬浮物、无机物、有机物、微生物、气体等。因此，天然水不得直接用作制药用水，制药用水的原水通常为饮用水。《中国药典》二部收载的制药用水因其使用的范围不同而分为饮用水、纯化水、注射用水和灭菌注射用水。一般应根据各生产工序或使用目的与要求选用适宜的制药用水，见表 3-1。

表 3-1　不同制药用水的应用范围

分类	含义	用途
饮用水	为天然水经净化处理所得的水。其质量应符合现行国家标准《生活饮用水卫生标准》的规定	1. 制备纯化水的水源 2. 药材净制时的漂洗 3. 制药器具的粗洗用水 4. 口服、外用制剂所用饮片的提取溶剂
纯化水	为饮用水经蒸馏法、离子交换法、反渗透法或其他适宜方法制备的制药用水。不含任何附加剂。其质量应符合《中国药典》二部纯化水项下的规定	1. 制备注射用水的水源 2. 配制普通药物制剂用的溶剂或试验用水 3. 中药注射剂、滴眼剂等无菌制剂所用饮片的提取溶剂 4. 口服、外用制剂配制用溶剂或稀释剂 5. 非无菌制剂用器具的精洗用水 6. 非无菌制剂所用饮片的提取溶剂
注射用水	为纯化水经蒸馏所得的水，应符合细菌内毒素的试验要求。注射用水必须在防止细菌内毒素产生的设计条件下生产、贮藏及分装。其质量应符合《中国药典》二部注射用水项下的规定	1. 制备灭菌注射用水的水源 2. 配制注射剂、滴眼剂等无菌制剂的溶剂或稀释剂 3. 无菌制剂容器的精洗用水
灭菌注射用水	为注射用水按照注射剂生产工艺制备所得。不含任何添加剂。其质量应符合《中国药典》二部灭菌注射用水项下的规定	注射用无菌粉末的溶剂或注射剂的稀释剂

第二节　纯化水生产技术

纯化水可采用蒸馏法、离子交换法、反渗透法或其他适宜方法制备。纯化水中的电解质、胶体、微生物、气体、有机物等均降低到很低的限度，但仍有部分微生物、热原等，故不能用于注射剂的配制和稀释。

一、蒸馏法

蒸馏法是以饮用水为水源，用特殊设计的蒸馏器制备纯化水，见《中国药典》二部注射用水制备项下的蒸馏法。

二、离子交换法

离子交换法制备纯化水，就是利用阴、阳离子交换树脂中的 OH^-、H^+ 分别与饮用水中的各种阴、阳离子进行交换，从而达到纯化水的目的。

离子交换法可去除水中绝大部分有机物和无机盐，对热原和细菌也有一定的清除作用。其优点是去离子作用强，所得水的纯度较高，设备简单，成本低廉；缺点是不能完全除去细菌和热原，不如蒸馏法可靠，且离子交换树脂需经常再生，耗费大量酸碱，离子交换树脂本身也有一定的损耗。

离子交换柱有单床、复床、混合床、联合床 4 种组合方式。单床指一根交换柱内装阳离子或阴离子树脂。复床指一根阳离子树脂柱与一根阴离子树脂柱串联组合，若复床与复床串联组合则称为多组复床。混合床是指阴、阳离子树脂以一定的比例混合均匀，装于同一根柱内。联合床则指复床加混合床。在实际应用中，一般采用联合床，即让饮用水通过强酸性阳离子交换树脂柱→强碱性阴离子交换树脂柱→强酸强碱阴、阳离子交换树脂混合柱的联合形式，见图 3-1(a)，或强酸性阳离子交换树脂柱→弱碱性阴离子交换树脂柱→强碱性阴离子交换树脂柱→强酸强碱阴、阳离子交换树脂混合柱的联合形式，见图 3-1(b)。

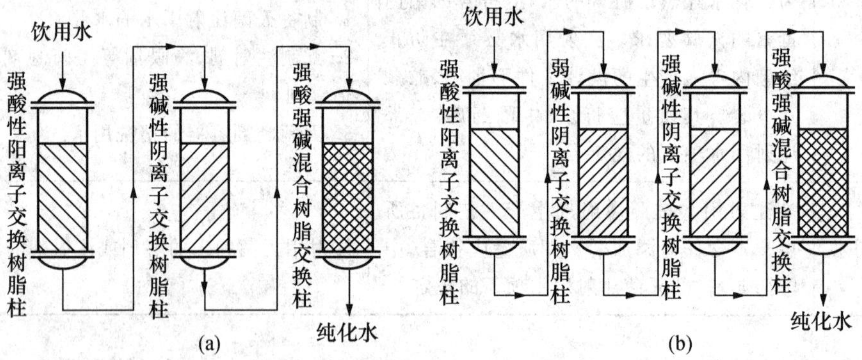

图 3-1　离子交换树脂联合床工作原理图

（引自：张杰.中药制剂技术.化学工业出版社，2007）

在联合床中，水中绝大部分离子已被复床交换，混合床只交换泄漏的离子，使混合床再生次数减少，较为经济合理。各种形式的组合中(除混合床外)，阳树脂床需排在首位。原因是水中含有碱土金属阳离子(Ca^{2+}、Mg^{2+})，如不首先经过阳树脂床而进入阴树脂床，阴树脂与水中阴离子进行交换，交换下来的 OH^- 就与碱土金属阳离子生成沉淀包在阴树脂外面，污染阴树脂，影响交换能力。

大生产时，为减轻阴树脂的负担，常在阳床后加脱气塔，除去二氧化碳，使用一段时间后，需再生树脂或更换。当原水中 SO_4^{2-}、Cl^- 等强酸根含量较高(≥100 mg/L)时，可在阴床前加用弱酸性阴离子交换树脂柱，以除去大部分强酸根离子，延长强碱性阴离子交换树脂的使用寿命。因此，离子交换法制备纯化水的一般工艺流程为：

饮用水→阳床→脱气塔→(弱酸性阴离子交换树脂)→阴床→混合床

树脂有一定的交换容量，当使用一段时间后则需将树脂再生。阳离子交换树脂一般用盐酸或硫酸作再生处理剂，即用 H^+ 置换被捕获的阳离子；阴离子交换树脂一般用氢氧化钾或氢氧化钠作再生处理剂，即用 OH^- 置换被捕获的阴离子。

三、反渗透法

反渗透法是在 20 世纪 60 年代发展起来的新技术，国内目前主要用于制备纯化水，但若装置合理也能达到注射用水的质量要求（详见注射用水的制备）。

用反渗透法制备纯化水具有水质好、耗能低、效率高的特点。

反渗透的基本原理见图 3-2。U 形管内有一个半透膜将纯化水和盐溶液隔开，纯化水会自动透过半透膜扩散到盐溶液一侧，此现象叫渗透，见图 3-2(a)。渗透平衡时两侧液柱产生的静压差，代表此盐溶液所具有的渗透压，见图 3-2(b)。但若开始时即在盐溶液上施加一个大于该盐溶液渗透压的压力，则盐溶液中的水将向纯化水一侧渗透，结果水就从盐溶液中分离出来，这一过程称为反渗透，见图 3-2(c)。反渗透膜是一种只允许水通过不允许溶质通过的半透膜，常用的反渗透膜有醋酸纤维素膜和聚酰胺膜两类，膜孔大小为 0.5～10 nm。由于反渗透膜膜材种类不同，其作用机制也有差异。反渗透法除去有机物微粒、胶体物质和微生物的原理，一般认为是机械过筛作用。

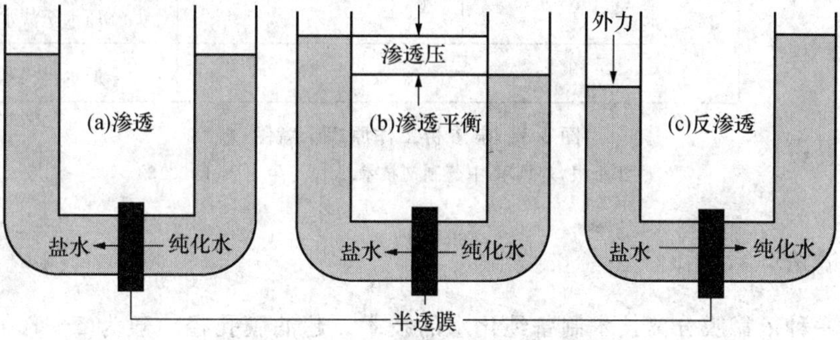

图 3-2 反渗透工作原理示意图

四、其他方法

(一)电渗析法

电渗析法是利用具有选择透过性和良好导电性的离子渗透膜制备纯化水的技术。电渗析技术净化处理原水的基本原理是依靠外加电场的作用，使原水中所含的阴阳离子发生定向迁移，并通过具有选择透过性的阴、阳离子交换膜，使原水得到净化(图 3-3)。电渗析法对原水的净化处理较离子交换法经济，节约酸碱，特别是当原水中含盐量较大(≥300 mg/L)时，使用离子交换树脂会很快失去活性而老化，而此时电渗析法就比较适宜。

电渗析法净化处理原水，主要是除去原水中带电荷的某些离子或杂质，对于不带电荷的有机物除去能力极差，故原水在用电渗析法净化处理前，必须通过适当方式除去水中含有的不带电荷的杂质。

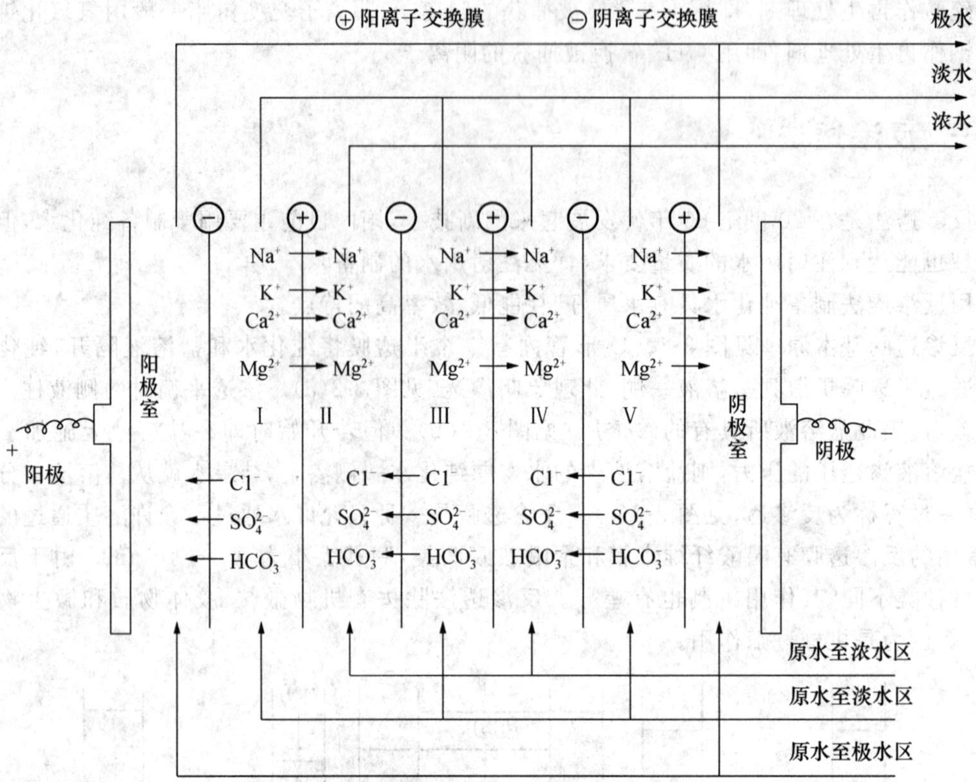

图 3-3　电渗析工作原理示意图

（引自：汪小根，刘德军. 中药制剂技术. 人民卫生出版社，2013）

（二）超滤法

超滤是一种依靠膜分离技术制备纯化水的技术。超滤膜孔径一般为 5～100 nm（大于反渗透膜，小于微孔滤膜），可除去水中的胶体微粒、细菌、病毒、热原、蛋白质等高分子有机物，但无除盐作用。

第三节　注射用水与灭菌注射用水生产技术

一、注射用水的生产技术

《中国药典》二部规定注射用水只能用蒸馏法制备，其主要目的是保证注射用水无菌、无热原。实际上现在用反渗透法和综合法也可制备注射用水。

(一)蒸馏法

采用蒸馏法制备注射用水是目前常用的方法，制备的注射用水质量可靠，但制备过程耗能较多，设备不便移动。

蒸馏法制备注射用水是将纯化水先加热至沸腾，使之气化为蒸汽，然后将蒸汽冷凝成液体。气化过程中，水中含有的易挥发性物质挥发逸出，而含有的不挥发杂质及热原，仍然留在残液中，因此以饮用水为水源经蒸馏冷凝得到的水为蒸馏水，以纯化水为水源经蒸馏冷凝得到的水为注射用水。

蒸馏法的设备式样很多，构造各异。塔式蒸馏水器和亭式蒸馏水器，因水质不稳定、产水量低，目前已较少使用，现在主要使用多效蒸馏水器和气压式蒸馏水器。

1. 多效蒸馏水器

多效蒸馏水器的最大特点是节能效果显著，热效率高，能耗仅为单蒸馏水器的 1/3，并且出水快、水纯度高、质量稳定、辅机配套合理，配有自动控制系统，是目前药品生产企业制备注射用水的重要设备。常见的有列管式、盘管式和板式 3 种类型，以列管式应用最多。

列管式多效蒸馏水器是采用列管式的多效蒸发制备注射用水的设备，主要流程见图 3-4。它由 5 只圆柱形蒸馏塔和冷凝器及一些控制元件组成。在前 4 效塔内装有盘管，并互相串联起来。蒸馏时，纯化水先进入冷凝器，由塔 5 进来的蒸汽预热，然后依次进入 4 效塔、3 效塔、2 效塔、1 效塔，此时纯化水温度达到 130℃或更高。在 1 效塔内，纯化水在加热时再次受到高压蒸汽加热，一方面蒸汽本身被冷凝为回笼水，另一方面纯化水迅速被蒸发，蒸发的蒸汽进入 2 效塔加热室供作 2 效塔热源，并在其底部冷凝为注射用水，而 2 效塔的纯化水是由 1 效塔底部在压力作用下进入。同样的方法供给了 3 效塔、4 效塔、5 效塔。各塔产生的注射用水加上 5 效塔蒸汽被第一、第二冷凝器冷凝后生成的注射用水，均汇集于注射用水储罐。列管式多效蒸馏水器的性能取决于加热蒸汽的压力和效数。压力愈大则产水量愈大，效数愈多则热的利用率愈高。从出水质量、能源消耗、占地面积、维修能力等诸因素综合考虑，选用 4 效以上的蒸馏水器较为合理。

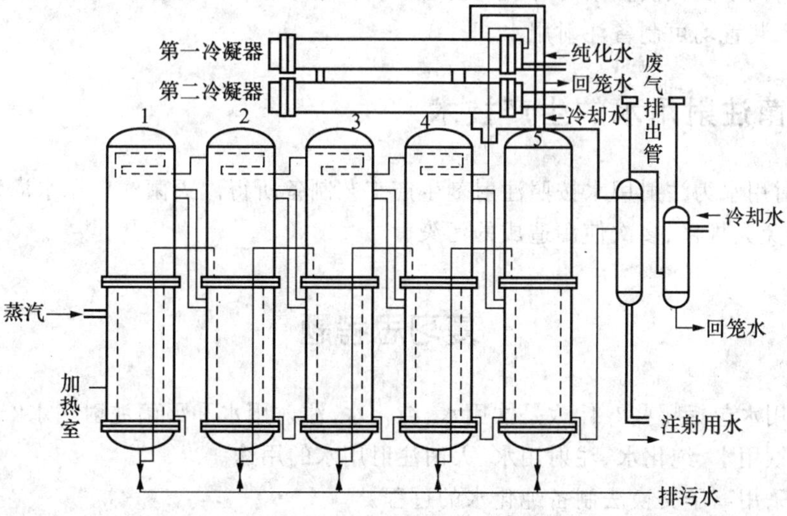

图 3-4　列管式多效蒸馏水器结构示意图

(引自：汪小根，刘德军．中药制剂技术．人民卫生出版社，2013)

2. 气压式蒸馏水器

气压式蒸馏水器又称热压式蒸馏水机，是国外20世纪60年代发展起来的产品。该机器是利用外界能量(如机械能、电能等)对二次蒸汽进行压缩，将低温热能转化为高温热能，使二次蒸汽循环蒸发，制备注射用水。

气压式蒸馏水器产水量大、成品水质优良、自动化程度高，利用离心泵将蒸汽加压，提高了蒸汽利用率，而且不需要冷却水，适合于供应蒸汽压力较低以及工业用水比较短缺的厂家使用。但该设备具有使用过程中电能消耗较大，且占地面积大、调节系统复杂、启动慢、有噪声等缺点，目前也少用。

(二)反渗透法

反渗透法制备注射用水，具有耗能低、水质好、设备使用与保养方便等优点，为制备注射用水开辟了新途径。国内目前用反渗透法制备纯化水，而《美国药典》收载为法定的制备注射用水的方法。

用反渗透法制备注射用水，一般情况下一级反渗透装置能除去一价离子90%～95%，二价离子98%～99%，同时能除去微生物、病毒，但除去氯离子的能力达不到药典要求。二级反渗透装置能较彻底地除去氯离子。有机物的排除率与其相对分子质量有关，相对分子质量大于300的化合物几乎全部除尽，故可除去热原。

反渗透法制备注射用水的工艺流程：

$$\text{饮用水}\longrightarrow\text{一级高压泵}\xrightarrow[\text{反渗透装置}]{\text{第一级}}\text{离子交换树脂}\longrightarrow\text{二级高压泵}\xrightarrow[\text{反渗透装置}]{\text{第二级}}\text{注射用水}$$

(三)综合法

综合法制备注射用水取各法之长，联合应用于注射用水的制备，可有效地保证和提高注射用水的质量。应根据原水水质情况，合理地选用不同方法及其配套设备装置制备注射用水。如反渗透法与离子交换法相结合、离子交换法与蒸馏法相结合或电渗析—离子交换器—超滤器的组合制水装置均可制备注射用水。

二、灭菌注射用水的生产技术

灭菌注射用水为注射用水按照注射剂生产工艺制备所得。灭菌注射用水灌装规格应适应临床需要，避免大规格、多次使用造成的污染。

复习思考题

1. 制药用水包括哪些？什么是饮用水、纯化水、注射用水和灭菌注射用水？
2. 简述饮用水、纯化水、注射用水、灭菌注射用水的用途。
3. 简述采用离子交换法制备纯化水的过程。
4. 简述采用多效蒸馏水器制备注射用水的过程。

第三篇

中药前处理技术篇

第四章 粉碎、筛析与混合技术

知识目标

- 理解粉碎、筛析、混合的基本原理。
- 掌握粉碎、筛析、混合的目的,常用的粉碎、混合技术。

技能目标

- 能够明确粉碎、筛析、混合的目的。
- 会分析影响粉碎、筛析、混合效果的因素。
- 会根据调剂或制剂需要及物料特性选用适宜的粉碎、过筛、混合技术。

第一节 粉碎技术

一、粉碎的含义与目的

粉碎系指借机械力或其他适宜方法将大块固体物质碎成规定细度的操作过程。

粉碎的目的:①增加药物的表面积,促进药物的溶解与吸收,提高药物的生物利用度;②便于调剂和服用;③加速饮片中有效成分的浸出;④便于制备多种剂型,如混悬剂、散剂、片剂、丸剂等。

二、粉碎的基本原理

固体药物的粉碎过程,一般是借助机械力破坏物质分子间的内聚力,使大块药物变成小颗粒,表面积增大,即将机械能转变成表面能的过程。

极性晶体物质如生石膏、硼砂均具有相当的脆性,较易粉碎,粉碎时一般沿晶体的结合面碎裂成小晶体;非极性晶体物质如樟脑、冰片等则脆性差,当施加一定的机械力时,易产生变形而阻碍了它们的粉碎,通常可加入少量挥发性液体,当液体渗入固体分子间的裂隙时,由于能降低其分子间的内聚力，使晶体易从裂隙处分开；非晶体药物如树脂、树胶等具有一定的弹性，粉碎时一部分机械能用于引起弹性变形，最后变为热能，因而降低粉碎效率，一般可通过降低温度(0℃左右)来增加非晶体药物的脆性，以利粉碎；薄壁组织的饮片，如花、叶与部分根茎易于粉碎；对于不溶于水的药物如朱砂、珍珠等可在大量水中，利用颗粒的重量不同，细粒悬浮于水中，而粗粒易于下沉，分离，得以继续粉碎；木质及角质结构的饮片则不易粉碎；含黏性或油性较大的饮片以及动物的筋骨、甲等都需适当处理后才能粉碎。

植物饮片性质复杂，且含有一定量的水分(一般为9%～16%)，具有韧性，难以粉碎。其所含水分越少，则饮片越脆，越有利于粉碎，故应在粉碎前依其特性进行适当干燥。

药物经粉碎后表面积增加，引起表面能增加，故不稳定，已粉碎的粉末有重新聚结的倾向。当不同药物混合粉碎时，一种药物适度地掺入到另一种药物中间，使分子内聚力减小，粉末表面能降低而减少粉末的再聚结。黏性与粉性药物混合粉碎，也能缓解其黏性，有利于粉碎。

为了使机械能尽可能有效地用于粉碎过程，应将已达到要求细度的粉末及时分离移去，使粗粒有充分机会接受机械能，提高粉碎效率，同时也避免产生过细粉末。

三、粉碎技术

(一)单独粉碎与混合粉碎

1. 单独粉碎

系将一味药料单独进行粉碎处理。贵重细料药(牛黄、羚羊角等)、刺激性、毒性药物(如蟾酥、马钱子、雄黄等)以及易引起爆炸的氧化性、还原性药物(如硫黄、火硝、雄黄等)必须单独粉碎。有些粗料药，如乳香、没药因含大量树脂，多在低温条件下单独粉碎成细粉。

2. 混合粉碎

系将性质及硬度相似的数味药料掺和进行粉碎。这样既可避免黏性药物单独粉碎的困难，又可使粉碎与混合操作同时进行。

处方中含糖较多的黏性药物，如熟地、桂圆肉、天冬、麦冬等，黏性大，吸湿性强，如果在处方中比例量较大，可采用“串料法”或“串研法”处理：先将处方中其他药物粉碎成粗末，然后在此粗末中陆续掺入黏性药物，再行粉碎，其间黏性药物在粉碎过程中及时被粗末分散并吸附，使粉碎与过筛顺利进行。

含脂肪油较多的药物，如核桃仁、黑芝麻、杏仁、苏子、柏子仁等，且比例量较大，可用“串油法”处理：先将油性药物捣成稠糊状或不捣，再与已粉碎的其他药物细粉掺研粉碎，这样药粉可及时将油吸收，利于粉碎和过筛。

蒸罐系指药料经蒸煮后与处方中其他药物掺和，干燥，再进行粉碎的方法。适用于乌鸡、鹿肉等新鲜动物药，以及一些需蒸制的植物药，如地黄、何首乌等。这样可使药料由生变熟，增加温补功效，同时药料经蒸煮、干燥后便于粉碎。

(二)干法粉碎与湿法粉碎

1. 干法粉碎

系指将药物适当干燥，使药物中的水分降至一定限度(一般应小于5%)再粉碎的方法。除特殊中药外，一般饮片均采用干法粉碎。

2. 湿法粉碎

系指往药物中加入适量水或其他液体一起研磨粉碎的方法(即加液研磨法)。通常选用药物遇湿不膨胀,两者不起变化,不妨碍药效的液体。

湿法粉碎是因水或其他液体以小分子渗入药物颗粒的裂隙,减少其分子间的引力而利于粉碎;对某些刺激性或毒性较强的药物,用此法可避免粉尘飞扬。如粉碎樟脑、冰片、薄荷脑等常加入少量挥发性液体(如乙醇)研磨;粉碎麝香时常加入少量水,俗称"打潮",使更易研碎。对冰片和麝香两药粉碎时有个原则:即"轻研冰片,重研麝香"。朱砂、雄黄、珍珠、炉甘石等难溶于水的药料常采用"水飞法",即将药物与水置乳钵或球磨机中研磨,将混悬的细粉倾泻出来,余下的药物再加水反复研磨,倾泻,直至全部研细为止,再将研得的混悬液合并,将沉淀得到的湿粉干燥,研散,过筛,即得极细粉。

(三)低温粉碎

低温粉碎系指药料或粉碎机进行冷却的粉碎方法。低温时物料脆性增加,易于粉碎,是一种粉碎的新方法。其特点:①适用于在常温下粉碎困难的物料,软化点低、熔点低及热可塑性物料,如树脂、树胶、干浸膏等;②含水、含油虽少,但富含糖分,具一定黏性的药物也可低温粉碎;③可获得更细粉末;④能保留挥发性成分。

低温粉碎有 4 种方法:①物料先行冷却或在低温条件下,迅速通过粉碎机粉碎;②粉碎机壳通入低温冷却水,在循环冷却下进行粉碎;③待粉碎的物料与干冰或液化氮气混合后再进行粉碎;④综合运用上述冷却方法进行粉碎。

(四)超细粉碎

超细粉碎系指采用机械力或流体动力将药料粉碎至微米甚至纳米级微粉的方法。超细粉碎技术是 20 世纪 60 年代末发展起来的一门高新技术,也是古老粉碎技术的新应用和发展。目前有不同表述,如"超细技术"或"超微技术"或"微粉技术"等。

在药剂学中超细粉碎系指用粉碎器械将药物粉碎,使之粒径在 5 μm(不同学科、领域或国家规定不同,如或 3 μm 或 10 μm)以下,以增大表面积,加快溶解速度,提高生物利用度,达到提高疗效目的的一种新技术。根据超细粉体大小通常分为纳米级、亚微米级以及微米级粉体。粒径为 1～100 nm 的称为纳米粉体;粒径为 100～1 000 nm 的称为亚微米粉体;粒径大于 1 μm 的称为微米粉体。

目前,对粉碎技术和设备的开发、研究及应用非常之多。超细粉碎的关键是方法、技术和设备,以及粉碎后的粉体分级,换句话说,不仅要求粉体极细,而且其粒径分布范围要窄。通常采用的器械主要有流能磨、球磨机、胶体磨、微化器等。

四、粉碎设备

(一)常规粉碎设备

1. 锤击式粉碎机

由钢壳、钢锤、筛板、回转盘等部分构成,是以锤击作用为主的粉碎机械。操作时,物料由加料斗进入钢壳的粉碎室，固定在回转盘上的钢锤因高速旋转产生的离心作用而挺立，药材也因受离心抛射被高速旋转的钢锤冲击、剪切、摩擦等综合作用而粉碎。锤击式粉碎机适用于粉碎难以粉碎的纤维性、高韧性物料和高硬度物料（图 4-1）。

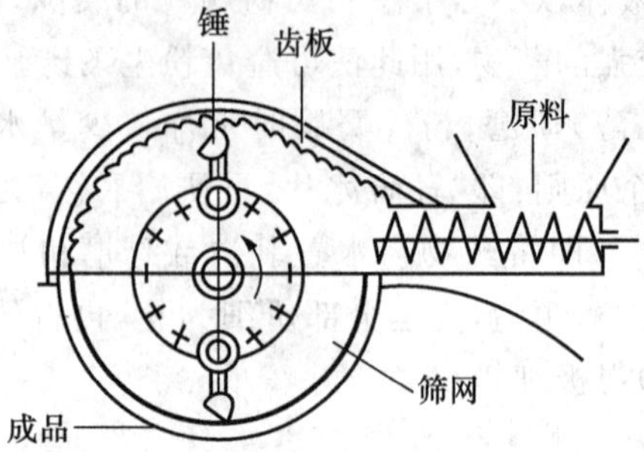

图 4-1　锤击式粉碎机结构示意图

（引自：杨明.中药制剂工艺技术图表解.人民卫生出版社，2010）

2. 柴田式粉碎机

在各类粉碎机中它的粉碎能力最大，是中药生产普遍使用的粉碎机。

柴田式粉碎机见图 4-2，由机壳、打板和装在动力轴上的甩盘、挡板、风扇及分离器等部件组成。物料从加料斗进入粉碎室时，由高速旋转的锤头的冲击和剪切作用以及被抛向衬板的撞击等作用而被粉碎，细料通过筛板出料，粗料继续被粉碎。物料的粉碎粒度可由打板的形状、大小、转速以及筛网的目数来调节。柴田式粉碎机对物料的作用力以冲击力为主，适用于脆性、韧性物料等，应用广泛，有“万能粉碎机”之称。

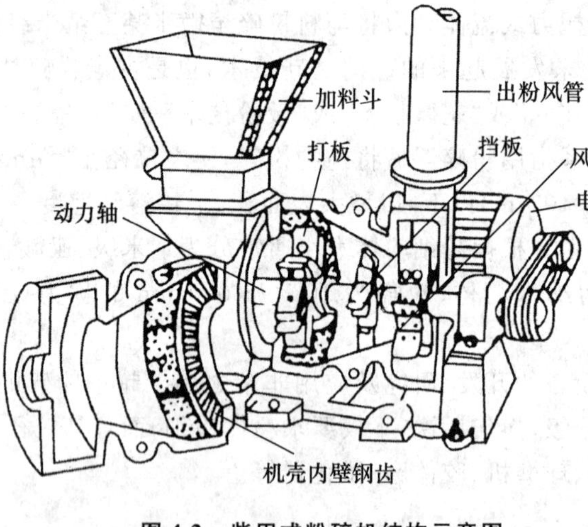

图 4-2　柴田式粉碎机结构示意图

（引自：李范珠，李永吉.中药药剂学.人民卫生出版社，2012）

3. 万能磨粉机

在高速旋转的转盘上固定有若干圈冲击柱，与转盘相对应的固定盖上也固定有若干圈冲击柱，见图 4-3。物料从加料斗加入，由固定板中心轴向进入粉碎机，由于离心作用从中心部位被甩向外壁的过程中受到冲击柱的撞击伴以撕裂、研磨而粉碎，最后物料达到转盘外壁环状空间，细粒由底部的筛孔出料，粗粉在机内重复粉碎。粉碎程度与盘上固定的冲击柱的排列方式有关。适用于粉碎多种结晶性和纤维性物料。但粉碎过程中会发热，故不宜用于粉碎含大量挥发性成分及黏性或遇热发黏的物料。

4. 球磨机

球磨机主要由球罐、圆球、轴承及动力装置组成，见图 4-4。不锈钢球罐固定在轴承上，罐内装有物料及圆球。启动动力装置，球罐转动时，研磨介质由于受到离心力的作用，在筒体内旋转摩擦，当上升到一定高度时，圆球因重力作用自由落下，借助圆球落下时的撞击、劈裂作用以及球与球之间、球与球罐壁之间的研磨、摩擦从而达到粉碎物料的目的。

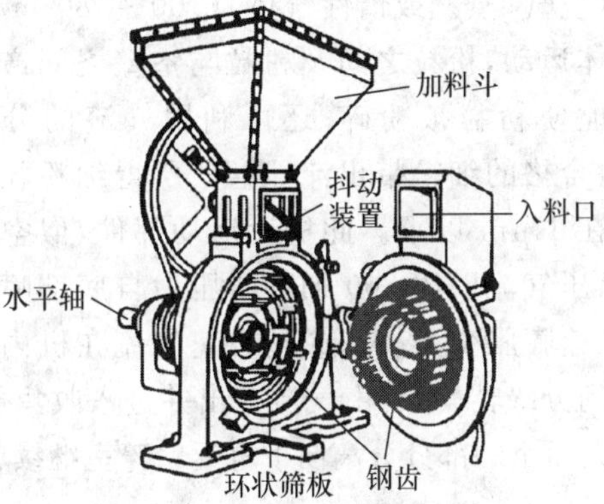

图 4-3 万能磨粉机结构示意图

（引自：杨明.中药制剂工艺技术图表解.人民卫生出版社，2010）

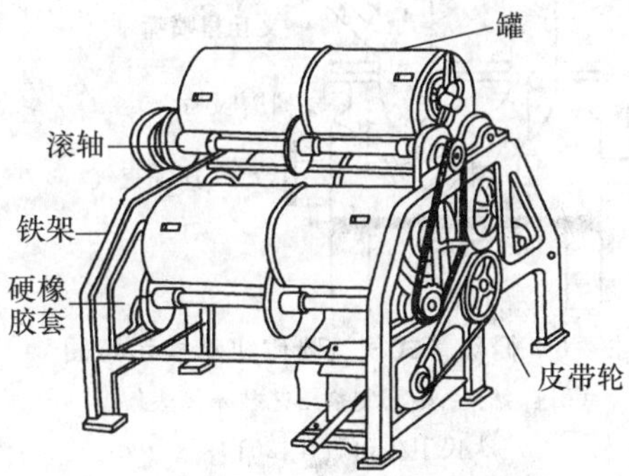

图 4-4 六罐球磨机结构示意图

（引自：杨明.中药制剂工艺技术图表解.人民卫生出版社，2010）

球磨机要有适当的转速才能获得良好的粉碎效果。当球罐的转速比较小时，由于球罐内壁与圆球间的摩擦作用，将圆球依旋转方向带上，然后沿罐壁滚下，见图 4-5(a)，此时主要发生研磨作用，粉碎效果不理想；球罐的转速加大，则离心力增加，圆球的上升角随之增大，圆球下落的轨迹见图 4-5(b)，此时介质不仅产生研磨作用，更重要的是产生强烈的撞击作用，此时，粉碎效率最高；若再增大球罐的转速，则产生的离心力更大，甚至超过圆球的重力，则球紧贴于罐壁随球罐旋转，介质无撞击作用，摩擦作用也很小，因此不能粉碎物料，见图 4-5(c)。

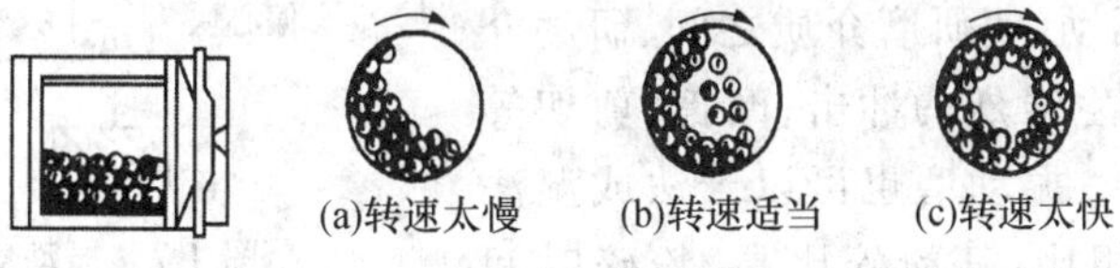

图 4-5 球磨机在不同转速下圆球转动情况示意图

（引自：杨明.中药药剂学.中国中医药出版社，2013）

除转速外，影响球磨机粉碎效果的因素还有圆球的大小、重量、硬度、大小配比、数量及被粉碎药物的颗粒数量和性质等。圆球必须有足够的重量和硬度，保证在一定高度落下时有相当的击碎力。圆球的直径一般不小于 65 cm，是被粉碎物料大小的 5～10 倍。数目不宜太多或太少，通常是圆球总体积占球罐全容积的 1/3。

球磨机适用于粉碎结晶性药物（如朱砂、矾类等）、树胶（桃胶、阿拉伯胶等）、树脂（如松香、乳香、没药等）及某些植物药物（如儿茶等）；对刺激性药物（如蟾酥、芦荟等）可防止粉尘飞扬；

对吸湿性强的药物(如浸膏等)可防止吸潮;对具有挥发性的药物(如麝香等)可防止成分挥发;对贵细药物(如羚羊角、鹿茸等)及遇铁不稳定药物可改用瓷质球磨机进行粉碎。

球磨机可在无菌条件下操作,密闭无粉尘飞扬。不仅可进行干法粉碎,又可进行湿法粉碎(如水飞朱砂、雄黄、炉甘石等)。但是,球磨机消耗能量大,需间歇操作,加卸物料麻烦,粉碎时间较长,效率低,噪声大。

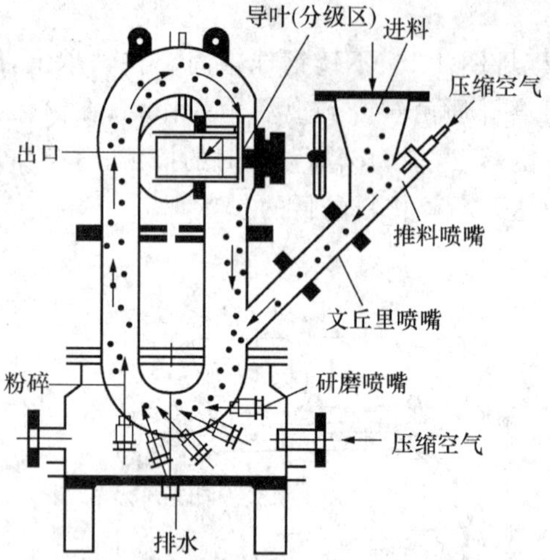

图 4-6　循环管式气流粉碎机结构示意图

(引自:杨明.中药制剂工艺技术图表解.人民卫生出版社,2010)

5. 流能磨

又称超音速内循环气流粉碎机,它利用高速气流(空气、蒸汽或惰性气体)(100～180 m/s)带动粉体运动,粉粒之间及粉粒与室壁之间产生强烈碰撞使粉粒被粉碎;还可利用气流的分级作用,将合格的细粉带出流能磨。所得细粉粒径大部分在 1 μm 以下。此机无活动部件,似空心轮胎,高压气流以约 200 kPa 的压力自底部喷嘴喷入,迅速膨胀变为高速或超音速气流在机内高速上升到分级器,微粉由气流带出并进入收集器中,颗粒大而重的部分分离向下重返粉碎室继续粉碎,见图 4-6。

流能磨在粉碎过程中,由于气流在粉碎室中膨胀时有一定的冷却效应,粉碎的物料温度不会升高,所以本法适用于抗生素、酶、低熔点或其他对热敏感的药物的粉碎,且在粉碎过程中就进行分级,可得到 5 μm 以下的微粉。

6. 振动磨

系利用研磨介质(球形、柱形、棒形)在振动磨筒体内作高速振动而产生冲击、摩擦、剪切等作用,将物料磨细的一种粉碎设备,见图 4-7。物料和研磨介质装入弹簧支承的筒体内,由偏心块激振装置驱动筒体作圆周运动,通过研磨介质本身的高频振动、自转运动及旋转运动,使研磨介质之间、研磨介质与筒体内壁之间产生强烈的冲击、摩擦、剪切等作用而使物料被粉碎。振动磨也可以干法或湿法粉碎工作,与球磨机相比,其粉碎比高,粉碎时间短,可连续操作,可通过调节振动频率而进行超细粉碎。

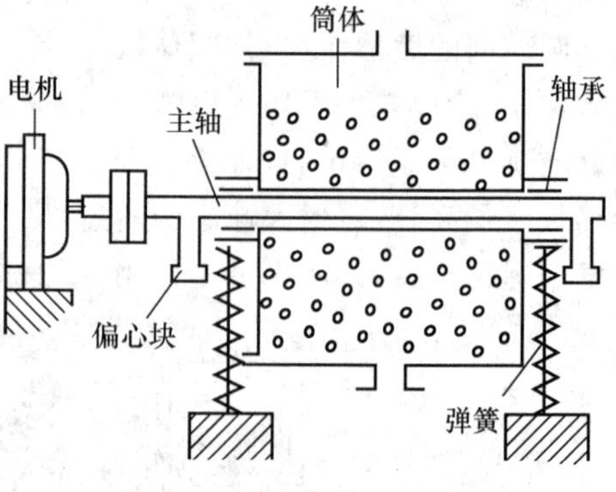

图 4-7　振动磨结构示意图

(引自:杨明.中药制剂工艺技术图表解.人民卫生出版社,2010)

(二)粉碎原则

粉碎原则如下:①粉碎过程保持药物组成和药理作用不变;②根据应用目的和药物剂型控制粉碎程度;③粉碎过程中注意及时过筛,避免部分药物粉碎过细,且可提高效率;④饮片应按处方量全部粉碎应用,较难粉碎部分(叶脉、纤维等)要再粉碎,不应随意丢弃。

(三)粉碎机使用保养

①开机前,先进行安全性检查;②开机后,待运转稳定后再加料;③检查是否夹杂有硬物,尤其是金属、石块等;④加料量要适当;⑤各传动部件保持良好润滑性;⑥电机或传动部件加装保护罩;⑦注意防尘、清洁等。

第二节 筛析技术

一、筛析的含义与目的

筛析是固体粉末的分离技术。筛即过筛,系指粉碎后的药料粉末通过网孔性的工具,使粗粉与细粉分离的操作;析即离析,系指粉碎后的固体粉末借空气或液体(水)流动或旋转的力,使粗粉(重)与细粉(轻)分离的操作。

筛析的目的是达到粉末分等,满足医疗和制剂需要。另外,多种组分过筛后还有混合作用。

二、药筛的种类与规格

药筛系指按药典规定,全国统一用于药剂生产的筛,或称标准药筛。药筛可分为编织筛与冲眼筛两种。编织筛的筛网由不锈钢丝、铜丝、铁丝(包括镀锌的)、尼龙丝、绢丝编织而成。编织筛在使用时筛线易于移位,故常将金属筛线交叉处压扁固定。冲眼筛系在金属板上冲压出圆形或多角形的筛孔而成,筛孔固定,不变形,常用于高速粉碎机的筛板或丸剂的选丸。

药筛的孔径大小常以筛号表示。工业用标准筛常以目数表示,即以每英寸(2.54 cm)长度上的筛孔数目来表示。例如每英寸有120个孔的筛号称为120目筛,筛号数越大,粉末越细。如凡能通过120目筛的粉末称为120目粉。

《中国药典》所用的药筛,选用国家标准的R40/3系列,共规定了9种筛号,一号筛的筛孔内径最大,依次减小,九号筛的筛孔内径最小(表4-1)。

表4-1 药筛筛号

(引自:《中国药典》一部凡例)

筛号	筛孔内径(平均值)/μm	目号	筛号	筛孔内径(平均值)/μm	目号
一号筛	2 000±70	10目	六号筛	150±6.6	100目
二号筛	850±29	24目	七号筛	125±5.8	120目
三号筛	355±13	50目	八号筛	90±4.6	150目
四号筛	250±9.9	65目	九号筛	75±4.1	200目
五号筛	180±7.6	80目			

三、粉末的分等

《中国药典》规定了6种粉末规格，粉末分等如下：

1. 最粗粉

指能全部通过一号筛，但混有能通过三号筛不超过20%的粉末。

2. 粗粉

指能全部通过二号筛，但混有能通过四号筛不超过40%的粉末。

3. 中粉

指能全部通过四号筛，但混有能通过五号筛不超过60%的粉末。

4. 细粉

指能全部通过五号筛，并含能通过六号筛不少于95%的粉末。

5. 最细粉

指能全部通过六号筛，并含能通过七号筛不少于95%的粉末。

6. 极细粉

指能全部通过八号筛，并含能通过九号筛不少于95%的粉末。

四、过筛与离析器械

(一)过筛器械

药粉在静止状态由于受相互摩擦及表面能的影响，易形成粉块不易通过筛孔。当施加外力振动时，各种力的平衡受到破坏，小于筛孔的粉末能够通过筛网，所以过筛时需要不断振动。药粉中含水量较高时应充分干燥后再过筛。易吸潮的药粉应及时过筛或在干燥环境中过筛。药筛中药粉量不宜过多，保证药粉有充分的机会在筛网内有较大范围的移动而便于过筛。

常用的过筛器械有手摇筛、圆形振荡筛、悬挂式偏重筛粉机以及电磁簸动筛粉机等。

1. 手摇筛

系由不锈钢丝、铜丝、尼龙丝等编织的筛网。按照筛号大小依次叠成套(亦称套筛)。应用时选用所需要号的药筛，上面盖子盖好，以手摇动过筛。此筛多用于小生产，也适用于筛毒性、刺激性或质轻的药粉，避免粉尘飞扬。

2. 圆形振荡筛

见图4-8，本机由料斗、振荡室、联轴器、电机组成。振荡室内有偏心轮、橡胶软件、主轴、轴承等。可调节的偏心重锤经马达驱动传达到主轴中心线，在不平衡状态下，产生离心力，使物料运动轨迹强制改变，物料在筛内形成轨道旋涡。适用于流水作业，是粗细药粉连续过筛出料的理想设备。整机结构紧密，体积小，不扬尘，噪声低，能耗低。

3. 悬挂式偏重筛粉机

见图4-9，利用偏重轮转动时的不平衡惯性而产生振动。适用于矿物药、化学药及无显著黏性中药粉末的过筛。

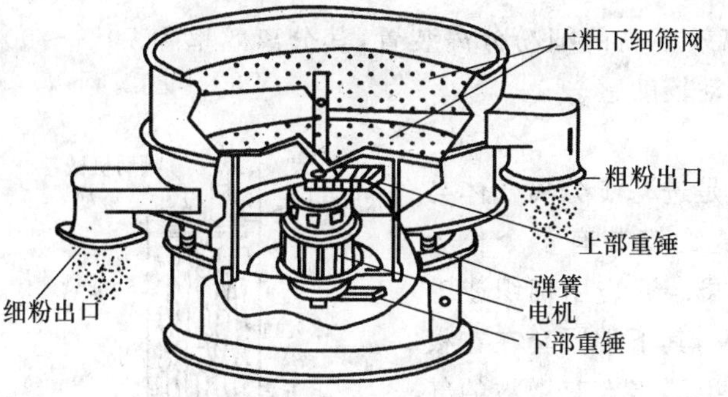

图 4-8　圆形振荡筛示意图
（引自：李范珠，李永吉.中药药剂学.人民卫生出版社，2012）

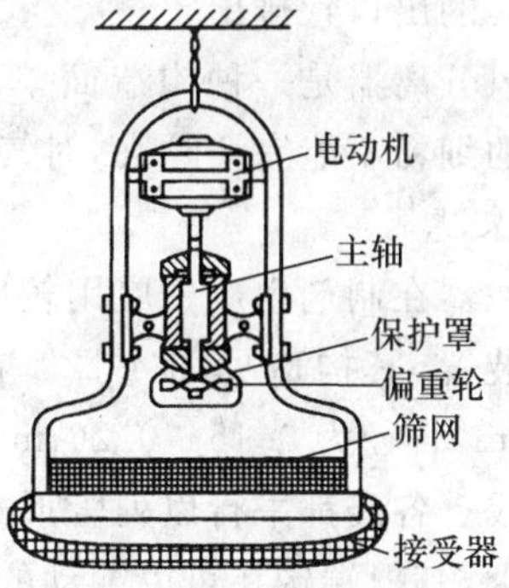

图 4-9　悬挂式偏重筛粉机示意图
（引自：杨明.中药药剂学.中国中医药出版社，2013）

4. 电磁簸动筛粉机

见图 4-10，系利用较高频率（达每秒 200 次以上）与较小幅度（其振动幅度在 3 mm 以内）造成簸动。由于振幅小，频率高，药粉在筛网上跳动，故能使粉粒散离，易于通过筛网，加强其过筛效率。该机适用于黏性较强的药粉，如含油脂或树脂的药粉过筛。

（二）离析器械

物料被粉碎后，再利用旋风分离器将药粉从气流中分离出来，这是气固分离的主要步骤，最后用袋滤器将残余气流中的极细粉分离出来，达到基本分离的目的。常用的离析器械有以下两种：

1. 旋风分离器

是利用离心力分离气体中细粉的设备，见图 4-11，其主要部分是一个带锥形的圆筒，在上段切线方向有一个气体入口管，并在圆筒顶上装有一个插入内部一定深度的排气管，下段锥形筒底有接受细粉的出粉口。

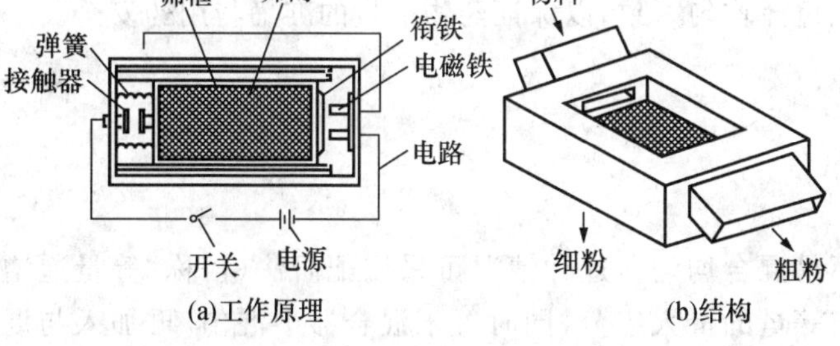

图 4-10　电磁簸动筛粉机示意图
（引自：李范珠，李永吉.中药药剂学.人民卫生出版社，2012）

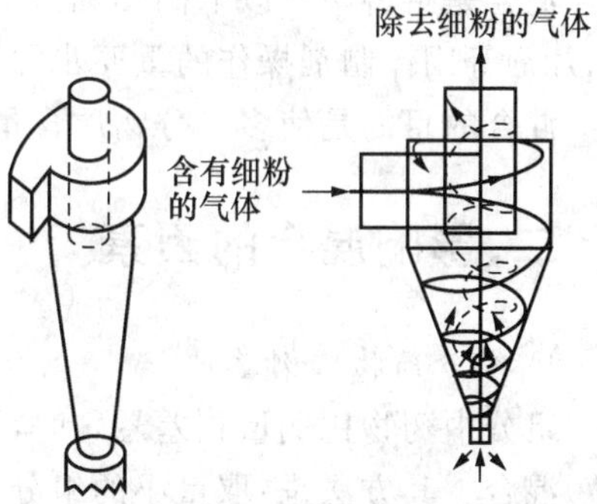

图 4-11　旋风分离器示意图
（引自：杨明.中药药剂学.中国中医药出版社，2013）

含细粉气体以很大的速度（20～30 m/s）沿入口管的切线方向进入旋风分离器的壳体内，沿着器壁呈螺旋形运动。由于带细粉的气流在器内作向下旋转运动，其中细粉受离心力的作用被抛向外周，与器壁撞击后，失去动能而沉降下来，由出粉口落入收集袋里，分离干净后的气体从中心的出口管排出。

旋风分离器是一种构造简单、分离效率高的细粉分离装置，其分离效率为70%～90%。气体中的细粉不能完全除去，对气流变动较敏感。

2. 袋滤器

袋滤器在制剂生产中应用较广，它是进一步分离气体与细粉的装置，其构造见图4-12。在外壳内安装有多个长为2～3.5 m，直径为0.15～0.20 m的滤袋。滤袋用棉织或毛织品制成。各袋都平行以列管形式排列，其下端紧套在花板的短管上，其上端钩在可以颤动的框架上。当含有微粒的气体从滤袋一端进入滤袋后，空气可透过滤袋，而微粒便被截留在袋内，待一定时间后清扫滤袋，收集极细粉。

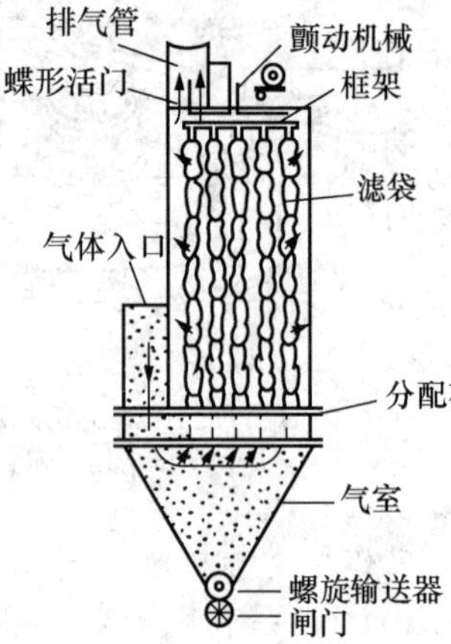

图4-12　袋滤器示意图

（引自：杨明.中药药剂学.中国中医药出版社，2013）

袋滤器的优点是截留气流中微粒的效率很高，一般可达94%～97%，甚至高达99%，并能截留直径小于1 μm的细粉。它的缺点是滤布磨损和被堵塞较快，不适用于高温潮湿的气流。

目前，国内常见的是将粉碎机和旋风分离器与袋滤器串联组合起来，成为药物粉碎、分离的整体设备。

第三节　混合技术

一、混合的含义与目的

混合是指将两种以上固体粉末相互均匀分散的过程或操作。混合是散剂、颗粒剂、胶囊剂、片剂等固体制剂操作的重要步骤。

混合的目的是使多组分物质含量、色泽均匀一致，以保证药物剂量的准确与用药安全。

二、影响混合的因素

1. 组分药物比例量

组分中药物比例量相差悬殊时，不易混合均匀。这种情况可采用配研法（俗称“等量递增法”）混合。其方法是：取量小的组分与等量的量大组分，同时置于混合器中混匀，再加入与混合物等量的量大组分稀释均匀，如此倍量增加至加完全部量大的组分为止，混匀，过筛。

当处方中含有毒剧或贵重药物时，宜采用配研法混匀。

2. 组分色泽

组分中药物色泽相差悬殊时，常用“打底套色法”进行混合。打底系指将量小、色深、质重、毒剧药粉先放入乳钵（之前用其他色浅药物先饱和乳钵内面表面能）作为基础，即为“打底”，然后将量大、色浅、质轻的组分逐渐分次加入乳钵中，轻研，使之混匀，即为“套色”，再按配研法操作,直至全部混合均匀。

3. 组分中药物的密度

组分中药物密度相差悬殊时,不易混合均匀。应先加入密度小的药物,再加入密度大的药物。

4. 其他

组分中药物的粉体性质会影响混合均匀性,如粒子的粒径、形态、分布、含水量、黏附性等,另外,混合时间、混合设备等也会影响混合均匀性。

三、混合机理

1. 切变混合

固体粉末的不同组分在机械力作用下,在其界面间发生切变而达到混合。若切变力平行于粉末的交界面,则不相同的粉层将互相稀释而降低双层之间的分离程度;发生在其交界面垂直方向上的切变力,也可降低双层间的分离程度而达到混合目的。如研磨混合。

2. 对流混合

固体粉末的不同组分在机械力作用下,产生较大的位移进行的混合。如翻转混合。对流混合的效率取决于混合器械的类型和操作方式。

3. 扩散混合

相邻粒子间产生无规则运动时相互交换位置所进行的局部混合,当颗粒在倾斜的滑动面上滚下来时发生。如搅拌混合。

在实际操作过程中,混合一般不以单一方式进行,而是切变、对流、扩散等综合作用的结果。因所用混合器械和混合方法不同,会以其中某种方式混合为主。

四、混合技术

1. 搅拌混合

少量药物配制时,可以反复搅拌使之混合。药物量大时用该法不易混匀,生产中常用搅拌混合机,经过一定时间混合,可使之均匀。

2. 研磨混合

将药物粉末置容器中通过研磨进行的混合。适用于小量尤其是一些结晶性药物的混合,不适宜于具吸湿性和爆炸性成分的混合。

3. 过筛混合

先将组分中的药物初步混合,再通过过筛的方法混匀。对于密度、粒径相差悬殊的组分来说,过筛以后还须加以搅拌才能混合均匀。

五、混合设备

1. 槽形混合机

见图 4-13,主要部分为混合槽,槽上有盖,均由不锈钢制成。槽内装有双“～”形与旋转方向成一定角度的搅拌桨，用以混合粉末。槽可绕水平轴转动，以便卸出槽内粉末。该机器除适用于各种药粉混合以外，还可用于颗粒剂、片剂、丸剂、软膏等团块的混合和捏合。

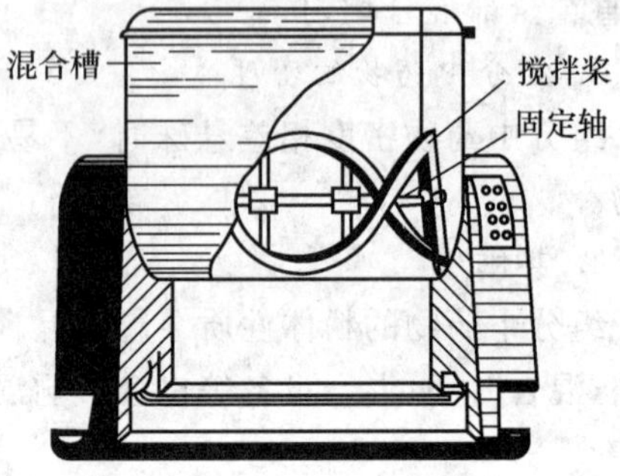

图 4-13 槽形混合机示意图

（引自：杨明.中药药剂学.中国中医药出版社，2013）

2. 混合筒

密度相近的粉末，可采用混合筒混合。其形状有 V 形、双圆锥形及正立方体形等（图 4-14）。将轴不对称地固定在筒的两面，由传动装置带动。但转速有一定限制，如转速太快则由于离心力的作用，使粉末紧贴筒壁而降低混合效果。V 形混合机混合速度快，应用非常广泛。

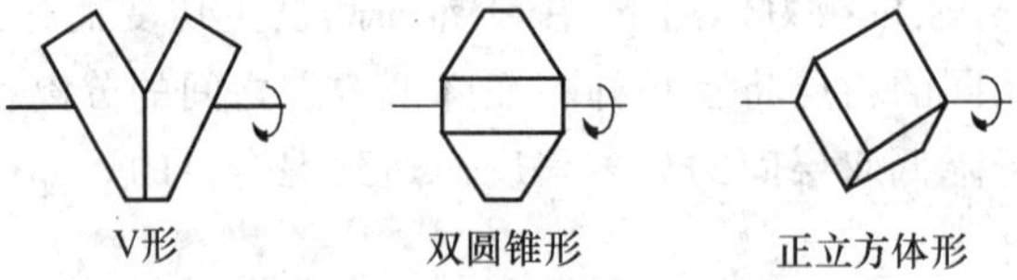

图 4-14 各种形式的混合筒示意图

（引自：杨明.中药药剂学.中国中医药出版社，2013）

3. 双螺旋锥形混合机

主要由锥形筒体、螺旋杆和传动装置等组成，见图 4-15(a)；由于混合某些药粉时可能产生分离作用，因此可采用图 4-15(b)的非对称双螺旋锥形混合机。工作时螺旋杆在容器内既有公转又有自转。两螺旋杆的自转可将物料自下而上提升，形成两股沿锥体壁上升的螺柱形物料流，并在锥体中心汇合后向下流动，从而在筒体内形成物料的总体循环流动。同时，螺旋杆在筒体内作公转，使螺柱体外的物料不断混入螺柱体内，从而使物料在整个锥体内不断混掺错位。

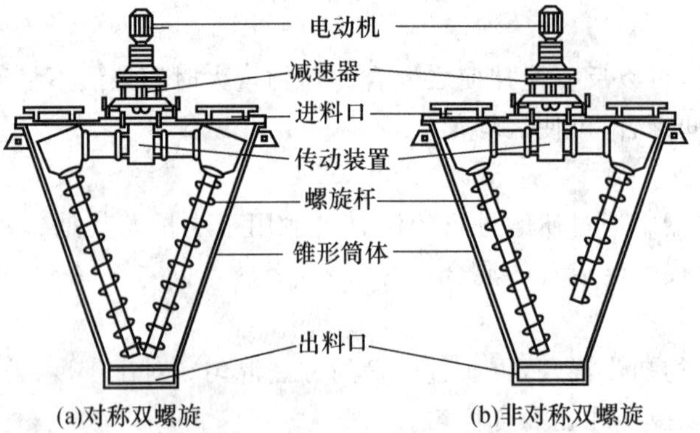

图 4-15 双螺旋锥形混合机示意图

（引自：李范珠，李永吉.中药药剂学.人民卫生出版社，2012）

双螺旋锥形混合机可密闭操作，并具有混合效率高，操作、维护、清洁方便等优点，对大多数粉粒状物料均能满足其混合要求。

4. 二维运动混合机

主要由混合筒、传动系统、机座和控制系统等组成，见图 4-16。混合筒可同时进行转动和摆动，其内常设有螺旋叶片。工作时，物料在随筒转动、翻转和混合的同时，又随筒的摆动而发生左右来回的掺混运动，两种运动的联合作用可使物料在短时间内得以充分混合。

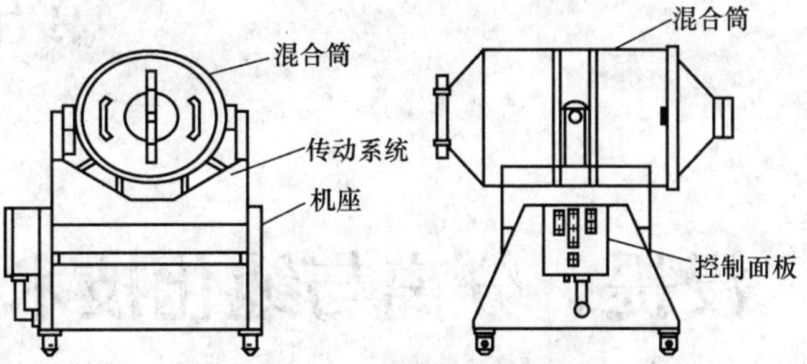

图 4-16　二维运动混合机示意图

（引自：李范珠，李永吉.中药药剂学.人民卫生出版社，2012）

5. 三维运动混合机

见图 4-17，筒体在主动轴的带动下，作周而复始的平移、转动和翻滚等复合运动，促使物料沿着筒体作三向复合运动，从而实现多种物料的互相流动、扩散、积聚、掺杂，以达到均匀混合的目的。该机混合筒多方向运动，物料无离心力作用，无密度偏析及分层、积聚现象，是目前最理想的混合设备。对粒度、密度不同的物料均能进行较好的混合，但混合量小于二维运动混合机。

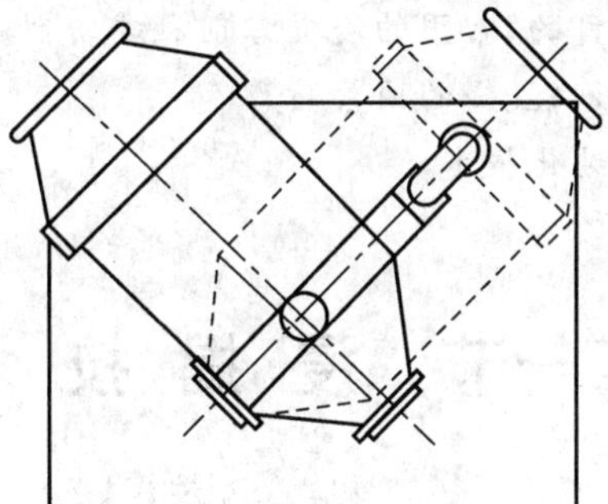

图 4-17　三维运动混合机示意图

（引自：李范珠，李永吉.中药药剂学.人民卫生出版社，2012）

复习思考题

1. 什么叫粉碎？有何目的？
2. 常用的粉碎技术有哪些？各有何特点？
3. 什么叫过筛？药筛的种类及规格怎样？粉末的分等情况怎样？
4. 混合的目的是什么？常用的混合技术有哪些？

第五章

浸提、分离与纯化技术

知识目标

- 理解浸提、分离、纯化的目的，了解常用的浸提溶剂和辅助剂。
- 掌握浸提的过程及影响因素。
- 掌握常用的浸提、分离、纯化技术。

技能目标

- 明确浸提、分离、纯化的目的，常用的浸提溶剂和辅助剂。
- 理解浸提过程，会分析影响浸提的因素。
- 会运用各种浸提、分离、纯化技术。

第一节 浸 提 技 术

一、概述

浸提，又称提取，系指采用适当的溶剂和方法将饮片中的有效成分浸出的操作。

浸提的目的是尽可能多地提出饮片中的有效成分，除去无效成分，提高疗效，促进吸收，减少服药量，便于服用，方便制成适宜的制剂等。

大多数饮片需要进行浸提，而饮片浸提过程中所浸出的成分种类(或性质)与中药制剂的疗效具有密切的关系。饮片成分概括说来可以分为 4 类，即有效成分(包括有效部位)、辅助成分、无效成分和组织成分。

二、浸提的过程

对大多数饮片来说，细胞内的成分浸出，需经过一个浸提过程。浸提过程一般分为：浸润、渗透、解吸、溶解、扩散等几个相互联系的阶段。

(一)浸润与渗透

要将饮片中的有效成分提取出来,溶剂必须湿润饮片的表面,并能进一步渗透到饮片的内部,即必须经过一个浸润与渗透阶段。

(二)解吸与溶解

由于饮片成分相互之间及与细胞壁之间存在一定的相互吸附作用,所以,当溶剂渗入饮片时,溶剂必须首先解除这种吸附作用(这一过程即为解吸阶段),才可使有效成分以分子、离子或胶体粒子等形式溶解或分散于溶剂中(这一过程即为溶解阶段)。

(三)扩散

当浸出溶剂溶解大量药物成分后,细胞内液体浓度显著增高,使细胞内外出现浓度差和渗透压等。所以,细胞外侧纯溶剂或稀溶液向细胞内渗透,细胞内高浓度的液体可不断地向周围低浓度方向扩散,至内外浓度相等,渗透压平衡时,扩散终止。因此,细胞内外浓度差是渗透或扩散的推动力。

三、影响浸提的因素

影响浸提的因素较多,它们分别作用于上述浸提过程的一个或几个阶段,而且彼此之间常有相互的关联或影响。

1. 饮片的粒度

主要影响渗透与扩散两个阶段。饮片粒度小,在渗透阶段,溶剂易于渗入饮片颗粒内部;在扩散阶段,由于扩散面大、扩散距离较短,有利于药物成分扩散。但粉碎过细的植物饮片粉末,不利于浸出。因此,饮片应粉碎成适宜的粒度。

2. 饮片的性质

小分子成分比大分子成分易于浸出。因此,小分子成分主要在最初部分的浸出液内,大分子成分主要存在于继续收集的浸出液内。饮片的有效成分多属于小分子物质,大分子成分多属无效成分。但应指出,饮片成分的浸出速度还与其溶解性有关,易溶性物质的分子即使大,也能先浸出来。

3. 浸提温度

浸提温度升高,可使分子的运动加剧,从而加速溶剂对饮片的渗透及对药物成分的解吸、溶解,同时促进药物成分的扩散,提高浸出效果。而且温度适当升高,可使细胞内蛋白质凝固破坏,杀死微生物,有利于浸出和制剂的稳定性。但浸提温度升高能使饮片中某些不耐热成分或挥发性成分分解、变质或挥发散失。此外,温度升高,往往无效成分也浸出较多,放冷后会因溶解度降低和胶体变化而出现沉淀或浑浊,影响制剂质量和稳定性,并给过滤、分离、纯化等操作带来困难。因此浸提过程中,要适当控制温度。

4. 浸提时间

浸提过程的每一阶段都需要一定的时间,若浸提时间过短,将会造成饮片成分浸出不完全。但当扩散达到平衡后，时间即不起作用。此外，长时间的浸提往往导致大量杂质溶出和有效成分破坏。

5. 溶剂量和浸提次数

浸提溶剂用量应视饮片性质、溶剂种类和浸提方法而定，一般应大于饮片的吸液量与有效成分可溶解量之和。溶剂量确定情况下，多次浸提可提高浸提效率。

6. 浓度梯度

又称浓度差，系指饮片组织内溶液与其外部溶液的浓度差，它是扩散作用的主要动力。浸提过程中，若能始终保持较大的浓度梯度，将大大加速饮片内成分的浸出。浸提过程中的不断搅拌、经常更换新溶剂、强制浸出液循环流动、采用流动溶剂渗漉等，这些均是为了增大浓度梯度，提高浸出效果。

7. 溶剂 pH

调节适当的 pH，有助于饮片中某些弱酸、弱碱性有效成分在溶剂中的解吸和溶解，如用酸性溶剂提取生物碱，用碱性溶剂提取皂苷等，均可提高浸提效果。

8. 浸提压力

提高浸提压力可加速溶剂对饮片的浸润与渗透过程，使饮片组织内更快地充满溶剂，并形成浓浸液，使产生扩散过程所需的时间缩短。同时，在加压下的渗透，尚可能使部分细胞壁破裂，亦有利于浸出成分的扩散。但当饮片组织内已充满溶剂之后，加大压力对扩散速度则没有影响。对组织松软的饮片和容易浸润的饮片，加压对浸出影响也不显著。

9. 新技术应用

如利用超声波提取法、超临界流体提取法、微波提取法等，不仅能提高提取效率，而且能提高制剂质量。

四、常用的浸提溶剂与辅助剂

常用的浸提溶剂除水和乙醇外，还常采用混合溶剂，或在浸提溶剂中加入适宜的浸提辅助剂。

（一）浸提溶剂

1. 水

水作溶剂经济易得，极性大，溶解范围广。饮片中的生物碱盐类、苷类、苦味质、有机酸盐、鞣质、蛋白质、糖、树胶、色素、多糖类（果胶、黏液质、菊糖、淀粉等）、酶和少量的挥发油都能被水浸出。其缺点是浸出范围广，选择性差，容易浸出大量无效成分，给药液滤过带来困难，制剂色泽欠佳、易霉变、不易贮存，而且也能引起某些有效成分的水解，或促进某些化学变化。

2. 乙醇

乙醇为半极性溶剂，溶解性能介于极性与非极性溶剂之间，可以溶解某些水溶性成分，又能溶解一些非极性成分，甚至少量脂肪也可被乙醇溶解。90%以上乙醇，可以浸提挥发油、脂溶性成分、树脂、色素等；70%～90%乙醇，可以浸提内酯、木脂素、苷元等；50%～70%乙醇，可以浸提某些生物碱、苷类等；50%或以下的乙醇，可以浸提蒽醌类、极性较大的黄酮类、极性较大的生物碱及其盐类等成分；乙醇含量大于40%时，能延缓许多药物，如酯类、苷类等成分的水解，增加制剂的稳定性；乙醇含量达20%以上时具有防腐作用。

利用不同浓度的乙醇可选择性地浸提饮片有效成分；乙醇的渗透力比水强；乙醇的比热小，沸点低，提取、浓缩耗能较水少。但乙醇易挥发、易燃；有一定的生理活性；价格较水贵。

3. 其他溶剂

丙酮常用于新鲜动物饮片的脱脂或脱水，并具有防腐作用，但容易挥发和燃烧，具有一定的毒性，应控制其在制剂中的残留量；正丁醇常用于皂苷类成分的提取；乙酸乙酯常用于萜类及亲脂性物质的提取；乙醚、石油醚常用于脂肪油类较多的饮片脱脂。三氯甲烷等在中药生产中很少用于提取，一般仅用于某些成分的纯化。

(二)浸提辅助剂

加入浸提辅助剂的目的主要是为了有助于有效成分的溶出、提高其溶解度、减少无效成分或杂质的浸出等。常用的浸提辅助剂有酸、碱、表面活性剂等。

1. 酸

加酸的目的是通过降低浸提溶剂的pH，使生物碱类成分成盐而有利于浸出，或提高部分生物碱的稳定性；或使有机酸类成分游离，便于用有机溶剂浸提；或除去酸不溶性杂质等。常用的酸为硫酸、盐酸、醋酸、酒石酸、枸橼酸等。生产中多用酸水或酸醇，并注意防范酸对管道、设备及操作人员可能造成的腐蚀；过量的酸可能引起药物成分的水解等。

2. 碱

加碱的目的是通过升高浸提溶剂的pH，增加偏酸性有效成分的溶出、碱性成分的游离、中和饮片中有机酸，同时可以去除在碱性条件下不溶解的杂质等。常用的碱为氨水、饱和石灰水、碳酸钠等。碱的应用不如酸普遍。制剂生产中多用碱水或碱醇，并注意防范碱对管道、设备及操作人员可能造成的腐蚀。

3. 表面活性剂

在浸提溶剂中加入适宜的表面活性剂，能降低饮片与溶剂间的界面张力，促进饮片表面的润湿性，有利于有效成分的浸提。常用的表面活性剂为聚山梨酯80、聚山梨酯20等非离子型表面活性剂。

另外，甘油、酶制剂也可作为浸提辅助剂应用。甘油为鞣质的良好溶剂，将其直接加入最初少量溶剂(水或乙醇)中使用，可增加鞣质的浸出；将甘油加到以鞣质为主要成分的制剂中，可增强鞣质的稳定性。饮片中通常含有较多纤维、淀粉、胶质等物质，影响浸提效果，通过酶对饮片的预处理，可以使某些物质降解，利于有效成分溶出。

五、浸提技术

根据饮片的性质、提取溶剂的性质及用药的要求选择合适的浸提方法。常用的浸提方法包括煎煮法、浸渍法、渗漉法、回流法、水蒸气蒸馏法、超临界流体提取法、半仿生提取法、超声波提取法等。

(一)煎煮法

煎煮法系指以水为溶剂，通过加热煮沸来提取饮片中有效成分的方法。

特点：该法应用广泛，操作简单安全，溶剂价廉易得，符合中医传统用药习惯，至今仍为最广泛应用的基本浸提方法。但此法浸提液中有较多的无效成分及杂质，给纯化带来不利，且煎出液易霉败变质。适用于极性较大的水溶性成分及对湿热较稳定的饮片成分的提取。

目前生产中普遍采用的设备是多能式提取罐，见图 5-1。

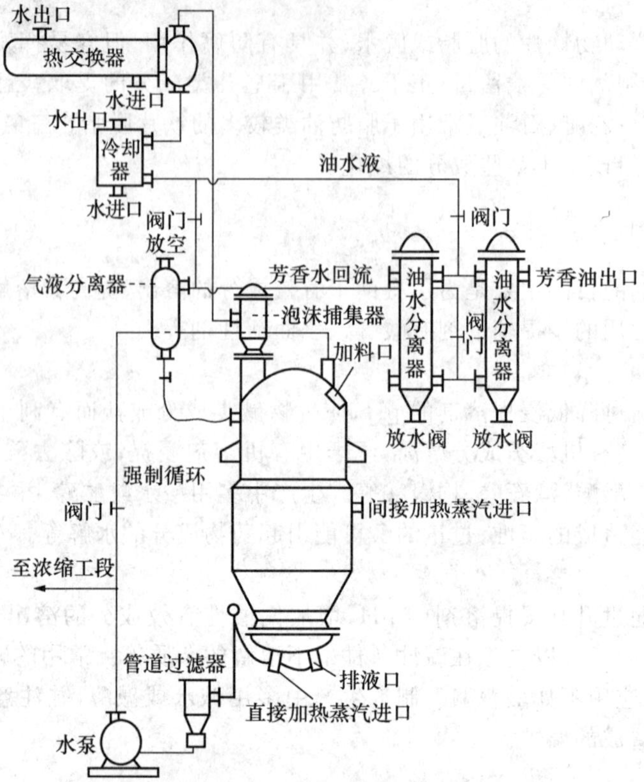

图 5-1　多能式提取罐示意图

（引自：杨明.中药药剂学.中国中医药出版社，2013）

多能式提取罐的主要特点是：①适应不同压力条件，可进行常压常温提取，也可以加压高温提取或减压低温提取；②应用范围广，无论水提、醇提、提油、蒸制或回收药渣中溶剂等均能使用；③采用气压自动排渣，操作方便，安全可靠；④提取时间短，生产效率高；⑤自动化程度高，设有集中控制台，利于流水线生产。

（二）浸渍法

浸渍法系指在规定温度下，用适宜的溶剂将饮片浸泡一定的时间，以浸提饮片有效成分的一种方法，是一种静态浸出方法。包括：

1. 冷浸法

该法是在常温下进行的浸渍，故又称常温浸渍法。多用于制备酒剂和酊剂。

2. 热浸法

该法是在一定温度下的浸渍，温度一般为 40～70℃，与冷浸法相比可缩短浸提时间，但浸出液中无效成分或杂质较多。

3. 重浸法

即多次浸渍法，此法可减少药渣吸附的有效成分。重浸法能较完全地浸出有效成分，减少损失。

特点：浸渍法适用于含有遇热易破坏或挥发性成分的饮片、黏性饮片、无组织结构的饮片、新鲜及易膨胀的饮片、一般的芳香性饮片；不适用于贵重饮片、毒性饮片及需要制成高浓度制剂的饮片；浸渍法所需时间较长，浸出成分不完全；不宜用水作溶剂，通常用不同浓度的乙醇或白酒，用量大。

浸渍过程中，将饮片粉碎成适宜的粒度，加强搅拌，或促进溶剂循环，或采用重浸法，可提高浸出效果。

(三)渗漉法

渗漉法是将粒度适宜的饮片粗粉置渗漉器内，溶剂连续地从渗漉器的上部加入，渗漉液不断地从其下部流出，浸出饮片有效成分的一种方法。

特点：渗漉法属于动态浸出。适用于含有遇热易破坏或挥发性成分的饮片、贵重饮片、毒性饮片、需要制成高浓度制剂和有效成分含量较低饮片的提取；不适用于新鲜饮片、易膨胀饮片、无组织结构的饮片的提取；渗漉时间较长，不宜用水作溶剂，通常用不同浓度的乙醇，用量一般较大。

渗漉法包括单渗漉法、重渗漉法、加压渗漉法、逆流渗漉法等。

1. 单渗漉法

工艺流程：

粉碎→润湿→装筒→排气→浸渍→渗漉

(1)粉碎　供渗漉的饮片粒度过细或过粗，都会降低渗漉效率。过细易堵塞，吸附性增强，浸出效果差；过粗不易压紧，粉柱增高，减少粉粒与溶剂的接触面，不仅浸出效果差，而且溶剂耗量大。通常饮片要切成薄片、小段或粉碎成 5～20 目的粗粉。

(2)润湿　为了防止饮片粉末在渗漉容器中膨胀而造成过度致密或松紧不均匀，通常用适量的渗漉溶剂将饮片粉末进行充分的润湿和膨胀。所用润湿溶剂的量视饮片种类、粉碎粒度和溶剂浓度而定，溶剂量一般为饮片量的 1～2 倍，以药粉充分均匀润湿和膨胀为度。

(3)装筒　渗漉的饮片粉末装筒时要控制适宜的松紧度。过松，渗漉溶剂流经饮片粉末速度快，造成饮片中的有效成分浸出不彻底，而且溶剂用量大；过紧，易使渗漉速度减慢，甚至无法渗漉。正确的装筒操作为：分层装筒，层层压平，松紧适度。渗漉筒中药粉量装得不宜过多，一般装其容积的 2/3，留一定的空间以存放溶剂。

(4)排气　在加渗漉溶剂前，应先打开渗漉液出口排除气泡，防止溶剂冲动粉柱，使原有的松紧度改变，影响渗漉效果。加入的溶剂必须始终保持浸没药粉表面，否则渗漉筒内药粉易于干涸开裂，这时若再加溶剂，则从裂隙间流过而影响浸出。

(5)浸渍　排气结束后关闭渗漉液出口，流出的漉液再倒入筒内，添加溶剂至浸没药粉表面数厘米，加盖浸泡 1～2 d，以保障溶剂的充分渗透、解吸、溶解和扩散。

(6)渗漉　渗漉的速度决定于饮片的质地和制备的要求。渗漉的速度要适宜，太快，饮片中的成分来不及浸出，渗漉液中药物浓度低；太慢则会降低渗漉速度与生产效率。一般采用慢速或快速渗漉。通常慢速渗漉的速度为每千克药粉 1～3 mL/min；快速渗漉的速度为每千克药粉 3～5 mL/min。渗漉液的量一般为饮片量的 4～5 倍。用渗漉法制备流浸膏时，先收集 85%饮片量的初漉液另器保存，续漉液经低温浓缩后与初漉液合并，调整至规定量；用渗漉法制备酊剂等浓度较低的浸出制剂时，不需要另器保存初漉液，可直接收集相当于欲制备量的 3/4 的漉液，即停止渗漉，压榨药渣，压榨液与渗漉液合并，添加乙醇至规定浓度与容量后，静置，滤过，即得。

2. 重渗漉法

重渗漉法是多个单渗漉的组合，是将渗漉液重复用作新药粉的溶剂，进行多次渗漉以提高浸出液药物浓度的方法。由于多次渗漉，则溶剂通过的粉柱长度为各次渗漉粉柱高度的总和，故可以减少溶剂用量，提高渗漉液中药物浓度，提高渗漉效率。

3. 加压渗漉法

加压渗漉法是通过施加一定压力的措施进行的多级渗漉。目的是充分利用浓度差，加快渗漉速度，提高渗漉效率。

4. 逆流渗漉法

逆流渗漉法是饮片与溶剂在浸出容器中，沿相反方向运动，连续而充分地进行接触提取的方法。通过控制物料推进速度和溶剂流速可获得要求浓度的渗漉液。

(四)回流法

回流法是采用乙醇等有机溶剂提取饮片，溶剂由于受热而挥发，经过冷凝器时被冷凝而流回浸出容器中，如此循环直至达到提取要求的提取方法，包括回流热浸法(溶剂用量较多，提取时循环使用，但不能更新)和回流冷浸法(溶剂用量较少，提取时可循环和更新)。

特点：回流法节省溶剂用量，但由于浸出液有效成分受热时间较长，故只适用于热稳定的饮片成分浸出。

(五)水蒸气蒸馏法

水蒸气蒸馏法系指将含有挥发性成分的饮片与水或水蒸气共同蒸馏，挥发性成分随着水蒸气被蒸出，经冷凝器冷却后，分离出挥发性成分的浸提方法。

水蒸气蒸馏法遵循道尔顿定律，即相互不溶解也不产生化学作用的混合液体的蒸气总压等于该温度下各组分饱和蒸气压(即分压)之和。因为混合液的总压大于任一组分的蒸气分压，故混合液的沸点要比任一组分液体单独存在时为低。因此，尽管各组分本身的沸点高于混合液的沸点，但当分压总和等于大气压时，液体混合物即开始沸腾并被蒸馏出来。

特点：在较低的沸点下沸腾。适用于具有挥发性，能随水蒸气蒸馏而不被破坏，与水不发生反应，又难溶或不溶于水的化学成分的提取、分离。如中药挥发油的提取。

1. 水中蒸馏(共水蒸馏)

系指饮片与水在提取器中一同加热的蒸馏方法。特点是在提取挥发性成分的同时得到煎煮液，故又有“双提法”之称。

2. 水上蒸馏

系指加热的水蒸气通过放在隔板上的饮片而将其中的挥发性成分蒸出。适用于提取轻质挥发性成分而不需要水煎液的饮片。

3. 通水蒸气蒸馏

系指在饮片中直接通入热的高压蒸汽的蒸馏方法。其特点和应用介于水中蒸馏和水上蒸馏之间。

（六）超临界流体提取法

超临界流体提取法是利用处于临界温度与临界压力以上的流体，在一定的设备与条件下提取药物有效成分的方法。由于二氧化碳（CO_2）具有较低的临界温度和适宜的临界压力，常用 CO_2 作为超临界流体，故又称为 CO_2 超临界萃取法（SCFE-CO_2）。

特点：①提取温度低，适于热敏性药物；②整个萃取过程密闭，排除了药物氧化和见光分解的可能性；③CO_2 在超临界状态下具有类似液体的高密度性质、良好的溶解能力和类似气体的低黏度性质、高扩散性能，即在超临界状态下，流体兼有气液两相双重特点，将气体和液体的优点融于一体，因而提取速度快、效率高，萃取分离可一次完成；④提取的产品中没有溶剂残留；⑤用作超临界流体的 CO_2 无毒，无腐蚀性，价廉，可循环使用；⑥适于脂溶性、相对分子质量较小的药物萃取，对极性较大、相对分子质量较大的物质提取可以通过加入夹带剂，或升高压力等措施加以改善；⑦一次性投资大，属高压技术，对温度和压力比较敏感，即在临界点附近，若改变提取系统温度和压力，即使发生微小的变化，也会导致溶质的溶解度发生数量级的改变。

（七）酶法

酶是以蛋白质形式存在的生物催化剂，能够促进活体细胞内的各种化学反应。酶法是在溶剂提取的基础上，利用能与细胞壁反应的相应酶，破坏细胞壁结构，使有效成分溶解、混悬或胶溶于提取溶剂中，或选择相应的酶将饮片中淀粉、果胶、蛋白质等无效成分分解除去而最大限度提取有效成分的一种方法。常用的植物细胞壁酶包括：果胶酶、半纤维素酶、纤维素酶、多酶复合体等。

特点：①具有专一性、可降解性、高效性，提取率高；②反应条件温和，降低提取难度；③操作简便易行，对设备要求不高；④达到低温仿生提取等。

（八）微波提取法

微波是波长介于 1 mm～1 m、频率介于 $3\times(10^6\sim10^9)$ Hz 之间的电磁波。微波提取系指饮片细胞内部水分吸收微波温度升高，压力增大，当内部压力超过细胞壁可承受的能力时，细胞壁破裂而导致细胞内的有效成分溶解在提取溶剂中的提取方法。

采用浸渍法、渗漉法、回流法提取饮片有效成分时均可以加入微波进行辅助提取，使之成为高效提取方法。

特点：①提取时间短，收率高，可避免长时间高温引起成分分解；②饮片不需要进行干燥等预处理；③热效率高，节省能源；④溶剂用量少，可节约成本，降低排污量；⑤对极性分子选择性加热的模式，可选择性提取目标成分；⑥可在同一装置中采用两种以上萃取剂分别萃取或分离所需成分；⑦提取温度低，不易糊化，分离容易，后续处理方便；⑧微波提取物纯度高，可水提、醇提，适用范围广。

(九)超声波提取法

超声波提取法是利用超声波产生的强烈振动、空化、热效应等增大物质分子运动频率和速度,增加溶剂穿透力,促使饮片中有效成分快速、高效率地提取出来的提取方法。

特点:①缩短提取时间,提高提取效率;②无需加热,避免了长时间高温对饮片中有效成分的破坏;③节能,减少提取溶剂的用量;④设备简单、操作方便。

(十)半仿生提取法

"半仿生提取法"是近几年提出的新方法。它是从生物药剂学的角度,将整体药物研究法与分子药物研究法相结合,模拟口服给药后药物经胃肠道转运的环境,为经消化道给药的中药制剂设计的一种新的提取工艺。目的是将饮片的有效成分最大限度地提取出来,以保持原方特有的疗效。具体操作是:先将饮片用酸水提取,再以碱水提取,提取液分别滤过、浓缩制成制剂。

特点:①体现单体成分与综合成分的统一;②体现口服给药特点与中医治病特点的统一;③提取过程符合中医配伍、临床用药特点和口服给药胃肠道转运吸收的特点;④体现中医治病多成分综合作用的特点,又可以用单体成分控制制剂质量;⑤有效成分损失少,成本低,生产周期短。

第二节 分离技术

提取液的分离系指将固-液分离,即将不溶性的固体物质用适当的方法从提取液中分离除去的过程。常用的分离方法有沉降分离法、离心分离法、滤过分离法等。

一、沉降分离法

沉降分离法系指在静态下,利用固体微粒自身重量自然下沉而与液体分离的方法。提取液或浓缩液经一定时间的室温或冷藏静置后,就会产生大量的沉淀,从而使固-液分离。

特点:操作简单,但沉淀时间长,效率低,沉淀对有效成分有吸附,且沉淀不完全,往往需要运用其他方法(过滤和离心等)进一步分离。适用于提取液中固体微粒多而质重的粗分离,不适用于固体微粒细小、黏度大的药液。

二、离心分离法

离心分离法是利用离心机高速旋转所产生的离心力,使药液中固体与液体或两种不相混溶的液体达到分离的方法。离心分离的外力是离心力,沉降分离的外力是重力,一般离心力是重力的 1 000 倍或更高。所以,用沉降分离法和一般滤过分离法难以进行或不易分开时,可考虑选用适宜的离心机进行离心分离。离心机可按不同的标准分类:

1. 按分离因数 α 分类

α 是物料在离心时所承受的离心力和自身重力的比值。α 越大，表明离心机的分离能力越强。

(1)常速离心机　$\alpha<3\,000$，适用于易分离的混悬滤浆及物料的脱水。

(2)高速离心机　$\alpha=3\,000\sim50\,000$，主要用于细粒子、黏度大的滤浆及乳状液的分离。

(3)超速离心机　$\alpha>50\,000$，主要用于微生物学、抗生素发酵液、动物生化制品等的固-液两相分离。

2. 按离心操作性质分类

(1)滤过式离心机　如三足式离心机。

(2)沉降式离心机　如实验室用沉淀离心机。

(3)分离式离心机　如管式高速离心机。

此外，按加料、分离、洗涤、卸渣的操作方法不同，可分为间歇式和连续式离心机；按离心机转鼓轴线位置可分为立式和卧式离心机。

特点：分离速度快，效果好。适用于含有细小微粒的溶液、具有较大黏度的溶液以及密度不同而且相互不溶解的两种液体的分离。

常用的离心机有三足式离心机、上悬式离心机、卧式自动离心机、管式超速离心机、碟式离心机、真空冷冻离心机、沉淀离心机等。

三、滤过分离法

滤过分离法是指将固-液混合物强制通过多孔性介质，使固体微粒沉积或截留在多孔介质上，液体通过多孔介质，从而实现固-液分离的方法。多孔性介质称为过滤介质或滤材，被滤材截留的固体物料称滤渣或滤饼，通过滤材的溶液称滤液。

滤过的质量取决于过滤介质孔径的大小，同时过滤介质孔径的大小也影响滤过的速度。

1. 滤过方式

(1)表层滤过　提取液中比滤材孔径大的固体微粒被截留而逐渐形成多孔状的致密滤层。这一滤层的存在会影响滤过的速度，但可以使滤液更澄清。如滤纸、薄膜滤过。

(2)深层滤过　指小于滤材孔隙的微粒被截留在滤器的深层。如采用砂滤棒、垂熔玻璃漏斗等为过滤器械时，提取液中的固体微粒被阻挡在滤器内部通道中。

2. 影响滤过的因素

影响滤过的因素有滤器两侧的压力差、滤器面积、过滤介质或滤渣层的毛细管半径、过滤介质或滤渣层的毛细管长度、料液的黏度等。

可以采用加压或减压过滤、及时更换滤材、在料液中加助滤剂、料液经预滤处理、趁热滤过或保温滤过等来提高滤过效率。

3. 滤过方法

(1)常压滤过　常用玻璃、搪瓷、金属制漏斗等，金属漏斗包括金属夹层保温漏斗，可用于黏稠液体的滤过。此类滤器常用滤纸、纸浆或脱脂棉作过滤介质，一般用于小量液体过滤。

(2)减压滤过　又称真空滤过，是利用过滤介质下方抽真空的方法来增加滤器两侧压力的滤过方法。常用布氏漏斗、垂熔玻璃滤器(包括漏斗、滤球、滤棒)。布氏漏斗多用于滤过非黏稠性料液和含不可压缩性滤渣的料液，在注射剂生产中，常用于滤除活性炭。垂熔玻璃滤器常用于注射剂、合剂、滴眼剂的精滤。

(3)加压滤过　利用压缩空气或往返泵、离心泵等输送料液形成推动力作用而进行滤过操作的方法。常用板框压滤机，见图5-2。滤材根据需要可采用滤纸、滤布或微孔滤膜。本机为加压密闭滤过，其效率高，滤过质量好，滤液损耗小。适用于黏度大、颗粒细小的液体密闭滤过。

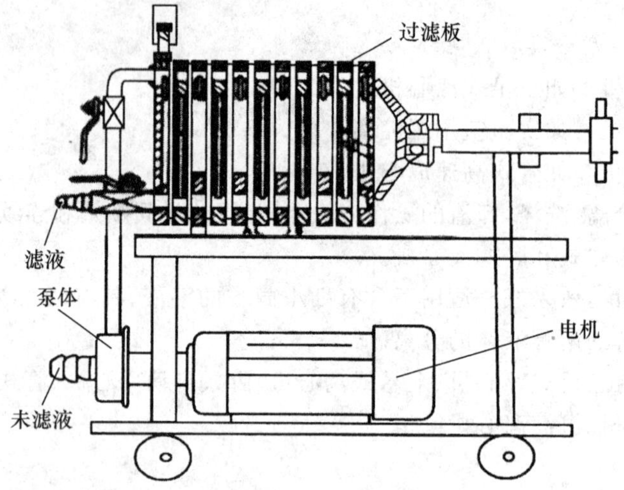

图5-2　板框压滤机工作原理示意图

(引自：杨明.中药制剂工艺技术图表解.人民卫生出版社，2010)

(4)薄膜滤过　是利用对组分有选择透过性的薄膜，实现混合物组分分离的一种方法。

膜分离过程的推动力包括浓度差、压差和电位差。特点：操作简便，快速，经济，不破坏有效成分，机械化程度高。

①微孔滤膜过滤　简称微滤。微滤所用微孔滤膜，孔径为0.03～10 μm，主要滤除≥50 μm的细菌和悬浮颗粒。用于以水为溶剂的注射剂、静脉输液的精滤，热敏性药液的除菌过滤，也可用于液体中微粒含量的分析和洁净室空气的净化等。

微滤的特点：孔径比较均匀；孔隙率高，滤速快；薄膜很薄，滤过时对药液产生的阻力小，对药物成分吸附少；性质稳定坚固，滤过时无介质脱落，不污染药液；但易堵塞，故料液必须先经预滤处理。

②超滤　超滤膜是孔径比微孔滤膜更细微、结构特异的滤膜。超滤是一种能够对溶液进行净化、分离或者浓缩的膜透过法分离技术。超滤非对称结构的多孔膜孔径为1～20 nm，主要滤除5～100 nm的颗粒。所以超滤又是在纳米数量级进行选择性滤过的技术。适用于各种药液如合剂、注射剂、滴眼剂、静脉输液的精滤，多糖类、蛋白质、酶类的浓缩、分离、纯化、除菌，制备纯化水，还可作为部分代替传统的水醇法或醇水法的分离纯化工艺。

超滤膜的孔径规格是以相对分子质量截留值为指标，而不以尺寸大小为指标。例如相对分子质量截留值为2万的超滤膜，能将绝大部分相对分子质量2万以上的溶质截留。超滤膜的截留性能还受分子形态、溶液条件及膜孔径分布的影响。

特点：成本低；操作方便；不吸附药物；不污染药液；易堵塞。

薄膜滤过常用的滤膜材料有混合纤维素酯滤膜、尼龙66、聚砜、陶瓷微孔膜、聚丙烯膜等，形态有平膜、管状膜、中空纤维膜等。超滤常用的设备有板框式超滤设备、中空纤维超滤设备、管状超滤设备等。

第三节 纯化技术

纯化系指采用适当的方法和设备除去提取液中杂质的操作技术。常用的纯化方法有：水提醇沉淀法、醇提水沉淀法、超滤法、盐析法、酸碱法、大孔树脂吸附法、吸附澄清法、透析法、萃取法等，其中以水提醇沉淀法应用尤为广泛。超滤法、吸附澄清法、大孔树脂吸附法越来越受到重视，已在中药提取液的纯化方面得到较多的研究和应用。

一、水提醇沉淀法(水醇法)

水提醇沉淀法是先以水为溶剂提取饮片有效成分，再用不同浓度的乙醇沉淀去除提取液中杂质的方法。广泛用于中药水提液的纯化，以降低制剂的服用量，或增加制剂的稳定性和澄明度。

1. 操作要点

(1)药液浓缩程度　药液浓缩得太稠，加乙醇时容易产生较多沉淀物而吸附或包裹有效成分，造成浪费；药液浓缩得太稀，要达到一定的醇浓度所需要的乙醇量大，给醇沉、滤过、回收乙醇等操作带来不便。通常浓缩的程度为50～60℃时的相对密度为1.0左右，或每1 mL相当于原饮片1～2 g。

(2)药液温度　在加入乙醇时，药液的温度一般为室温或更低，以防止乙醇挥发损失。

(3)醇沉浓度　加入乙醇量的多少，取决于所要纯化的程度和要求、药液中所含药物成分的性质。一般50%～70%乙醇可除去淀粉、黏液质等杂质，可以满足合剂及颗粒剂、片剂等固体制剂的制备要求；注射剂、静脉输液的生产中有时会用到70%～90%的醇沉浓度。

(4)乙醇加入的方式　多次醇沉、慢加快搅有助于杂质的除去和减少有效成分的损失。

(5)密闭冷藏　通过降低温度使药液中各物质的溶解度降低，有利于完全去除杂质，提高沉降速度，减少乙醇挥发。

(6)沉淀洗涤　为了避免在沉淀物中包裹或吸附有效成分，通常对沉淀物用与醇沉相同浓度的乙醇洗涤。

2. 特点

适用于在醇水中均有较好溶解性的有效成分，较醇水法可节约大量乙醇。但大量淀粉、蛋白质、黏液质等高分子杂质易被浸出。

二、醇提水沉淀法(醇水法)

醇提水沉淀法是先以适宜浓度的乙醇提取饮片成分，再加水沉淀除去提取液中杂质的方法。本法应用也较为普遍，其基本原理及操作与水提醇沉淀法基本相同。适用于在醇水中均有较好溶解性的有效成分，可避免饮片中大量淀粉、蛋白质、黏液质等高分子杂质的浸出；水处理又可较方便地将醇提液中的树脂、油脂、色素等杂质沉淀除去。

三、盐析法

盐析法是在提取液中加入大量的无机盐，使某些水溶性成分溶解度降低、沉淀析出，而与其他成分分离的一种方法。主要适用于蛋白质的分离纯化，也常用于蒸馏液中挥发油的分离。

1. 基本原理

高浓度的盐能降低蛋白质的溶解度，并使之沉淀。高浓度的盐之所以能使蛋白质沉淀，其原因有两个：一是使蛋白质分子表面的电荷被中和；二是使蛋白质胶体的水化层脱水，使之易于凝聚沉淀。

2. 常用盐

盐析常用的盐有硫酸铵、硫酸钠、氯化钠等。硫酸铵为盐析时最常用的盐，其盐析能力强，饱和溶液的浓度大，溶解度受温度影响小，不会引起蛋白质明显变性。

3. 特点

安全简便，应用范围广；对设备和条件要求不高；蛋白质不变性；可以在室温下操作。适用于以蛋白质为有效成分的药液的分离纯化。

4. 影响盐析的因素

(1)盐的浓度　通常要达到盐析的目的，必须在药物溶液中加入大量的盐，只有高浓度的盐才能降低蛋白质的溶解度。

(2)离子强度　不同结构和性质的蛋白质决定了盐析时需要的离子强度。一般离子强度越大，蛋白质的溶解度越小。

(3)pH　调节溶液的 pH 达蛋白质等电点左右，可以降低蛋白质沉淀所需要的盐浓度，促使盐析进行。

(4)温度　对于温度敏感的蛋白质或酶类，盐析时应注意控制在较低温度下进行(4℃左右)，并尽可能缩短操作时间，以防止蛋白质变性。

另外，蛋白质浓度、性质对盐析也有影响。

盐析后，滤液或沉淀物中均混入无机离子，可用透析法或离子交换法进行脱盐处理。

盐析法用于挥发油提取时，常用氯化钠，用量一般为 20%～25%。通常于饮片的浸泡水中或蒸馏液中加入一定量的氯化钠，然后蒸馏，可加速挥发油的馏出，提高馏出液(或重蒸馏液)中挥发油的浓度；也可于重蒸馏液中，直接加入一定量的氯化钠，使油水更好地分层，以便分离。

四、酸碱法

酸碱法是在提取液中加入适量酸或碱，调节 pH 至一定范围，使药物成分溶解或析出，以达到分离目的的方法。如大多数生物碱、有机胺类一般不溶于水，加酸后生成盐而溶于水提液，再碱化后又重新游离而从水提液中析出，从而与杂质分离。而香豆精、芳香酸、黄酮苷、有机酸等酸性或中性成分，可利用其在碱性水溶液中溶解，而在酸性水溶液中可以析出的特点，采用碱水提取，加酸又重新游离析出，从而与杂质分离。

酸碱法适用于大多数生物碱、有机酸类成分的纯化。

五、大孔树脂吸附法

大孔树脂吸附法是利用大孔树脂的良好网状结构和极高的比表面积，从提取液中选择性地吸附药物成分而达到分离与纯化的方法。大孔树脂按照树脂的孔度、孔径、比表面积、功能基团等分成许多型号，应用时应根据需要加以选择。

1. 基本原理

大孔树脂本身不含交换基团，能够从提取液中吸附药物成分，是由于所具有的吸附性和筛选性。吸附主要通过表面吸附、表面电性、范德华力或氢键等形式实现；筛选性是由大孔树脂的多孔性结构所决定的。

2. 特点

大孔树脂的品种众多，可以满足不同需求；溶媒用量少，操作方便，避免了液液萃取法溶媒用量大，易产生乳化等问题；物理和化学性质稳定，不与药物中化学成分发生化学反应；再生容易，一般用稀醇、水、稀酸即可；吸附分离过程中受 pH 和无机盐的影响小，克服了离子交换树脂的不足；具有一定的脱色和去臭作用。

六、吸附澄清法

吸附澄清法系指在提取液或浓缩液中加入吸附澄清剂，促使不溶性的微粒聚合、絮凝，经滤过分离而去除杂质的方法。

1. 基本原理

(1)凝聚作用　在提取液中加入无机电解质，通过电性中和作用使微粒靠近而聚集。常用凝聚剂有皂土（含水硅酸铝，使用浓度 1%～2%）、碳酸钙[常与海藻酸钠、琼脂以 1∶(1～2)合用，使用浓度 0.05%～0.1%]、硫酸铝（使用浓度 0.001%～0.02%）、硫酸钠（使用浓度 0.1%）。

(2)絮凝作用　采用相对分子质量大的高分子聚合物，通过长碳链上的活性基团吸附在分散体系中的微粒上，在微粒之间构成联系，又称架桥作用。常用的絮凝剂有鞣酸、明胶、蛋清、101 果汁澄清剂、海藻酸钠、壳聚糖、ZTC1+1 天然澄清剂等。

2. 特点

不减少溶液中可溶性固体物，提高有效成分的含量，保证制剂疗效；不同的吸附澄清剂具有不同的去除杂质的能力，可以根据不同的需要选择不同的吸附澄清剂；可以克服水提醇沉操作的部分不足，如经醇沉处理的液体药物容易发生沉淀析出和粘壁现象，药物干膏粉末吸湿严重等；无毒，方便，经济，生产成本低；成品稳定性好。

七、透析法

透析法是利用小分子物质在溶液中可通过半透膜，而大分子物质不能通过的性质，借以达到分离的一种方法。可用于除去中药提取液中的鞣质、蛋白质、树脂等高分子杂质，也常用于某些具有生物活性的植物多糖的纯化。

透析时，对提取液进行预处理（如醇沉、离心等），可避免透析时药液中混悬的微粒阻塞半透膜的微孔；加温透析，可提高透析膜（袋）内药物分子的扩散（或运动）速度，从而加速透析过程；保持透析膜外一定的液面，可维持一定的透析时间，使透析达到一定的程度，避免由于液面过低使透析很快即达到动态平衡而增加透析（或换水）的次数，给操作带来麻烦；为保持膜内外有较大的浓度差，不仅要经常更换透析袋外的纯化水，而且要经常搅拌，使透析袋周围的浓透析液能较快地扩散到袋外的水中而降低膜内的药物浓度。

复习思考题

1. 浸提过程包括哪几个阶段？影响浸提的因素有哪些？
2. 常用的浸提技术有哪些？简述各种浸提技术的应用范围。
3. 常用的分离技术有哪些？
4. 简述常用的过滤技术及应用范围。
5. 常用的纯化技术有哪些？简述水醇法与醇水法的区别。

第六章

浓缩与干燥技术

知识目标

- 理解常用的浓缩与干燥技术的特点。
- 掌握常用的浓缩与干燥技术的应用。

技能目标

- 明确常用的浓缩与干燥技术的特点。
- 会根据生产实际选择适宜的浓缩和干燥技术。

第一节 浓缩技术

一、概述

浓缩系指采用加热的方法将含有不挥发性药物溶液中的部分溶剂蒸发并除去或回收，以提高药液浓度的操作方法。

中药提取液需要浓缩制成一定相对密度的半成品，或进一步制成成品等。浓缩是中药提取液进一步处理的重要操作单元。蒸发和蒸馏均能达到浓缩的目的，蒸发不以回收溶剂为目的，而蒸馏则以回收溶剂为目的。

二、浓缩技术

根据饮片提取与纯化过程中所用的溶剂、提取液中药物性质、产品对药液浓缩程度的要求及溶剂是否回收等，实际操作中应结合蒸发浓缩设备与方法的特点，选择适宜的蒸发浓缩方法与设备。

(一)常压蒸发

常压蒸发又称常压浓缩，是药液在常压下进行蒸发浓缩的方法。在生产过程中通常应用于药物水溶液的浓缩，采用的设备多为敞口式可以倾倒的蒸发锅。对于含有乙醇或其他有机溶剂的提取液，应采用蒸馏等方法回收蒸发的溶剂。特点：浓缩速度慢、时间长，药物成分容易破坏。适用于非热敏性药物溶液的浓缩。

常压浓缩时应注意搅拌，以避免药液表面结膜，影响蒸发，并应随时排除所产生的大量水蒸气。

(二)减压蒸发

减压蒸发，是药液在密闭的容器内通过抽真空降低蒸发器内部的压力，从而降低药液沸点的沸腾蒸发。特点：由于压力降低，溶液的沸点降低，可减少热敏性物质的分解；增大传热温度差，强化蒸发操作；能不断地排除溶剂二次蒸汽，有利于蒸发顺利进行；可回收有机溶剂；二次蒸汽可再利用；减压蒸发比常压蒸发耗能大。减压浓缩常用的设备有如下几种：

1. 减压蒸馏器

减压蒸馏器是利用抽气减压使药液在减压和较低的温度下浓缩的设备。适用于有效成分不耐热药液的浓缩和溶剂回收。

实际生产中，减压浓缩与减压蒸馏所用设备往往是通用的，减压蒸馏装置，又称减压浓缩装置，见图 6-1。

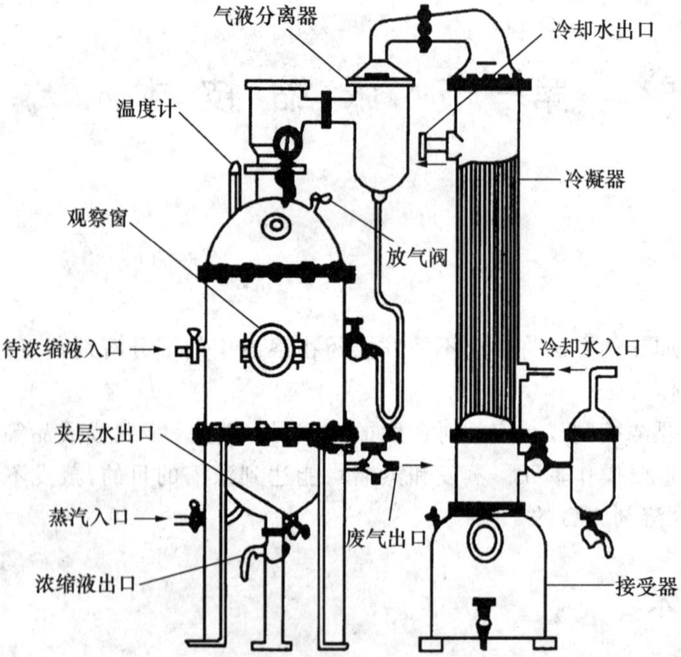

图 6-1　减压蒸馏装置示意图

(引自：杨明.中药药剂学.中国中医药出版社，2013)

2. 真空浓缩罐

真空浓缩罐见图 6-2,适用于以水为溶剂提取液的浓缩。操作过程同减压蒸馏器,只是加热产生的蒸汽由抽气泵直接抽入冷却水槽中。

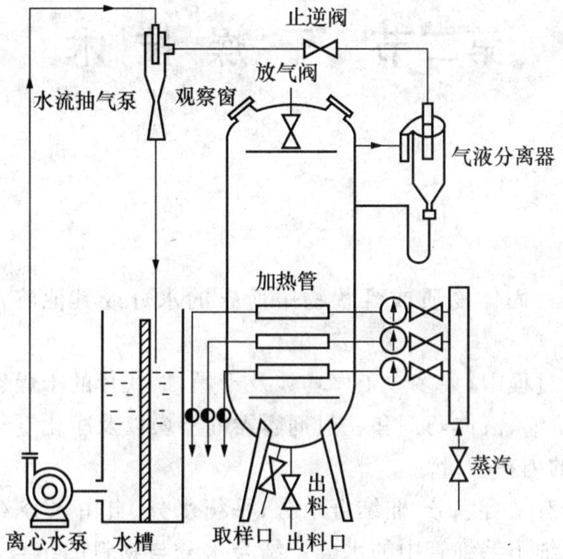

图 6-2　真空浓缩罐示意图

(引自:杨明.中药药剂学.中国中医药出版社,2013)

(三)薄膜蒸发

薄膜蒸发又称薄膜浓缩,是将要浓缩的药液形成薄膜状,同时与药液剧烈沸腾时产生的大量泡沫相结合,达到增加药液的汽化面积,提高蒸发浓缩效率的方法。

薄膜蒸发通过两种方式实现浓缩:第一种是通过将药液在加热面上形成薄膜,不仅可以使药液具有较大的表面积,提高热传递的速度、药液受热均匀,同时没有静压的作用,可以克服过热情况;第二种是药液在加热面上受热后剧烈沸腾,可以产生很多泡沫,以泡沫的内外表面为蒸发面,增加了蒸发的面积。实际应用过程中要注意药液随着浓缩的进行会逐渐变稠,容易在加热面上黏附,增大热阻,影响蒸发。特点:蒸发速度快,受热时间短;不受料液静压和过热影响,成分不易被破坏;可在常压或减压下连续操作;能回收乙醇等有机溶剂。

薄膜浓缩设备主要有升膜式蒸发器、降膜式蒸发器、刮板式薄膜蒸发器、离心式薄膜蒸发器等。

(四)多效蒸发

多效蒸发又称多效浓缩,是利用将两个或多个减压蒸发器并联形成的浓缩设备进行药液浓缩的技术。操作时,药液进入减压蒸发器后,给第一个减压蒸发器提供加热蒸汽,药液被加热后沸腾,所产生的二次蒸汽通过管路通入第二个减压蒸发器中作为加热蒸汽,这样就可以形成两个减压蒸发器并联,称为双效蒸发器。同样可以将三个或多个蒸发器并联形成三效或多效蒸发器。目前生产中应用最多的是二效或三效浓缩。特点:由于二次蒸汽的反复利用,多效蒸发器属于节能型蒸发器,能够节省能源,提高蒸发效率。为了提高传热温度差,多效蒸发器一般在真空下操作，使药液在较低的温度下沸腾。

三效蒸发器按药液加入方式的不同可以分为顺流式、逆流式、平流式和错流式4种流程。

第二节　干燥技术

一、概述

干燥是利用热能除去固体物质或膏状物中所含的水分或其他溶剂，获得干燥品的操作过程。

在中药制剂的生产过程中，大多数工序均涉及干燥，如饮片的干燥、浸膏的干燥、辅料的干燥、固体制剂湿法制粒干燥、液体药剂和注射剂容器的干燥以及净化空气的干燥等。干燥的好坏，将直接影响到产品的内在质量。

物料中所含的水分有结合水分、非结合水分、平衡水分、自由水分4种。结合水分系指物料细胞中的水分和物料细小毛细管中的水分。结合水分与物料的结合紧密，难以从物料中去除。非结合水分系指物料粗大毛细管、物料孔隙中和物料表面的水分。非结合水分与物料结合力弱，易于去除。物料在一定温度和湿度条件下放置一定时间后，将会发生散失水分或吸收水分的过程，直到两者处于动态平衡。此时物料中所含的水分即为该条件下物料的平衡水分。物料中所含有的超过平衡水分的那部分水分即为自由水分。物料中所含的总水分为自由水分与平衡水分之和，在干燥过程中可以除去的水分只能是自由水分（包括全部非结合水分和部分结合水分），不能除去平衡水分。

二、干燥技术

由于被干燥物料理化性质复杂、种类繁多，对于成品要求也各不相同，因此，采用的干燥方法与设备也是多种多样的。下面重点介绍制药工业中最常用的几种干燥方法与设备类型。

（一）常压干燥

常压干燥系指在常压下，利用干热空气进行干燥的方法。本法为静态干燥，干燥温度应逐渐升高，以防“假干”现象。

1. 烘干干燥

在常压下，将物料置于烘箱或烘房等干燥设备中，利用经加热干燥的空气进行干燥的方法。

特点：简便，应用广泛；干燥的时间长；干燥品呈板块状，颜色较深；粉碎较难。适用于对热稳定的药物。干燥过程中物料不能太厚，升温速度不宜太快。

2. 滚筒式干燥

又称鼓式薄膜干燥，是将液体药物成薄膜状黏附在加热的不锈钢金属转鼓表面上，使药料中的水分得以除去的方法。设备有单滚筒式和双滚筒式薄膜干燥器。

特点：一定浓度的药液呈薄膜状，蒸发面大，干燥时间短，可减少热敏成分的破坏；干燥品呈薄片状，容易粉碎。适用于具有一定黏度和稠度的浸膏干燥和采用涂膜法制备膜剂。

3. 带式干燥

利用热气流、红外线、微波等使平铺在传送带上的物料得以干燥的方法。有单带式干燥、复带式干燥和翻带式干燥。

特点：物料受热均匀；省工省力。适用于中药饮片、茶剂[系指饮片或提取物(液)与茶叶或其他辅料混合制成的内服制剂]、颗粒剂等物料的干燥。

4. 吸湿干燥

将物料置于有干燥剂的干燥室内，通过吸水性强的干燥剂的吸湿作用而使物料干燥的方法。物料可以在常压和减压干燥器中干燥。常用的干燥剂有无水氯化钙、变色硅胶、五氧化二磷等。

特点：简便，易于操作；各种消耗少；每次干燥的样品量少。适用于样品量小、含水量不大、对热敏感物料的干燥。

(二)减压干燥

减压干燥系指在密闭的容器中通过抽真空而进行干燥的方法。常用的减压干燥器见图 6-3。

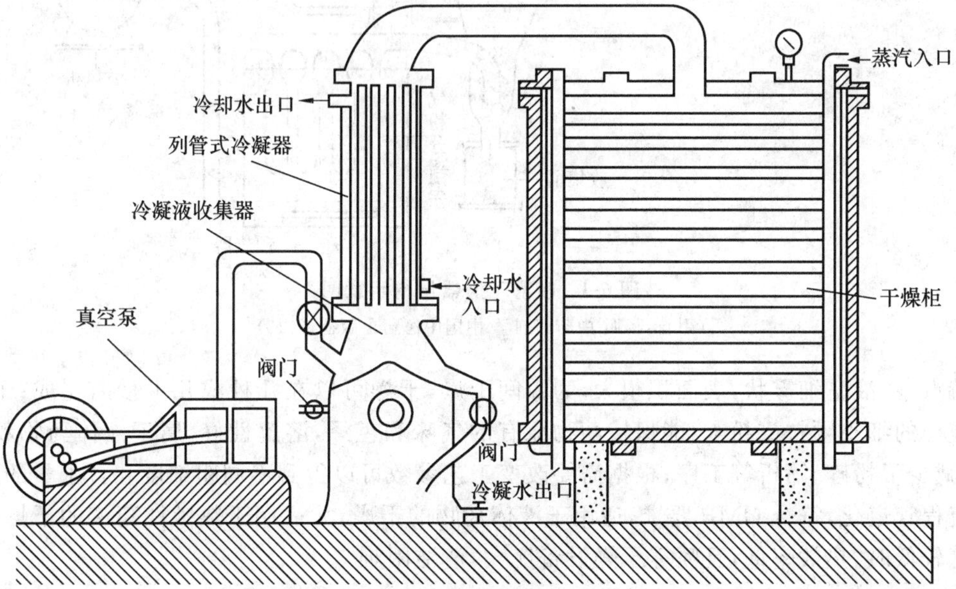

图 6-3　减压干燥器示意图

(引自：杨明.中药药剂学.中国中医药出版社，2013)

特点：干燥温度低，干燥速度快；减少了物料与空气的接触机会，避免污染或氧化变质；产品呈松脆的海绵状，易于粉碎；适用于热敏性物料，或高温下易氧化，或排出的气体有价值、有毒害、有燃烧性时，可将这些气体回收；但生产能力小，间歇操作，劳动强度大。干燥过程中应通过控制真空度、物料的装量、加热的温度等来避免物料过度起泡而溢盘，造成损失。

（三）流化干燥

流化干燥又称动态干燥，可以使被干燥物料的受热和传热及水分蒸发的速率大大增加，提高干燥效率。沸腾干燥、喷雾干燥就是采用了流化技术，将干燥并经预热的气流通入到干燥室内，使物料沸腾、悬浮的同时降低干燥空间的相对湿度。

1. 喷雾干燥

此法是流化技术应用于液态物料干燥的一种较好方法。它是将浓缩至一定相对密度的药液，通过喷雾器喷射成细雾状后与一定速度的干热空气接触并进行热交换，使物料中水分迅速蒸发而得以干燥的方法（图 6-4）。

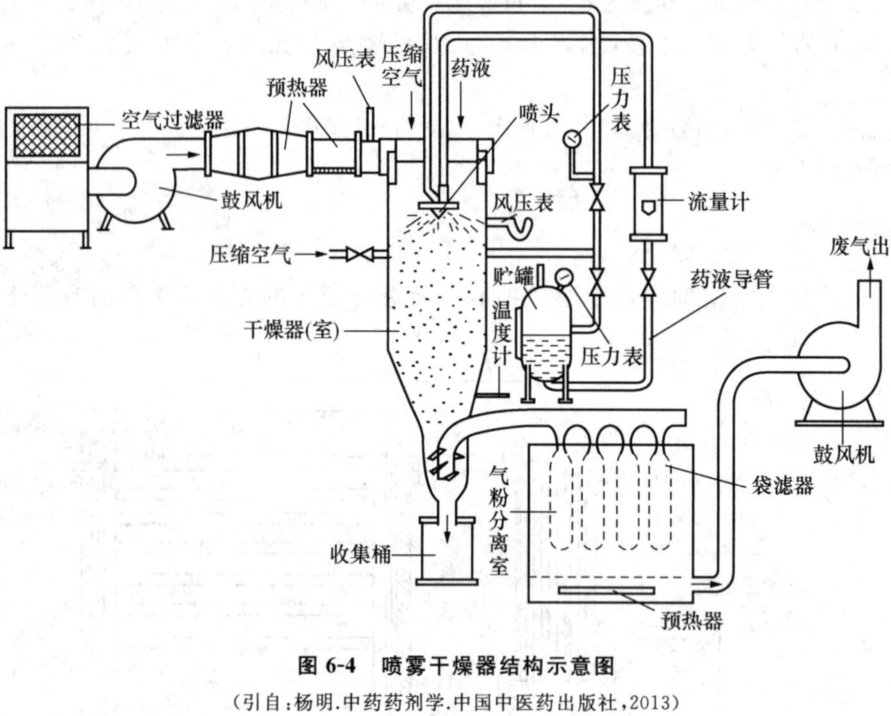

图 6-4　喷雾干燥器结构示意图

（引自：杨明.中药药剂学.中国中医药出版社，2013）

特点：药液呈细雾状，表面积很大，为瞬间干燥，干燥可以在几秒或几十秒内完成；干燥品多为疏松的细小颗粒或粉末，能保持药物原有的气味和色泽，溶解性好，属于液体药物粉末化技术，减少了粉碎、筛析等工序；根据需要改变工艺参数可以得到不同粗细度和含水量的产品；操作流程管道化，符合 GMP 要求，适用于液体药物的干燥，尤适用于热敏性药液的干燥；但进风温度较低时，热效率低，且喷雾干燥设备庞大，清洁困难。

2. 沸腾干燥

又称流化床干燥，它是将干燥的热空气以一定的速度通入干燥室内，将颗粒吹起呈悬浮状态，似开水“沸腾状”的干燥方法。热空气在湿颗粒间通过，在动态下进行热交换，带走水分而达到干燥的目的。

特点：不需翻料，能自动出料；热利用率高，速度快；但耗能大，清洁困难。适用于颗粒状物料的干燥，如颗粒剂、胶囊剂、片剂湿法制出的颗粒和水丸的干燥。

沸腾干燥设备主要由空气预热器、沸腾干燥室、旋风分离器、细粉捕集室和排风机等组成。沸腾干燥设备有多种形式，目前使用较广的是负压卧式沸腾干燥床，如图 6-5 所示。

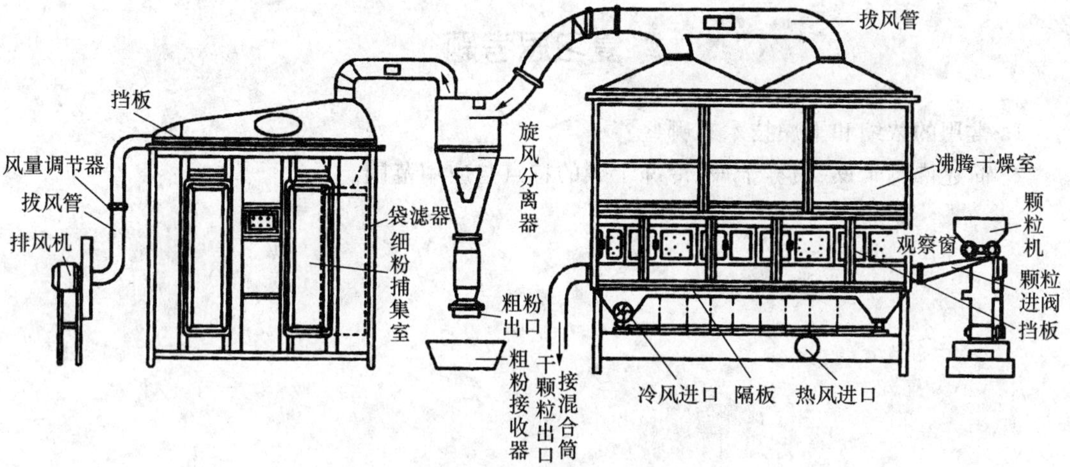

图 6-5 负压卧式沸腾干燥装置示意图

（引自：杨明．中药药剂学．中国中医药出版社，2013）

（四）冷冻干燥

冷冻干燥系指利用低温减压条件下冰的升华作用使物料在较低温度下脱水而被干燥的方法，又称升华干燥。

特点：物料在高度真空及低温条件下干燥，可避免热敏性药物、易氧化药物的破坏；干燥品多孔疏松，溶解性好；含水量低，有利于药品长期贮存；冷冻干燥需要特殊设备，成本较高。适用于热敏性药物的干燥，如各种血液制品、生物制品等。

（五）红外线干燥

红外线干燥是利用红外线辐射器所产生的电磁波，使物料分子产生强烈振动，直接转变为热能，使物料中水分汽化而除去的一种干燥方法。红外线干燥属于辐射加热干燥。红外线是介于可见光与微波之间的电磁波，其波长范围为 0.76～1 000 μm。

特点：热效率较高，干燥速率快；物料的表面和内部能够同时吸收红外线，使物料受热均匀，成品质量好。适于热敏性物料的干燥，尤适用于低熔点或具有较强吸湿性的物料以及粉末、颗粒、小丸等物料表层的干燥。

（六）微波干燥

微波干燥是物料中的水分在高频电磁场中吸收能量后，不断快速转动、碰撞和摩擦，从而使物料被加热而干燥的方法。微波是一种高频波，其波长为 1 mm～1 m。常用微波加热干燥的频率为 915 MHz 和 2 450 MHz，后者在一定条件下兼有灭菌作用。

特点：穿透力强，物料的表面和内部能够同时吸收微波，使物料受热均匀，因而加热效率高，干燥时间短，干燥速度快，产品质量好；有杀虫和灭菌的作用；设备投资和运行的成本高。适用于含有一定水分而且对热稳定药物的干燥或灭菌，生产中较多应用于药材、饮片、药物粉末、丸剂等的干燥。

复习思考题

1. 常用的浓缩和干燥技术有哪些？
2. 简述沸腾干燥、喷雾干燥、冷冻干燥的特点与应用范围。

第四篇

液体制剂生产技术篇

第七章

浸出制剂生产技术

知识目标

- 理解浸出制剂的含义、特点。
- 掌握汤剂、合剂、糖浆剂、煎膏剂、酒剂、酊剂、流浸膏剂、浸膏剂的生产技术。

技能目标

- 明确浸出制剂的含义、特点。
- 会制备汤剂、合剂、糖浆剂、煎膏剂、酒剂、酊剂、流浸膏剂、浸膏剂。

第一节 概 述

一、浸出制剂的含义

浸出制剂系指以浸出工艺为主要过程，采用适宜的溶剂和方法，提取饮片中有效成分而制成的一类供内服或外用的制剂。浸出制剂也可用作其他制剂的原料。浸出制剂是中药各种制剂(包括新剂型)的物质基础，也是中药现代化的重要途径。

二、浸出制剂的特点

1. 保持处方中药物各成分的综合疗效，符合中医药理论

浸出制剂多为复方，含有多种成分，由于药物的配伍使用及各种成分之间的相互作用，浸出制剂能呈现各种药味成分的综合疗效，适应中医辨证施治的需要。

2. 药效缓和

由于浸出制剂中多种成分的相互作用，其药效通常较为缓和，毒副作用也有所降低。

3. 减少服用量

由于浸出制剂除去了部分无效成分和组织成分，其有效成分浓度相应提高，减少了服用量，且方便服用。

4. 部分浸出制剂可作为其他制剂的原料

浸出制剂除可直接用于临床治疗外，部分流浸膏剂和浸膏剂还可作为颗粒剂、胶囊剂、片剂、软膏剂、栓剂、膜剂等制剂的原料。

三、浸出制剂的分类

浸出制剂按所用溶剂和浸提工艺可分为以下几类：

1. 水浸出制剂

系指以水为溶剂制成的浸出制剂，如汤剂、合剂等。

2. 含醇浸出制剂

系指以乙醇或酒为溶剂制成的浸出制剂，如酒剂、酊剂、大部分流浸膏剂等。

3. 含糖浸出制剂

系指在水浸出制剂的基础上，将水提液浓缩后加入适量蔗糖或蜂蜜制成的浸出制剂，如煎膏剂、糖浆剂。

4. 其他浸出制剂

系指以植物油、液状石蜡、醋等为溶剂制成的浸出制剂，多为外用制剂，如红花油、风油精等。

除上述浸出制剂外，以饮片浸出物为原料，可制备颗粒剂、片剂、注射剂等多种剂型，相应的制备方法见各章节。

第二节　汤剂生产技术

一、汤剂的含义

汤剂亦称汤液，系指将饮片或饮片粗颗粒加水煎煮或用沸水浸泡后，去渣取汁而得到的液体药剂。汤剂是我国应用最早、最广的一种剂型，至今有数千年历史，在现代中医临床上仍然广泛使用。

二、汤剂的特点

1. 组方灵活

汤剂能适应辨证施治的需要，随病情变化加减药味及分量，因人因病而异，用药针对性强，故疗效确切。

2. 可充分发挥方中多成分的综合疗效

汤剂保留了方中多种有效成分,可发挥综合治疗作用。

3. 药效迅速

汤剂为液体药剂,易被机体吸收,药效迅速。

4. 适用范围广

汤剂几乎适应各类疾病的治疗,而且汤剂的给药途径也很多,既可口服,又可外用熏蒸、洗浴、含漱等。

5. 制法简单

以水为溶剂,用煎煮法制备。

6. 使用不便,易霉变,服用量大,口感差

需临时制备,使用不方便,长期贮藏易霉变,必须随煎随用;药液体积大、味苦,口服有一定的困难,尤其是儿童。

三、汤剂的分类

汤剂按制备方法的不同可分为以下几种:

1. 煮剂

系指将饮片加水煎煮一定时间后,去渣取汁而得到的液体药剂。具有吸收快、奏效迅速、作用强的特点。

2. 煎剂

系指将饮片的水煎煮液再经过适当的浓缩所制得的液体药剂。与煮剂相比,加热时间延长,药液浓度增大,体积减小,药效相对缓和而持久。

3. 沸水泡药

系指将饮片经沸水浸泡后去渣而得到的液体药剂。由于药物受热温度低、时间短,药液味薄气清。沸水泡药可频频饮之,对服用剂量与时间无一定要求,故又称之为饮剂。

4. 煮散

系指将饮片的粗颗粒与水共煮后,去渣取汁而制成的液体药剂。与煮剂、煎剂相比,饮片的表面积增大,煎煮效率大大提高,制备时间缩短,还有利于节省饮片和提高疗效。

四、汤剂的生产技术

1. 饮片的选择

必须是符合《中国药典》、炮制规范规定或符合医师特殊要求的饮片或饮片粗颗粒。

2. 煎器的选择

煎器对汤剂质量有一定的影响,宜选用玻璃、不锈钢等化学性质稳定且对药物吸附较少的器皿,不宜选用铝、铁、铜、锡等易与药物发生化学反应的器具。

3. 煎煮方法

汤剂煎煮的几个重要因素是加水量、火候、煎煮时间与煎煮次数。

(1)水的选择与加水量　一般选用饮用水;加水量一般为饮片量的 5~8 倍,或加水至超过

饮片表面 3～5 cm。

(2)火候　沸腾之前宜用“武火”,沸腾后宜用“文火”。

(3)时间　煎药时间视药物气味质地而定:①一般性饮片,一煎 20～30 min,二煎15～25 min;②解表、行气及质地疏松、气味芳香的药物,一煎 15～20 min,二煎 10～15 min;③滋补及质地坚硬的药物,一煎 40～60 min,二煎 30～40 min,三煎可同二煎。

(4)次数　一般为 2～3 次,质地坚硬饮片或贵重饮片可适当增加煎煮次数。

4. 特殊饮片煎药方法

由于药物性质不同,煎药时药物的加入顺序与煎药的方法也有所不同,如先煎、后下、包煎、另煎、烊化、冲服、榨汁等。质地比较坚硬的饮片如矿石类、贝壳类、角甲类等,有毒的饮片如乌头、附子等应先煎;含挥发性成分多的饮片如薄荷、藿香,不属芳香药但久煎能破坏其有效成分的饮片如钩藤、杏仁应后下;需要包煎的饮片有花粉类如松花粉、细小种子类如葶苈子、饮片细粉类如六一散、含淀粉多的如贝母以及附绒毛的如旋覆花等;一些贵重药物如人参、西洋参等应单独煎煮;黏性大的胶类药物如阿胶、龟板胶等,糖类如蜂蜜、饴糖等应烊化后服用;难溶于水的贵重饮片如三七、麝香、羚羊角等应制成细粉与汤剂同饮服下;新鲜饮片,如鲜生地、生藕等应榨汁使用。

第三节　合剂生产技术

一、合剂的含义

合剂系指饮片用水或其他溶剂,采用适宜方法提取制成的口服液体药剂(单剂量灌装者也可称“口服液”)。

二、合剂的特点

合剂是汤剂的改进剂型,具有以下特点:①保留了处方中饮片的多种有效成分,保证制剂的综合疗效。②较汤剂服用量小,口感好,服用、携带和贮藏方便等。③吸收快,奏效迅速。④质量较汤剂稳定。⑤组方没有汤剂灵活。

三、合剂的生产技术

工艺流程:

浸提→纯化→浓缩→配制→灌装→灭菌→质量检查→包装

1. 浸提

根据饮片的性质可选择煎煮法、水蒸气蒸馏法、渗漉法、回流法等浸提方法制得提取液。

2. 纯化

提取液一般采用乙醇、吸附澄清剂等沉淀剂进行纯化。

3. 浓缩

经纯化的药液，按产品规定浓缩至适量。用乙醇沉淀后的药液，先回收乙醇后再进行浓缩。

4. 配制

将浓缩液按规定配制成所需浓度。配液时可酌情加入适当的附加剂，如防腐剂、抗氧剂、矫味剂等。

5. 灌装

配制后的药液应及时灌装于灭菌的洁净干燥容器中或单剂量的指形管中，并立即封口。

6. 灭菌

灭菌应在封口后立即进行。为保证灭菌效果，一般采用热压灭菌。如果是按无菌生产工艺制备，则灌装后可不灭菌。

第四节　糖浆剂生产技术

一、糖浆剂的含义

糖浆剂系指含有提取物的浓蔗糖水溶液。糖浆剂含蔗糖量应不低于45%。

二、糖浆剂的特点

能掩盖药物的不良气味，有良好口感。但含糖量高，不适宜糖尿病等患者使用，且易霉败变质。

三、糖浆剂的分类

1. 单糖浆

系指蔗糖的近饱和水溶液，浓度为85%或64.72%，不含药物。除用作矫味剂外，还可用作助悬剂、黏合剂。当蔗糖浓度高达65%～76%时，还是包糖衣的主要材料。

2. 药用糖浆

系指含药物或提取物的浓蔗糖水溶液，能发挥相应的治疗作用，如川贝枇杷糖浆等。

3. 芳香糖浆

系指含芳香性物质或果汁的浓蔗糖水溶液，如橙皮糖浆等，主要用于液体药剂的矫味。

四、糖浆剂的生产技术

工艺流程：

浸提→纯化→浓缩→配制→灌装→质量检查→包装

1. 浸提、纯化、浓缩

同合剂项下。

2. 配制

药液浓缩至规定要求后，按规定配制成所需浓度。配液时可酌情加入适当的附加剂，如防腐剂、抗氧剂、矫味剂等。根据药物的性质，可分别采用以下三种方法配制。

(1)热溶法　将蔗糖溶于一定量的沸水或中药浓缩液中，继续加热，加入药物并搅拌溶解，滤过，再自滤器上加纯化水至规定体积，即得。本法适用于单糖浆及遇热较稳定的药物糖浆的制备。此法简便，药液易滤过澄清，由于加热可杀灭微生物，糖中的一些高分子杂质也可因加热凝固而被滤除，成品易于保存。但应防止加热时间过长，否则转化糖含量增加，成品颜色加深。

(2)冷溶法　系指在室温下将蔗糖溶于纯化水或药液中，待蔗糖完全溶解后，滤过，即得。此法适用于对热不稳定或挥发性的药物糖浆的制备。其优点是成品的色泽较浅，含转化糖较少。但制备的时间较长，生产中易污染，不利于保存，故此法应用较少。

(3)混合法　系指将药物与单糖浆直接混合而制成药用糖浆的方法。中药糖浆剂多用此法制备。

3. 灌装

配制后的药液应及时灌装于灭菌的洁净干燥容器中或单剂量的指形管中，并立即封口。

第五节　煎膏剂生产技术

一、煎膏剂的含义

煎膏剂系指饮片用水煎煮，取煎煮液浓缩，加炼蜜或糖(或转化糖)制成的半流体制剂。煎膏剂以滋补为主，兼有缓和的治疗作用，药性滋润，故又称膏滋。也有将加糖的称糖膏，加蜂蜜的称蜜膏。

二、煎膏剂的特点

煎膏剂含糖量高，对微生物有抑制作用，药物浓度高，服用量小，服用方便，质量稳定，多用于慢性病，但对湿热敏感药物及易挥发性成分不宜制成煎膏剂。

三、煎膏剂的生产技术

工艺流程：

煎煮→浓缩→配制→浓缩收膏→灌装→质量检查→包装

1. 煎煮

饮片加水煎煮2～3次，每次2～3 h，滤取煎液。

2. 浓缩

将滤液浓缩至规定的相对密度，即得清膏。

3. 配制

称取处方中的各物料，备用。

煎膏剂中含有大量的蜂蜜或蔗糖，不经处理就使用会导致成品在贮藏过程中出现长霉、发酵、析出糖的结晶(俗称"返砂")等问题。蜜和糖经炼制后，可达到去除杂质，杀灭微生物，减少水分，防止返砂等目的。

(1)炼蜜　煎膏剂所用的蜂蜜必须经过炼制。蜂蜜的选择与炼制，详见第十六章第三节蜜丸生产技术。养阴清肺、止咳化痰的处方，可选用炼蜜来制成膏滋，如二冬膏、秋梨膏等。

(2)炼糖　糖膏所用的糖有冰糖、白糖(分为白砂糖和绵白糖)、红糖(分为红砂糖和黄糖)、饴糖等，可根据临床需要灵活选用。在工业生产中，除个别用红糖外(如益母草膏)，大多数用白砂糖。

糖的处理方法有两种：①传统方法：将蔗糖置锅中，加入一半糖量的水，直火或蒸汽加热至沸，滤过，再继续加热并不断搅拌，至糖液开始出现金黄色均匀、发亮的小泡时，则表示糖已炼好；②炼转化糖法：取蔗糖加入一半糖量的水，加入0.1%～0.3%酒石酸或枸橼酸，加热溶解保持110～115℃ 2 h，转化率不低于60%，含水量约达22%时即可。用该法糖的转化率高，可较好地防止返砂，炼制标准容易控制，适合大生产使用。

4. 浓缩收膏

取清膏加规定量的炼糖或炼蜜，小火加热，不断搅拌和捞取液面上的泡沫，熬炼至规定的相对密度即可。

收膏时随着稠度的增加，加热温度可相应降低。稠膏的相对密度一般控制在1.40左右。生产过程中可用婆梅氏比重计测定。经验判断方法为趁热蘸取膏液滴于滤纸上，以药滴周围不现水迹为度。法定方法照《中国药典》一部附录Ⅰ F项下测定。

5. 灌装

制成的煎膏冷却后应及时灌装于洁净、干燥、无菌的大口容器中，并立即封口。

第六节　酒剂与酊剂生产技术

一、酒剂与酊剂的含义

酒剂俗称药酒，系指饮片用蒸馏酒提取制成的澄清液体药剂。酒剂多供内服，少数作外用，有些既可内服又可外用。

酊剂系指饮片用规定浓度的乙醇提取或溶解而制成的澄清液体药剂，也可用流浸膏稀释制成。供内服或外用。

除另有规定外，含毒性饮片的酊剂，每 100 mL 相当于原饮片 10 g；其有效成分明确者，应根据其半成品的含量加以调整；其他酊剂，每 100 mL 相当于原饮片 20 g。

二、酒剂与酊剂的特点

酒剂的特点：酒剂具有吸收迅速、起效快、制备简单、澄明度好、易于保存等优点。但酒剂有一定刺激性，小儿、孕妇、心脏病、高血压、胃病等患者不宜使用。

酊剂的特点：酊剂有效成分含量高、服用体积小、制备简单、质量稳定、易于保存。但乙醇本身也有一定的药理作用，应用受到一定限制。

三、酒剂与酊剂的生产技术

（一）酒剂的生产技术

工艺流程：

浸提→配制→静置澄清→滤过→质量检查→包装

1. *冷浸法*

系指将饮片与酒共置于密闭的容器内，在室温下浸泡，定期搅拌，一般浸渍 30 d 以上，滤过，压榨药渣，榨出液与滤液合并，滤至澄清，必要时加入矫味剂与着色剂，搅拌均匀，再静置沉降适当时间，滤过、灌装，即得。如人参药酒等。

2. *热浸法*

此法俗称煮酒，系指将饮片与定量酒置于有盖的容器中，如有糖或蜜亦同时加入，在水浴上或用蒸汽加热至沸后立即停止加热，然后倾入另一容器中，密闭，在室温下浸渍 30 d 以上，每日搅拌 1～2 次，滤过，压榨药渣，将压榨液与滤液合并，静置沉降适当时间，滤过，灌装，即得。如枸杞药酒等。

3. *渗漉法*

取粉碎的饮片，照流浸膏剂与浸膏剂项下的渗漉法（《中国药典》一部附录Ⅰ O）操作，收集渗漉液，滤过后再静置沉降 1～2 周，精滤，灌装，即得。如三两半药酒等。

4. *回流热浸法*

以白酒为溶剂，将饮片按“回流热浸法”提取至提取液无色，合并回流提取液，加入糖或蜂蜜，搅拌至溶解，密闭静置，过滤，分装，即得。

（二）酊剂的生产技术

工艺流程：

浸提（溶解、稀释）→配制→静置澄清→滤过→调整乙醇浓度→质量检查→包装

1. 溶解法

系指取药物粉末加规定浓度的乙醇适量，溶解，静置，必要时滤过，即得。本法适用于原料为化学药物或饮片的提纯品。如复方樟脑酊等。

2. 稀释法

系指取流浸膏加规定浓度的乙醇适量，稀释，静置，必要时滤过，即得。如远志酊等。

3. 浸渍法

取适当粉碎的饮片，置有盖容器中，加入溶剂适量，密盖，搅拌或振摇，浸渍 3～5 d 或规定的时间，倾取上清液，再加入溶剂适量，依法浸渍至有效成分充分浸出，合并浸出液，加溶剂至规定量后，静置 24 h，滤过，即得。

4. 渗漉法

此法是制备酊剂较常用的方法。照流浸膏剂与浸膏剂项下的渗漉法(《中国药典》一部附录Ⅰ O)操作，用适量的溶剂渗漉，至漉液达到规定量后，静置，滤过，即得。若为毒性饮片，收集漉液后，应测定其成分含量，再加乙醇调整至规定标准。

第七节　流浸膏剂与浸膏剂生产技术

一、流浸膏剂与浸膏剂的含义

流浸膏剂、浸膏剂系指饮片用适宜的溶剂提取，蒸去部分或全部溶剂，调整至规定浓度而成的制剂。

流浸膏剂为液体药剂，浸膏剂为稠厚半固体或固体制剂。除另有规定外，流浸膏剂每 1 mL相当于原饮片 1 g；浸膏剂每 1 g 相当于原饮片 2～5 g。

流浸膏剂大多以不同浓度的乙醇为溶剂，也有以水为溶剂的，但其成品应酌加 20%～25%的乙醇作防腐剂。流浸膏剂直接作制剂使用的品种较少，一般多用作配制酊剂、合剂、糖浆剂或其他制剂的半成品。

浸膏剂根据干燥程度的不同，分为稠浸膏与干浸膏两种。稠浸膏为半固体状，含水量为 15%～20%。干浸膏为粉末状，含水量约为 5%。浸膏剂只有少数品种可直接用于临床(如颠茄浸膏、大黄浸膏)，一般多用作制备其他制剂的原料，如颗粒剂、片剂、胶囊剂、软膏剂、栓剂等。

二、流浸膏剂与浸膏剂的生产技术

(一)流浸膏剂的生产技术

流浸膏剂可采用渗漉法制备，亦可用浸膏剂稀释制备。

渗漉法制备流浸膏剂工艺流程：

浸渍→渗漉→浓缩→调整含量→分装→成品

渗漉时所用溶剂为饮片量的4～8倍。收集85%饮片量的初漉液另器保存，续漉液经低温浓缩后与初漉液合并，调整至规定量，静置，取上清液分装，即得。

(二)浸膏剂的生产技术

浸膏剂多用煎煮法或渗漉法制备，全部煎煮液或渗漉液应低温浓缩至稠膏状，加稀释剂或继续浓缩至规定的量，稀释剂可为淀粉、饮片细粉等。浸膏剂也可用回流法或浸渍法制备。固体浸膏剂可采用喷雾干燥法或其他方法制备。

合剂、煎膏剂、酊剂的制备实例见第十篇技能训练篇实训一“浸出制剂的制备技术”。

复习思考题

1. 简述浸出制剂的含义与特点。
2. 简述合剂、糖浆剂、煎膏剂的生产技术。
3. 比较酒剂与酊剂、流浸膏剂与浸膏剂的异同点。

第八章

液体药剂生产技术

知识目标

• 理解影响胶体溶液型、乳状液型和混悬液型液体药剂稳定性的因素；乳剂形成的必要条件及乳化剂的选择。

• 掌握液体药剂的含义、分类、特点；表面活性剂的含义、性质与应用；增加药物溶解度的技术；真溶液型、胶体溶液型、乳状液型和混悬液型液体药剂的含义和生产技术。

技能目标

• 能够明确影响胶体溶液型、乳状液型和混悬液型液体药剂稳定性的因素。

• 会应用表面活性剂。

• 会应用增加药物溶解度的技术。

• 会制备真溶液型、胶体溶液型、乳状液型和混悬液型液体药剂。

第一节 概 述

一、液体药剂的含义

液体药剂系指药物分散在适宜的液体分散介质(溶剂)中制成的液态制剂。可供内服或外用。液体药剂的分散相,可以是固体、液体或气体药物,分散介质可以是水、乙醇、聚乙二醇等极性溶剂,也可以是植物油、液状石蜡、油酸乙酯等非极性溶剂。药物以分子状态分散在介质中,可形成均匀分散的液体药剂,制剂处于稳定状态,如溶液剂、高分子溶液剂。药物以固体微粒或液体微滴、胶体微粒状态分散在介质中,则形成非均匀分散的液体药剂,这种状态的液体药剂处于物理不稳定状态,如混悬剂、乳剂、溶胶剂。注射剂与浸出制剂虽然也是液体制剂,但注射剂属无菌制剂,浸出制剂是用浸出方法制备的,由于二者生产工艺特殊,分别属于注射剂和浸出制剂。

二、液体药剂的特点

液体药剂具有以下特点：①分散度大，吸收快，起效迅速。②给药途径广泛，可以内服，也可以外用。③服用方便，易于分剂量。④可通过调整制剂浓度减少某些药物的刺激性。⑤生物利用度高。⑥易引起药物的化学降解，使药效降低甚至失效。⑦体积较大，携带、运输、贮存不方便。⑧水性液体药剂容易霉变，需加入防腐剂；非均匀性液体药剂，药物的分散度大，分散粒子具有很大的比表面积，易产生一系列的物理稳定性问题。

三、液体药剂的分类

（一）按分散系统分类

在液体分散体系中，药物分散粒子的大小决定这个分散体系的特征，按分散系统分类实际上也是按分散粒子大小分类。

1. 均匀相液体药剂

为均匀分散体系，在外观上是澄明溶液，包括以下几类：

（1）溶液剂　也称真溶液剂，是由低分子或离子药物分散在分散介质中形成的液体药剂。

（2）高分子溶液剂　是由高分子化合物分散在分散介质中形成的液体药剂。

2. 非均匀相液体药剂

为多相分散体系，药物微粒与分散介质之间有界面存在，是一种不稳定的分散体系，包括以下几种：

（1）溶胶剂　又称疏水胶体溶液。

（2）混悬剂　由不溶性固体药物以微粒状态分散在分散介质中形成的不均匀分散体系。

（3）乳剂　由不溶性液体药物分散在分散介质中形成的不均匀分散体系。

按分散系统分类，分散相微粒大小决定了分散体系的特征，见表 8-1。

表 8-1　分散体系的分类

（引自：杨明.中药药剂学.中国中医药出版社，2013）

分类		分散相大小/nm	特征
真溶液型		＜1	无界面，为热力学稳定体系；澄明溶液，扩散快，能透过滤纸和某些半透膜
胶体溶液型	高分子溶液	1～100	无界面，为热力学稳定体系；扩散慢，能透过滤纸，不能透过半透膜
	溶胶		有界面，为热力学不稳定体系；扩散慢，能透过滤纸，不能透过半透膜
乳状液型		＞100	有界面，为热力学不稳定体系；扩散很慢或不扩散，显微镜下可见
混悬液型		＞500	有界面，为动力学和热力学不稳定体系；扩散很慢或不扩散，显微镜下可见

(二)按给药途径分类

液体药剂有很多给药途径，由于制剂种类和用法不同，液体药剂的给药途径可分为：

1. 内服液体药剂

如合剂、糖浆剂、乳剂、混悬液等。

2. 外用液体药剂

如洗剂、搽剂、洗耳剂、滴耳剂、洗鼻剂、滴鼻剂、漱口剂、灌肠剂、灌洗剂等。

四、液体药剂的溶剂

液体药剂的溶剂，又称为分散介质。常用溶剂大体分为以下三种：

(一)极性溶剂

1. 水

水是最常用的溶剂，本身无药理及毒理作用，可与乙醇、甘油、丙二醇等任意混溶。水能溶解绝大多数的无机盐类和有机药物，能溶解饮片中的生物碱盐、苷类、糖类、树胶、黏液质、鞣质、蛋白质、酸类及色素等。但水性液体药剂中的药物不稳定，容易产生霉变，故不宜长久贮存。

2. 甘油

甘油也为常用溶剂，特别是外用制剂应用较多。甘油为无色、澄清黏稠液体，味甜，毒性小，可与水、乙醇、丙二醇等任意混溶。甘油能溶解硼酸、鞣质、苯酚等许多不溶于水的药物。甘油常作为黏膜用药物的溶剂，有保湿、滋润、延长药物局部药效等作用。含水10%的甘油对皮肤和黏膜无刺激性。在内服液体药剂中含甘油12%以上时，使制剂带有甜味且能防止鞣质的析出。

3. 二甲基亚砜(DMSO)

本品为无色液体，无臭或几乎无臭，有引湿性，可与水、乙醇、甘油、丙二醇等任意混溶。本品溶解范围广，许多难溶于水、甘油、乙醇、丙二醇的药物在本品中往往可以溶解，故有“万能溶剂”之称。能促进药物在皮肤和黏膜上的渗透作用，但对皮肤有轻度刺激性。孕妇禁用。

(二)半极性溶剂

1. 乙醇

乙醇是常用的半极性溶剂。本品为无色澄清液体，微有特臭，味灼烈，可与水、甘油、丙二醇等任意混溶，能溶解大部分有机药物和饮片中的有效成分，如生物碱及其盐类、苷类、挥发油、树脂、鞣质、有机酸和色素等。但乙醇本身有药理作用，具易挥发、易燃烧等缺点，其制剂应密闭贮存。

2. 丙二醇

一般为1,2-丙二醇。丙二醇的性质与甘油相似，但黏度较甘油为小，可作为内服及肌内注射液溶剂。丙二醇毒性小、无刺激性，可与水、乙醇、甘油等任意混溶，能溶解许多有机药物，如磺胺类药物、局部麻醉药、维生素 A、维生素 D 及性激素等，在液体药剂中常代替甘油。

3. 聚乙二醇(PEG)

液体药剂中常用聚乙二醇 300～600，为无色或几乎无色的黏稠液体，可与水、乙醇、丙二醇、甘油等任意混溶。不同浓度聚乙二醇的水溶液是良好溶剂，能溶解许多水溶性无机盐和水不溶性有机药物。本品对一些易水解的药物有一定的稳定作用。在洗剂中，能增加皮肤的柔韧性，具有一定的保湿作用。

(三)非极性溶剂

1. 脂肪油

常用的有麻油、豆油、花生油、橄榄油、棉籽油等植物油。能溶解脂溶性药物如激素、挥发油、游离生物碱和许多芳香族药物。脂肪油多用作外用制剂如洗剂、搽剂等的溶剂。

2. 液状石蜡

液状石蜡分为轻质和重质两种，前者相对密度为 0.830～0.860，后者为 0.860～0.890。本品为无色澄清的油状液体，无臭，无味，能与非极性溶剂混溶，在肠道中不分解也不吸收，能使粪便变软，有润肠通便作用。可作口服液体药剂和搽剂的溶剂。

3. 油酸乙酯

属脂肪油代用品。本品为无色至淡黄色澄清液体。是甾体类化合物及其他油溶性药物的常用溶剂，但易氧化，使用时常需加抗氧剂。

4. 肉豆蔻酸异丙酯

本品为无色澄明油状液体，不溶于水、甘油、丙二醇，但溶于乙醇、丙酮、醋酸乙酯和矿物油。本品无刺激性、过敏性，可透过皮肤吸收，并能促进药物经皮吸收。常用作外用制剂的溶剂。

第二节　表面活性剂

一、表面活性剂的含义与结构

物体相之间的交界面称为界面，如液-液、液-气、固-液、固-气界面，其中，液体或固体与气体之间的界面又称为表面。各相接触面上会产生一定的表面张力或界面张力。凡能显著降低两相间表面张力(或界面张力)的物质称为表面活性剂。

表面活性剂分子结构具有双亲性，见图 8-1。一端为疏水的非极性烃链，烃链长度一般在 8 个碳原子以上；另一端为亲水的极性基团，一类为带电荷的离子基团，如羧酸、磺酸、氨基或胺基及它们的盐，另一类为不带电荷的极性基团，如羟基、酰胺基、醚键等。如肥皂是脂肪酸类($R—COO^-$)表面活性剂，其结构中的脂肪酸烃链(R—)为疏水基团或亲油基团，解离的脂肪酸根($—COO^-$)为亲水基团。

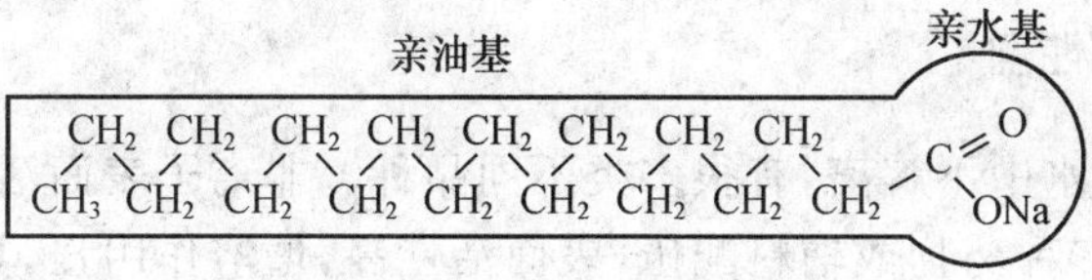

图 8-1 表面活性剂化学结构示意图

(引自:杨明.中药药剂学.中国中医药出版社,2013)

二、表面活性剂的种类及常用的表面活性剂

根据极性基团的解离性质,将表面活性剂分为离子表面活性剂和非离子表面活性剂。离子表面活性剂根据所带电荷又可分为阳离子表面活性剂、阴离子表面活性剂和两性离子表面活性剂。

(一)阴离子表面活性剂

阴离子表面活性剂起表面活性作用的是阴离子,常用的有肥皂类、硫酸化物和磺酸化物等。

1. 肥皂类

系高级脂肪酸的盐,根据所含金属离子的不同,又可分碱金属皂、碱土金属皂和有机胺皂(如三乙醇胺皂)等。它们均具有良好的乳化能力,但易被酸所破坏,碱金属皂还可被钙、镁盐等破坏,电解质可使之盐析。有一定的刺激性,一般只用于皮肤用的制剂。

2. 硫酸化物

系硫酸化油和高级脂肪醇硫酸酯类,常用的品种有硫酸化蓖麻油、十二烷基硫酸钠(月桂醇硫酸钠)、十六烷基硫酸钠(鲸蜡醇硫酸钠)等。乳化性较强,且较肥皂类稳定,主要用作外用软膏的乳化剂。

3. 磺酸化物

系脂肪族磺酸化物、烷基芳香族磺酸化物和烷基萘磺酸化物等。常用的品种有二辛基琥珀酸磺酸钠(阿洛索-OT)、二已基琥珀酸磺酸钠(阿洛索-18)、十二烷基苯磺酸钠等,均为目前广泛应用的洗涤剂。

(二)阳离子表面活性剂

这类表面活性剂起作用的是阳离子,又称阳性皂。常用品种有苯扎氯铵(洁尔灭)、苯扎溴铵(新洁尔灭)、氯化(溴化)十六烷基吡啶(西北林)等。常用于皮肤、黏膜、手术器械、洁净厂房的消毒及一些制剂的防腐剂。

(三)两性离子表面活性剂

这类表面活性剂的分子结构中具有正、负电荷的极性基团,在不同 pH 介质中可表现出阳离子或阴离子表面活性剂的性质。常用的有卵磷脂、氨基酸型和甜菜碱型两性离子表面活性剂。

两性离子表面活性剂在碱性水溶液中呈阴离子表面活性剂的性质,具有很好的起泡、去污作用;在酸性溶液中则呈阳离子表面活性剂的性质,具有很强的杀菌能力。

(四)非离子表面活性剂

这类表面活性剂在水中不解离,有很多类不同品种。非离子表面活性剂化学性质稳定,不受电解质的影响,能与多种药物或辅料配伍,表面活性高,增溶作用强,具有良好的乳化性能和去污能力,毒性、刺激性小,广泛用于外用、口服制剂和注射剂,个别品种也用于静脉注射剂。

常用的有脂肪酸山梨坦类,商品名为司盘(Spans);聚山梨酯类,商品名为吐温(Tweens);聚氧乙烯脂肪酸酯类,商品名为卖泽(Myrij);聚氧乙烯脂肪醇醚类,商品名为苄泽(Brij);聚氧乙烯-聚氧丙烯共聚物,又称泊洛沙姆 188(poloxamer),商品名为普朗尼克(Pluronic)。

三、表面活性剂的基本性质

(一)胶束与临界胶束浓度

1. 临界胶束浓度

表面活性剂具有吸附作用,当表面活性剂的正吸附达到饱和后继续加入表面活性剂,则其分子转入溶液中,因其亲油基团的存在,水分子与表面活性剂分子相互间的排斥力远大于吸引力,导致表面活性剂分子自身依赖范德华力相互聚集,形成亲油基团向内、亲水基团向外、在水中稳定分散、大小在胶体粒子范围的胶束,见图 8-2。表面活性剂分子缔合形成胶束的最低浓度即为临界胶束浓度(简称 CMC)。不同表面活性剂的 CMC 不同,如十二烷基硫酸钠的 CMC 为 0.232%(g/mL)。相同亲水基的同系列表面活性剂,亲油基团越大,则 CMC 越小。在 CMC 时,溶液的表面张力基本上到达最低值。在 CMC 达到后的一定范围内,单位体积内胶束数量和表面活性剂的总浓度几乎成正比。

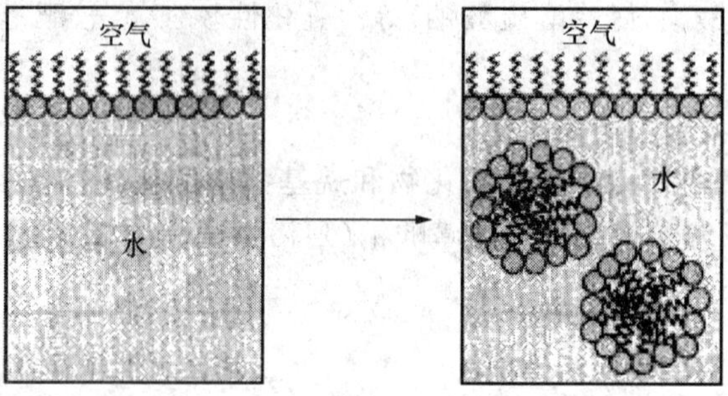

图 8-2 表面活性剂在水中形成的胶束示意图

(引自:李范珠,李永吉.中药药剂学.人民卫生出版社,2012)

2. 胶束的结构和形态

在一定浓度范围的表面活性剂溶液中,胶束呈球形结构,其碳氢链无序缠绕构成内核,具非极性液态性质。碳氢链上一些与亲水基相邻的次甲基形成整齐排列的栅状层。亲水基则分布在胶束表面,由于亲水基与水分子的相互作用,水分子可深入到栅状层内。对于离子型表面活性剂,则有反离子吸附在胶束表面。随着溶液中表面活性剂浓度增加(20%以上),胶束不再能保持球形结构,则转变成具有更高分子缔合数的棒状胶束,乃至六角束状结构,表面活性剂浓度更大时,成为板状或层状结构。见图 8-3。

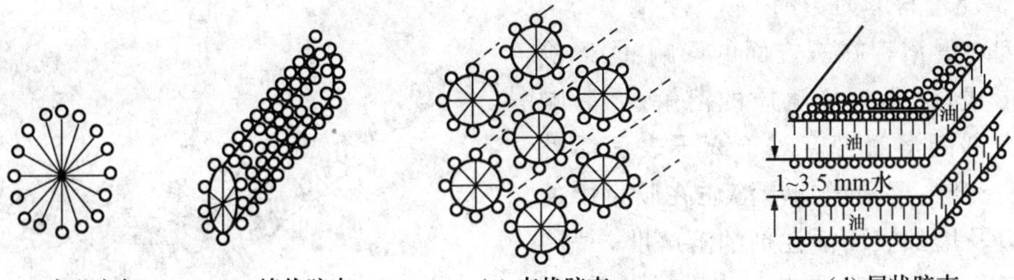

(a) 球形胶束　　(b) 棒状胶束　　(c) 束状胶束　　(d) 层状胶束

图 8-3　胶束的形态示意图

（引自：杨明.中药药剂学.中国中医药出版社，2013）

(二)亲水亲油平衡值(HLB值)

表面活性剂分子中亲水和亲油基团对油或水的综合亲和力称为亲水亲油平衡值（简称HLB值）。根据经验，将表面活性剂的HLB值范围限定在0～40，其中非离子表面活性剂的HLB值范围为0～20，即完全由疏水碳氢基团组成的石蜡分子的HLB值为0，完全由亲水性的氧乙烯基组成的聚氧乙烯的HLB值为20，既有碳氢链又有氧乙烯链的表面活性剂的HLB值介于两者之间。表面活性剂的HLB值愈高，其亲水性愈强；HLB值愈低，其亲油性愈强。不同HLB值表面活性剂适合于不同的用途，如HLB值在3～8的表面活性剂适合用作水/油（W/O）型乳化剂，HLB值在8～16的表面活性剂适合用作油/水（O/W）型乳化剂。作为增溶剂的HLB值在15～18，作为润湿剂的HLB值在7～9等。

非离子表面活性剂的HLB值具有加和性，例如简单的二组分非离子表面活性剂体系的HLB值计算如下：

$$HLB_{AB}=\frac{HLB_A\cdot W_A+HLB_B\cdot W_B}{W_A+W_B} \tag{8-1}$$

式中：HLB_{AB}为A和B两种表面活性剂的混合HLB；HLB_A、HLB_B分别为A和B两种表面活性剂的HLB；W_A、W_B分别为A和B两种表面活性剂的质量或质量百分数。

如用45％司盘60（HLB＝4.7）和55％聚山梨酯60（HLB＝14.9）组成的混合表面活性剂的HLB值为10.31。

但上式不能用于离子表面活性剂混合HLB值的计算。

(三)表面活性剂的增溶作用

1. 胶束增溶

表面活性剂在水溶液中浓度达到CMC后，一些水不溶性或微溶性物质在胶束溶液中的溶解度可显著增加，形成透明胶体溶液，这种作用称为增溶。非极性物质如苯和甲苯(a)可完全进入胶束核中被增溶；而水杨酸(b)这类带极性基团的分子，其非极性基插入胶束核中，极性基则伸入胶束的栅状层和亲水基中；一些极性较强的分子，如对羟基苯甲酸(c)，由于分子两端都有极性基团，可完全被胶束的亲水基团所增溶，见图8-4。挥发油、脂溶性维生素、甾体激素等许多难溶性药物常可借此增溶，形成澄明溶液及提高浓度。在CMC以上，随着表面活性剂用量的增加，胶束数量增加，增溶量也相应增加。

2. 温度对增溶的影响

温度对增溶存在三方面的影响：①影响胶束的形成；②影响增溶质的溶解；③影响表面活性剂的溶解度。对于离子表面活性剂，温度上升主要是增加增溶质在胶束中的溶解度以及增加表面活性剂的溶解度。

对于聚氧乙烯型非离子表面活性剂，温度升高导致聚氧乙烯链与水之间的氢键断裂，当温度上升到一定程度时，聚氧乙烯链可发生强烈脱水和收缩，使增溶或乳化能力下降，溶液出现浑浊或分层，但冷却后又恢复澄明，这种由澄清变浑浊或分层的现象称为起昙，此时的温度称为浊点或昙点。

含有起昙现象表面活性剂的制剂，要注意灭菌温度，防止在冷却后溶液不能恢复原状。

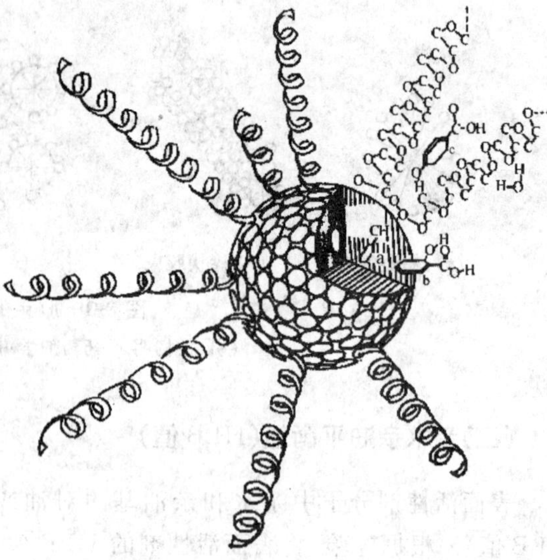

图 8-4　表面活性剂的球形胶束及其增溶模型

（引自：杨明.中药药剂学.中国中医药出版社，2013）

（四）表面活性剂的生物学性质

1. 表面活性剂对药物吸收的影响

表面活性剂的存在可能增进药物的吸收，也可能降低药物的吸收。表面活性剂溶解生物膜脂质，增加上皮细胞的通透性，从而改善吸收。表面活性剂还可以影响胃排空速率、胃液黏度、药物溶解度等，从而影响药物的吸收。如果表面活性剂增加了胃液黏度，会阻止药物向胃黏膜的扩散，吸收速率随黏度增加而降低。

2. 表面活性剂与蛋白质的相互作用

离子型的表面活性剂能与蛋白质发生反应。蛋白质在碱性条件下因解离而带负电荷，在酸性条件下因解离而带正电荷，它们会分别与阳离子型或阴离子型表面活性剂发生静电结合。此外，表面活性剂还可能使蛋白质发生变性。

3. 表面活性剂的毒性

表面活性剂具有一定的毒性。表面活性剂毒性的大小顺序为：阳离子型＞阴离子型＞非离子型。阳离子型比两性离子型的毒性强。

阳离子型和阴离子型的表面活性剂还有较强的溶血作用。其顺序为：聚氧乙烯烷基醚＞聚氧乙烯芳基醚＞聚氧乙烯脂肪酸酯＞聚山梨酯＞聚氧乙烯-聚氧丙烯共聚物；聚山梨酯20＞聚山梨酯 60＞聚山梨酯 40＞聚山梨酯 80。聚山梨酯类表面活性剂可用于某些肌内注射剂中，泊洛沙姆 188 毒性最低，可供静脉注射使用，天然的两性离子表面活性剂卵磷脂因毒性、溶血性小，常用作静脉注射剂的乳化剂。

4. 表面活性剂的刺激性

虽然各类表面活性剂都可以用于外用制剂，但长期应用或高浓度使用可能出现皮肤或黏膜损害。所以阳离子表面活性剂只作为消毒杀菌使用，阴离子表面活性剂只能用于外用剂型，非离子型表面活性剂毒性低和对黏膜的刺激性小，可用于口服制剂，有些可用于注射剂。

四、表面活性剂在中药制剂中的应用

1. 增溶剂

表面活性剂由于形成胶束可增大难溶性药物在水中的溶解度，用于增加药物溶解度的表面活性剂称为增溶剂，被增溶的物质称增溶质。增溶剂最合适的 HLB 值为 15～18，阴离子型和非离子型表面活性剂是最常用的增溶剂。例如，甲酚在水中溶解度仅为 2%左右，但在硬脂酸钠(肥皂)溶液中却能增大到 50%左右，即硬脂酸钠是甲酚的增溶剂。

2. 乳化剂

两种或者两种以上不相混溶的液体由于第三种成分的存在，使其中一种液体以细小的液滴分散在另一种液体中，形成乳状液(或称乳剂)的过程称为乳化。具有乳化作用的第三种物质称为乳化剂，表面活性剂是常用的乳化剂。表面活性剂在乳剂中可降低油-水的界面张力，同时在分散相液滴周围形成界面吸附膜，防止液滴聚结合并，从而提高乳状液的稳定性。表面活性剂的 HLB 值可决定乳状液的类型，表面活性剂 HLB 值为 3～8 形成 W/O 型的乳状液，表面活性剂 HLB 值为 8～16 形成 O/W 型的乳状液。

3. 润湿剂

用于促进液体在固体表面铺展或渗透的表面活性剂称为润湿剂。这类表面活性剂可降低固-液间的界面张力，减小接触角，使固体被液体润湿。作为润湿剂的表面活性剂 HLB 值为 7～9，直链脂肪族表面活性剂以碳原子在 8～12 为宜。制备混悬液常加入润湿剂以增加药物亲水性，使药物产生较好的分散度。如疏水性药物硫黄，不能被水润湿，在水中不能均匀分散，但加入润湿剂后即可降低硫黄与水之间的界面张力，改变了硫黄在水中的润湿性，使其能均匀分散在水中制成符合质量要求的洗剂。片剂制备中加入润湿剂可加速片剂的润湿、崩解和溶出，从而提高药物的溶出速率和生物利用度。

4. 起泡剂和消泡剂

提取液中若含两亲性成分如皂苷、蛋白质、树胶以及其他高分子化合物等，在提取浓缩或剧烈搅拌时可产生稳定的泡沫，给提取浓缩带来许多困难，这些两亲性成分就是起泡剂。具有较强亲水性和较高 HLB 值的表面活性剂，在溶液中可吸附在液-气表面，降低界面张力并增加液体的黏度，使泡沫稳定，这类表面活性剂称为起泡剂或稳泡剂。当在稳定的泡沫中加入 HLB 值 1～3 的表面活性剂时，这些表面活性剂可吸附在泡沫表面上与泡沫液层争夺液膜表面，代替原来的起泡剂，同时降低液膜黏度，使泡沫遭到破坏，这类表面活性剂称为消泡剂。少量的戊醇、硅酮有消泡的作用。

5. 消毒剂和杀菌剂

大多数阳离子表面活性剂和两性离子表面活性剂都可用作消毒剂和杀菌剂，少数阴离子表面活性剂也有类似作用，表面活性剂的消毒和杀菌作用归结于它们可与细菌生物膜蛋白质作用使之变性或破坏。这些消毒剂在水中有较大的溶解度，常用苯扎溴铵(新洁尔灭)，用途不同，使用浓度不同，如 0.05%用于手术前皮肤消毒，0.02%用于伤口或黏膜的消毒，0.5%用于器械和环境的消毒。

6. 去污剂

去污剂或称洗涤剂，是用于除去污垢的表面活性剂，HLB 值一般为 13～16。常用的去污剂有油酸钠和其他脂肪酸的钠皂、钾皂，十二烷基硫酸钠或十二烷基磺酸钠等阴离子表面活性剂。

7. 其他用途

除上述用途外，表面活性剂还可用作片剂的崩解剂、润滑剂，混悬液的助悬剂、分散剂，软膏剂的透皮促进剂，固体分散体中的药物载体，控释制剂的致孔剂等，几乎涉及药剂生产的各个方面。表面活性剂使用得当则利于药剂生产，并提高药物制剂的产品质量。

第三节　增加药物溶解度的技术

一、溶解度的含义

溶解是将药物分散于一定量的溶剂中形成均匀分散的澄明液体的操作过程。它是药剂学中制备溶液、溶液剂等的常用方法。在药物分散过程中，药物的溶解速度和溶解度是至关重要的。溶解度系指在一定温度和压力下，在一定量溶剂中溶解药物的最大量。溶解度是药品的一种物理性质。《中国药典》规定药品的近似溶解度有极易溶解、易溶、溶解、略溶、微溶、极微溶解、几乎不溶或不溶，至于准确的溶解度，则以 1 份溶质(1 g 或 1 mL)溶于若干溶剂中表示。

二、增加药物溶解度的技术

1. 加入增溶剂

药剂学中常用添加增溶剂的方法增加难溶性药物的溶解度。许多药物如挥发油、脂溶性维生素、甾体激素类、苯巴比妥及生物碱、磺胺类、抗生素类等均可用此法增溶。

2. 加入助溶剂

一些难溶性药物，当加入第三种物质时，能使其在水中的溶解度增加，而不降低活性的现象，称为助溶，第三种物质是低分子化合物时(不是胶体、电解质或表面活性剂)称为助溶剂。

难溶性药物加入助溶剂可因形成络合物、复合物、可溶性盐等而增加溶解度。例如，碘加碘化钾可形成络合物 KI_3 而增加碘在水中的溶解度。咖啡因在水中的溶解度为 1∶50，用苯甲酸钠助溶形成分子复合物苯甲酸钠咖啡因，溶解度增大至 1∶1.2；乙酰水杨酸加入枸橼酸钠(或酒石酸钠)因产生复分解反应形成乙酰水杨酸钠和枸橼酸，水中溶解度增大。

3. 制成可溶性盐

难溶性弱酸和弱碱性药物，可制成盐而增加其溶解度。将含碱性基团的药物如生物碱、普鲁卡因等，加酸制成盐类，以增加其在水中溶解度；将酸性药物如苯甲酸、水杨酸等，加碱制成盐，以增加其在水中溶解度。如乙酰水杨酸制成钙盐在水中溶解度增大，且比钠盐稳定。又如磺胺噻唑在水中溶解度为 1∶1 700，而磺胺噻唑钠则为 1∶2.5。

4. 引入亲水基团

难溶性药物分子中引入亲水基团可增加在水中的溶解度。例如，引入亲水基团磺酸钠基

(—SO_3Na)、羧酸钠基(—COONa)、羟基(—OH)、氨基(—NH_2)以及多元醇或糖基等，以增加药物在水中的溶解度。例如，樟脑在水中微溶(1∶800)，但制成樟脑磺酸钠后，则易溶于水，且毒性降低。

5. 使用混合溶剂

混合溶剂是指能与水以任意比例混合、与水分子能形成氢键结合并能增加它们的介电常数、能增加难溶性药物溶解度的那些溶剂，如乙醇、甘油、丙二醇、聚乙二醇等与水组成的混合溶剂。如洋地黄毒苷可溶于水和乙醇的混合溶剂中。药物在混合溶剂中的溶解度通常是各单一溶剂溶解度的相加平均值，但也有高于相加平均值的。在混合溶剂中各溶剂在某一比例时，该药物的溶解度比在各单纯溶剂中的溶解度都大。这种现象称为潜溶，这种溶剂称为潜溶剂。如苯巴比妥在90%乙醇中有最大溶解度。

第四节　真溶液型液体药剂生产技术

真溶液型液体药剂系指药物以小分子或离子状态分散在溶剂中，并且分散相质点小于1 nm的澄明液体药剂。真溶液型液体药剂可以口服，也可外用。主要包括溶液剂、芳香水剂和露剂、甘油剂、醑剂等。真溶液型液体药剂为澄明液体，药物分散度高，一般药物吸收快。

一、溶液剂的生产技术

溶液剂系指将药物溶解于溶剂中所形成的澄明液体药剂，供内服或外用。

溶液剂的制备方法有溶解法、稀释法和化学反应法。化学反应法比较少用。

1. 溶解法

将药物直接溶于溶剂，过滤，补充溶剂至全量，混匀，即得。

2. 稀释法

先将药物制成高浓度溶液或将易溶性药物制成贮备液，再用溶剂稀释至需要浓度，即得。

3. 化学反应法

系指将两种或两种以上的药物，通过化学反应制成新的药物溶液的方法。

二、芳香水剂与露剂的生产技术

芳香水剂系指芳香挥发性药物(多为挥发油)的饱和或近饱和水溶液。用乙醇和水的混合溶剂制成的含大量挥发油的溶液，称为浓芳香水剂。

含挥发性成分的饮片用水蒸气蒸馏法制成的芳香水剂，常称为药露或露剂。露剂根据所选用饮片的药用部位不同，可分为花露、果露、叶露等，其中最常见的是花露。如金银花露，其他的还有枇杷止咳露等。

芳香水剂的制法根据原料不同而不同，纯挥发油和化学药物多用溶解法和稀释法；含挥发性成分的饮片多用水蒸气蒸馏法；也可制成浓芳香水剂，临用时加以稀释。

1. 溶解法

一般取挥发油(或挥发性物质细粉)适量置大玻璃瓶中,加纯化水适量,用力振摇约15 min配成饱和溶液后放置,用纯化水润湿的滤纸滤过,自滤纸上添加纯化水至全量,即得。

除上述方法外,也可取挥发油(或挥发性物质细粉)适量,加精制滑石粉(或适量滤纸浆),混匀,移至大玻璃瓶中,加纯化水振摇约 10 min,用纯化水润湿的滤纸滤过。初滤液如显浑浊,应重新滤至澄明,再自滤器上添加纯化水至全量,即得。

滑石粉为分散剂,可增加挥发油或挥发性物质的分散度,以加速其溶解,并可吸附剩余的挥发油或挥发性物质及杂质,以利溶液的澄明。但所用的滑石粉不宜过细,以免滤液浑浊。

也可用非离子型表面活性剂增溶挥发油来制备芳香水剂。即取表面活性剂如聚山梨酯类适量与挥发油混合,加约 1/3 的纯化水混合搅拌,最后加至全量。该法制成的芳香水剂,实为增溶的胶体溶液。

2. 稀释法

取浓芳香水剂 1 份,加纯化水若干份稀释而成。

浓芳香水剂除可用增溶法制备外,亦可取挥发油用乙醇溶解后,分次加入纯化水使成全量,剧烈振摇,再加入滑石粉振摇,放置数小时,滤过,即得。此法因加入乙醇,故能久贮不变质,但气味比新鲜配制者稍差。

3. 水蒸气蒸馏法

取饮片,按水蒸气蒸馏法进行操作。一般收集饮片重量 6～10 倍的馏液,除去过量的挥发性物质或重蒸馏一次。必要时以润湿的滤纸滤过,使成澄明溶液,即得。药露常以此法制备。

三、甘油剂的生产技术

甘油剂系指药物溶于甘油中制成的专供外用的溶液剂。甘油具有黏稠性、防腐性和吸湿性,对皮肤、黏膜有滋润、保护作用,能使药物滞留于患处而延长药物局部药效,缓和药物的刺激性。常用于口腔、耳鼻喉科疾病。

甘油对一些药物如碘、酚、硼酸、鞣酸等有较好的溶解能力,制成的溶液也较稳定。如鱼石脂(10%)、干燥硫酸镁(45%)常制成甘油剂外用于脓毒性疮疖。甘油吸湿性较大,应密闭保存。

制备甘油剂可用溶解法,如碘甘油;也可用化学反应法,如硼酸甘油。甘油剂的浓度一般用重量百分比表示。

四、醑剂的生产技术

醑剂系指挥发性药物制成的浓乙醇溶液,可供内服或外用。凡用于制备芳香水剂的药物一般都可制成醑剂。挥发性药物在乙醇中的溶解度往往比在水中大,所以醑剂中挥发性药物的浓度比芳香水剂大。当醑剂和水性药剂混合时往往会发生浑浊。醑剂的药物浓度一般为5%～10%,醑剂中乙醇浓度一般为60%～90%。

酯剂按其用途分为两类：一类为芳香剂，如复方橙皮酯、薄荷酯；另一类用于治疗，如亚硝酸乙酯酯、樟脑酯、芳香氨酯等。酯剂应贮于密闭容器中置冷暗处。酯剂常因挥发油的氧化、酯化、聚合而变成黄色或黄棕色，甚至出现黏性树脂状物，故不宜长期贮存。

酯剂常用溶解法制备，即将挥发性药物直接与乙醇混合，溶解，滤过，即得。也可用水蒸气蒸馏法制备，这取决于原料的性质。

第五节　胶体溶液型液体药剂生产技术

胶体溶液型液体药剂系指一定大小(1～100 nm)的高分子化合物或固体颗粒药物分散于适当的分散介质中制得的均匀或非均匀分散体系的液体药剂，具有胶体特有的性质。高分子化合物以单分子形式分散于溶剂中构成的溶液称为高分子溶液，又称亲水胶体；分散相质点以多分子聚集体(胶体微粒)形式分散于溶剂中构成的溶液称为溶胶，又称疏水胶体。

一、亲水胶体溶液的生产技术

(一)亲水胶体溶液的性质

1. 带电性

溶液中高分子化合物因某些基团解离带有电荷，有的带正电，有的带负电。高分子化合物在溶液中荷电，所以有电泳现象，可用电泳法测定其所带电荷的种类。

2. 渗透压

亲水性高分子溶液与溶胶不同，有较高的渗透压，渗透压的大小与高分子溶液的浓度有关。

3. 黏度

高分子溶液是黏稠性流动液体，黏稠性大小可用黏度表示。通过测定黏度来确定高分子化合物相对分子质量的大小。

4. 稳定性

高分子溶液的稳定性主要是由高分子化合物水化作用和荷电两方面决定的。高分子化合物含有大量亲水基，能与水形成牢固的水化膜，可阻止高分子化合物分子之间的相互凝聚，这是高分子化合物稳定的主要原因。

(二)亲水胶体溶液的生产技术

制备亲水胶体溶液首先要经过溶胀过程。水分子渗入到高分子化合物分子间的空隙中，与高分子中的亲水基团发生水化作用而使体积膨胀，结果使高分子空隙间充满了水分子，这一过程称为有限溶胀。由于高分子空隙间存在水分子，降低了高分子分子间的作用力(范德华力)，溶胀过程继续进行，最后高分子化合物完全分散在水中形成高分子溶液，这一过程称为无限溶胀。无限溶胀过程，常需加以搅拌或加热等步骤才能完成。形成高分子溶液这一过程称为胶溶。胶溶过程有的进行得非常快，可的则非常缓慢。制备明胶溶液时，先将明胶放于水中浸泡3～4 h，使其吸水膨胀，这是有限溶胀过程，然后加热并搅拌使其形成明胶溶液，这是无限溶胀过程。

琼脂、阿拉伯胶、西黄蓍胶、羧甲基纤维素钠等在水中均经历这一过程。甲基纤维素则需溶于冷水中完成这一制备过程。淀粉遇水立即膨胀，但无限溶胀过程必须加热至60～70℃才能完成。胃蛋白酶、蛋白银等高分子药物需将其撒于水面，待其自然溶胀后再搅拌即可形成胶体溶液。

二、疏水胶体溶液的生产技术

疏水胶体溶液属高度分散的热力学不稳定体系。将药物分散成溶胶分散状态，它们的药效会出现增大或异常。具有杀菌效果的胶体氯化银、氧化银等，同它们的银盐比较，没有特殊刺激性感觉。目前溶胶剂很少使用，但它们的性质在药剂学当中却十分重要。

（一）溶胶的性质

1. 光学性质

当一束强光通过溶胶时，从侧面可见到圆锥形光束，称为丁达尔效应。这是由于胶粒粒度小于自然光波长引起光散射所产生的。溶胶剂的浑浊程度用浊度表示，浊度越大表明散射光越强。溶胶剂的颜色与光线的吸收和散射有密切关系。

2. 电学性质

溶胶剂由于双电层结构而荷电，可以荷正电，也可以荷负电。在电场的作用下胶粒或分散介质产生移动，在移动过程中产生电位差，这种现象称为界面动电现象。溶胶的电泳现象就是界面动电现象所引起的，电位越高，电泳速度就越快。

3. 动力学性质

溶胶中的胶粒在分散介质中有不规则的运动，这种运动称为布朗运动，是由于胶粒受溶剂分子的不规则撞击造成的。溶胶粒子的扩散速度、沉降速度及分散介质的黏度等都与溶胶的动力学性质有关。

4. 稳定性

溶胶剂属热力学不稳定系统，主要表现为有聚结不稳定性和动力不稳定性。但由于胶粒表面电荷产生静电斥力，以及胶粒荷电所形成的水化膜，都增加了溶胶剂的聚结稳定性。由于重力作用胶粒产生沉降，但由于胶粒的布朗运动又使其沉降速度变得极慢，增加了动力稳定性。

溶胶对带相反电荷的溶胶以及电解质极其敏感。向溶胶中加入天然的或合成的亲水性高分子溶液，使溶胶具有亲水胶体的性质而增加稳定性，这种胶体称为保护胶体。如氧化银溶胶就是用蛋白质亲水胶体保护而制成的制剂，用作眼、鼻收敛杀菌药。

（二）溶胶的生产技术

溶胶剂的制备有分散法和凝聚法。

1. 分散法

系指将药物的粗大粒子分散达到溶胶粒子的分散范围。

(1)机械分散法　即机械粉碎法，适用于脆而易碎的药物，常采用胶体磨进行制备。

(2)胶溶法　亦称解胶法，它不是使脆的粗粒分散成溶液，而是使刚刚聚集起来的分散相又重新分散而获得溶胶的方法。如新生成的 AgCl 粗分散粒子加稳定剂(主要是 Ag^+ 起作用)，经再分散可制得 AgCl 溶胶剂。

(3)超声波分散法　用 20 000 Hz 以上超声波所产生的能量使粗分散粒子分散成溶胶剂的方法。

2. 凝聚法

系药物在真溶液中利用物理条件的改变或化学反应而制成胶体粒子的方法。

(1)物理凝聚法　改变分散介质的性质，使溶解的药物凝聚成为溶胶。

(2)化学凝聚法　借助于氧化、还原、水解、复分解等化学反应制备溶胶的方法。

第六节　乳状液型液体药剂生产技术

一、概述

(一)乳状液型液体药剂的含义

乳状液型液体药剂也称乳剂，系指互不相溶的两种液体混合，其中一种液体以液滴状态分散于另一种液体中形成的非均匀分散体系。分散的液滴称为分散相、内相或非连续相，另一液体则称为分散介质、外相或连续相。乳剂液滴大小一般在 0.1～100 μm 之间，乳剂一般为乳白色不透明液体，属热力学不稳定体系。

(二)乳状液型液体药剂的分类

1. 按分散相与分散介质性质分类

(1)O/W 型　油为分散相，水为分散介质的水包油型乳剂。

(2)W/O 型　水为分散相，油为分散介质的油包水型乳剂。

(3)W/O/W 或 O/W/O 复合型乳剂　又称多重乳剂，简称复乳，是一种具有两种乳剂类型(O/W 及 W/O)的复合多相液体药剂。

2. 按分散相质点大小分类

(1)普通乳　液滴粒径一般在 1～100 μm 之间的乳剂，外观呈乳白色不透明液体。

(2)亚微乳　液滴粒径一般在 0.1～1 μm 之间的乳剂，常作为肠道外给药的载体，如静脉脂肪乳。

(3)微乳　液滴粒径一般在 0.01～0.1 μm 之间的乳剂，处于胶体分散系统范围，外观呈透明或半透明液体。

二、乳剂常用的乳化剂

分散相分散于介质中，形成乳剂的过程称为乳化。制备乳剂时，除所需油、水两相外，还需加入能够阻止分散相聚集而使乳剂稳定的第三种物质，称为乳化剂。乳化剂的作用是降低界面张力，增加乳剂的黏度，并在分散相液滴的周围形成坚固的界面膜或形成双电层。

(一)乳化剂的种类

1. 表面活性剂类

①阴离子型乳化剂，如硬脂酸钠、硬脂酸钾、十二烷基硫酸钠、十六烷基硫酸化蓖麻油等；②阳离子型乳化剂，如溴化十六烷基三甲胺或溴化十四烷基三甲胺，与鲸蜡醇合用形成的阳离子型混合乳化剂，具有防腐作用，但毒性大；③非离子型乳化剂，如吐温类、司盘类、卖泽、苄泽、平平加、泊洛沙姆 188 等，能与大多数药物和辅料配伍。

2. 天然或合成乳化剂

这类乳化剂较多，由于亲水性较强，能形成 O/W 型乳剂。多数有较大的黏度，能增加乳剂的稳定性。使用这类乳化剂需加入防腐剂。常用的有阿拉伯胶、西黄蓍胶、明胶、卵黄、白及胶、果胶、桃胶、海藻酸钠、琼脂、酪蛋白、胆酸钠、甲基纤维素等。

3. 固体微粒乳化剂

一些固体微粒可用作乳化剂，固体的润湿性用接触角(θ)表示，即液滴在固液接触边缘的切线与固体平面间的夹角。当固体微粒 $\theta<90°$ 易被水润湿，形成 O/W 型乳剂，如氢氧化镁、氢氧化铝、二氧化硅、硅藻土、白陶土等亲水性固体粉末；$\theta>90°$ 易被油润湿，形成 W/O 型乳剂，如氢氧化钙、氢氧化锌、硬脂酸镁、炭黑等亲油性固体粉末。

(二)乳化剂的选择

乳化剂应根据乳剂的使用目的、药物的性质、处方的组成、欲制备乳剂的类型、乳化方法等综合考虑，适当选择。

1. 根据乳剂的类型选择

根据确定的乳剂类型来选择适宜 HLB 值的乳化剂。

2. 根据乳剂给药途径选择

口服乳剂应选择无毒的天然乳化剂或某些亲水性高分子乳化剂等。外用乳剂应选择局部无刺激性、长期使用无毒性乳化剂。注射用乳剂应选无毒卵磷脂、泊洛沙姆 188 等乳化剂。

3. 根据乳化剂性能选择

乳化剂的种类很多，其性能各不相同，应选择乳化性能强、性质稳定、受外界因素(如酸、碱、盐、pH 等)影响小、无毒、无刺激性的乳化剂。

4. 混合乳化剂的选择

几种乳化剂混合使用往往较单独使用有更好的效果，但必须选用得当，否则会引起不良后果。一般 O/W 型或 W/O 型的阴阳离子乳化剂不能混合使用，而非离子的 O/W 型或 W/O 型乳化剂则可以混合使用。天然乳化剂混合使用也有较好的效果，如阿拉伯胶与西黄蓍胶、果胶等。

乳化剂选用时，乳化剂的 HLB 值必须符合乳剂中油相对 HLB 值的要求，这样的乳剂才能稳定。混合乳化剂 HLB 值可根据式(8-1)进行计算。

5. 辅助乳化剂的选择

在乳剂制备时，为增加乳剂稳定性，有时还要使用一些辅助乳化剂。辅助乳化剂是指与乳化剂合用能增加乳剂稳定性的物质。辅助乳化剂的乳化能力一般很弱或无乳化能力，但其能提高乳剂的黏度，或可调节乳化剂 HLB 值，与乳化剂形成复合凝聚膜，增强乳化膜的强度，防止乳滴合并。常用的增加水相黏度的辅助乳化剂有海藻酸钠、羧甲基纤维素钠、甲基纤维素、琼脂、阿拉伯胶、果胶、藻土等；增加油相黏度的辅助乳化剂有硬脂酸、硬脂醇、鲸蜡醇、蜂蜡、单硬脂酸甘油酯等；常用的形成复合凝聚膜的辅助乳化剂有乙醇、丙二醇、正丁醇、甘油、PEG 400 等，在亚微乳、微乳中通常需要加入这些辅助乳化剂以增强稳定性。

三、乳剂形成的必要条件

要制成符合要求的稳定乳剂，首先必须提供足够的能量使分散相能够分散成微小的乳滴，其次是提供使乳剂稳定的必要条件。

1. 降低表面张力

两种液体形成乳剂的过程，也是两相液体间新界面形成的过程。乳滴越细新增加的界面就越大，乳剂就有很大的降低界面自由能的趋势，促使乳滴变大甚至分层，为保持乳剂的分散状态和稳定性，必须降低界面张力：首先乳剂粒子自身形成球体，因为体积相同以球体表面积最小，其次在保持乳剂分散度不变的前提下，最大限度地降低表面自由能，使乳剂保持一定的分散状态和稳定性。

2. 形成牢固的乳化膜

乳化剂的重要作用之一是降低油、水之间的表面张力，与此同时乳化剂被吸附于乳滴的表面上，使乳化剂在乳滴周围有规律地定向排列成乳化剂的膜，称为乳化膜。

(1)单分子乳化膜　表面活性剂类乳化剂有规律地定向排列成单分子乳化剂层，称为单分子乳化膜，增加了乳剂的稳定性，阻止乳滴的合并，使乳剂更加稳定。

(2)多分子乳化膜　亲水性高分子化合物类乳化剂被吸附于乳滴的表面，形成多分子乳化剂层，称为多分子乳化膜。强亲水性多分子乳化膜不仅阻止乳滴的合并，也增加分散介质的黏度，使乳剂更稳定。如阿拉伯胶作乳化剂就能形成多分子乳化膜。

(3)固体微粒乳化膜　固体微粒对水相和油相有不同的亲和力，在乳化过程中固体微粒被吸附于乳滴表面，在乳滴表面上排列成固体微粒膜，起阻止乳滴合并的作用，增加乳剂的稳定性。

3. 确定形成乳剂的类型

决定乳剂类型的因素，主要是乳化剂的性质和乳化剂的 HLB 值，其次是形成乳化膜的牢固性、相容积比、温度、制备方法等。若亲水基大于亲油基，乳化剂伸向水相的部分较大，使水的表面张力降低很大，可形成 O/W 型乳剂；若亲油基大于亲水基则相反，形成 W/O 型乳剂。所以乳化剂亲油、亲水性是决定乳剂类型的主要因素。

4. 有适当的相比

油、水两相的容积比简称为相比。理论上分散相占最大体积为 75%，但实际上一般仅占

25%～50%，分散相的浓度超过50%时，乳滴易发生碰撞而合并或引起转相，使乳剂不稳定。所以在制备乳剂时应考虑油、水两相的相比，以利于乳剂的形成和稳定。

四、乳剂的稳定性

乳剂属热力学不稳定的非均匀相分散体系，乳剂常发生下列变化：

1. 分层

乳剂放置后出现分散相粒子上浮或下沉的现象称为分层，又称乳析。分层主要是由于分散相和连续相之间的密度差造成的。如减小乳滴的直径，减小分散相和分散介质之间的密度差，增加连续相的黏度等均能降低分层速度。乳剂分层也与分散相的相容积有关，通常分层速度与相容积成反比，相容积低于25%乳剂很快分层，达50%时就能明显减小分层速度。分层的乳剂经振摇后仍能恢复原状。

2. 絮凝

乳剂中分散相的乳滴发生可逆的聚集现象称为絮凝。乳剂的ξ电位降低，乳滴产生聚集而絮凝。絮凝状态仍保持乳滴及其乳化膜的完整性。乳剂中的电解质和离子型乳化剂的存在是产生絮凝的主要原因，同时絮凝与乳剂的黏度、相容积比以及流变性有密切关系。絮凝状态进一步变化也会引起乳滴的合并。

3. 转相

由于某些条件的变化乳剂由一种类型转变为另一种类型的现象，称为转相。如O/W型转变为W/O型或由W/O型转变为O/W型。造成转相的主要原因是乳化剂的性质改变。如油酸钠是O/W型乳化剂，遇氯化钙后生成油酸钙，变为W/O型乳化剂，只有氯化钙的用量足够多时才会发生转相。另外相容积比的变化也会引起转相。

4. 合并与破裂

乳剂中的乳滴周围有乳化膜存在，乳化膜破裂导致乳滴变大，称为合并。合并进一步发展使乳剂分为油、水两相称为破裂。乳剂的稳定性与乳滴的大小有密切关系，应尽可能地保持乳滴大小的均一性；增加分散介质的黏度，可使乳滴合并速度降低；乳化剂形成的乳化膜愈牢固，就愈能防止乳滴的合并和破裂。

5. 酸败

外界因素（如光、热、空气等）及微生物等，使乳剂变质的现象，称酸败。如油相的酸败，水相的霉变，乳化剂与药物的水解、氧化等均可引起酸败。可通过加入防腐剂、抗氧剂及采用适宜的包装等方法延缓酸败。

五、乳剂的生产技术

（一）乳剂的生产技术

1. 油中乳化剂法

又称干胶法。本法的特点是先制备初乳，在初乳中油、水、胶的比例：植物油比例为4∶2∶1，挥发油比例为2∶2∶1，液状石蜡比例为3∶2∶1。本法适用于阿拉伯胶或阿拉伯胶与西黄蓍胶的混合胶。制备时先将乳化剂分散于油中，研匀，按比例加水，用力研磨制成初乳，再加水将初乳稀释至全量，混匀，即得。

2. 水中乳化剂法

又称湿胶法。本法也需制备初乳，初乳中油、水、胶的比例与上法相同。制备时先将乳化剂分散于水中，再将油加入，用力搅拌使成初乳，加水将初乳稀释至全量，混匀，即得。

3. 新生皂法

油、水两相混合时，两相界面生成新生态皂类乳化剂，再搅拌制成乳剂。本法的特点是油水两相通过皂化反应生成乳化剂，适用于乳膏剂的制备。

4. 两相交替加入法

向乳化剂中每次少量交替地加入水或油，边加边搅拌，即可形成乳剂。本法适用于乳化剂用量较大时。

5. 机械法

将油相、水相、乳化剂混合后用乳化机械制成乳剂。大量生产配制乳剂可用此法。机械法可不考虑混合顺序。借助机械能很容易制备乳剂。乳化机械主要有乳匀机、胶体磨、超声波乳化装置等。

(二)乳剂中药物的加入方法

乳剂作为药物的载体，可加入各种药物使其具有治疗作用。若药物溶解于油相，可先将药物溶于油相再制成乳剂；若药物溶于水相，可先将药物溶于水后再制成乳剂；若药物不溶于油相也不溶于水相，可用亲和性大的液相研磨药物，再将其制成乳剂，也可将药物先用已制成的少量乳剂研磨至细，再与剩余乳剂混合均匀。

第七节 混悬液型液体药剂生产技术

一、概述

混悬液型液体药剂，简称混悬剂，系指难溶性固体药物以微粒状态分散于分散介质中形成的非均相分散体系。混悬剂中药物微粒一般在 0.5～10 μm 之间，小者可为 0.1 μm，大者可达 50 μm 或更大。混悬剂属于热力学不稳定的粗分散体系，所用溶剂大多数为水，也可用植物油。

制成混悬剂的条件：难溶性药物需要制成液体药剂应用；药物的剂量超过了溶解度而不能制成溶液剂；两种溶液混合时药物溶解度降低而析出固体药物；欲使药物产生缓释作用等。但为了安全起见，毒剧药或剂量小的药物不应制成混悬剂使用。

《中国药典》二部收载有干混悬剂，它是按混悬剂的要求将药物用适宜方法制成粉末状或颗粒状制剂，使用时加水即迅速分散成混悬剂。这有利于解决混悬剂在保存过程中的稳定性问题。

二、混悬液型液体药剂的稳定性

混悬剂中药物微粒分散度大，微粒与分散介质之间存在着物理界面，使混悬微粒具有较高的表面自由能，混悬剂处于不稳定状态。

1. 混悬粒子的沉降速度

混悬剂中的微粒由于受重力作用，静置时会自然沉降。为增加混悬剂的动力稳定性，减小沉降速度，最有效的方法就是尽量减小微粒半径；其次就是加入亲水性高分子助悬剂增加分散介质的黏度，以减小固体微粒与分散介质间的密度差，同时微粒吸附助悬剂分子而增加亲水性。

2. 微粒的荷电与水化

混悬剂中微粒表面荷电，水分子可在微粒周围形成水化膜。微粒荷电使微粒间产生排斥作用，加之有水化膜的存在，阻止了微粒间的相互聚结，使混悬剂稳定。向混悬剂中加入少量的电解质，会影响混悬剂的聚结稳定性并产生絮凝。疏水性药物混悬剂的微粒水化作用很弱，对电解质更敏感。亲水性药物混悬剂微粒除荷电外，本身具有水化作用，受电解质的影响较小。

3. 絮凝与反絮凝

由于混悬剂微粒荷电，电荷的排斥力阻碍了微粒产生聚集。若加入适当的电解质，以减小微粒间的电荷的排斥力，混悬剂中的微粒可形成疏松的絮状聚集体，使混悬剂处于稳定状态。混悬微粒形成絮状聚集体的过程称为絮凝，加入的电解质称为絮凝剂。为了得到稳定的混悬剂，一般应控制 ξ 电位在 20～25 mV 范围内，使其恰好能产生絮凝作用。絮凝状态具有如下特点：沉降速度快，有明显的沉降面，沉降体积大，经振摇后能迅速恢复均匀的混悬状态。

向絮凝状态的混悬剂中加入电解质，使絮凝状态变为非絮凝状态，这一过程称为反絮凝，加入的电解质称为反絮凝剂。

4. 结晶增长与转型

混悬剂中药物的微粒大小不一，在放置过程中，小微粒比大微粒溶解度大，共存小微粒溶解后数目不断减少，大微粒不断增长变大，增大的微粒的沉降速度加快，混悬剂的稳定性降低。因此，制备混悬剂时，不仅要考虑粒子大小，还应考虑粒子大小的一致性。

结晶性药物存在同质多晶型，同种药物多晶型中只有一种晶型比较稳定。混悬剂中如果同时存在几种晶型，亚稳定型药物在放置过程中可转变为稳定型药物。亚稳定型药物比稳定型药物溶解度大，亚稳定型药物溶解后转变为稳定型药物，稳定型药物增大。因此，晶型转变可能会导致药物微粒的沉降或结块，也改变混悬剂的生物利用度。

5. 分散相的浓度和温度

在同一分散介质中，分散相的浓度增加，分散相粒子彼此碰撞的机会增加，促进微粒的聚集合并，混悬剂的稳定性降低。温度升高药物微粒的溶解度增加，会使一些混悬微粒溶解；且温度升高会增加粒子彼此碰撞的机会，促进微粒的聚集合并；同时温度升高会导致分散介质黏度降低，促进微粒沉降。若降低温度，会析出结晶，冷冻可破坏混悬剂的网状结构，也使稳定性降低。所以温度的变化会影响混悬剂的稳定性，一般应于阴凉处保存。

三、混悬液型液体药剂的稳定剂

混悬剂为不稳定分散体系，为了增加其稳定性，以适应临床需要，可加入适当的稳定剂。常用的稳定剂包括助悬剂、润湿剂、絮凝剂和反絮凝剂等。

(一)助悬剂

助悬剂主要是增加分散介质的黏度，以降低微粒沉降速度，增加微粒的亲水性，防止结晶的转型，使用助悬剂应注意防腐。

1. 低分子助悬剂

如甘油、单糖浆等低分子化合物，可增加分散介质的黏度，也可增加微粒的亲水性。在外用混悬剂中常加入甘油，亲水性药物的混悬剂可少加，疏水性药物应多加。如复方硫黄洗剂就加有甘油。单糖浆主要用于内服混悬剂，具有助悬和矫味作用。

2. 高分子助悬剂

(1)天然的高分子助悬剂　主要是天然胶类，如阿拉伯胶、西黄蓍胶、桃胶等。植物多糖类，如白及胶、海藻酸钠、琼脂、角叉菜胶、淀粉浆等。

(2)合成或半合成高分子助悬剂　纤维素类，如甲基纤维素、羧甲基纤维素钠、羟丙纤维素、羟丙甲纤维素、羟乙基纤维素等。其他如卡波姆、聚维酮、葡聚糖、丙烯酸钠等。此类助悬剂大多数性质稳定，受 pH 影响小，但应注意某些助悬剂与药物或其他附加剂有配伍变化。

3. 硅酸类

如胶体二氧化硅、硅酸铝、硅藻土等。硅藻土是胶体水合硅酸铝，能吸附大量的水形成高黏度的糊状物，从而阻碍微粒聚集。在 pH＞7 时，膨胀性更大，黏度更高，助悬效果更好。

4. 触变胶

利用触变胶的触变性，即凝胶与溶胶恒温转变的性质，静置时形成凝胶防止微粒沉降，振摇后变为溶胶有利于混悬剂的使用。使用触变性助悬剂有利于混悬剂的稳定。2%单硬脂酸铝溶解于植物油中可形成典型的触变胶。

(二)润湿剂

润湿剂系指能使疏水性药物微粒被水湿润的附加剂。许多疏水性药物如硫黄、甾醇类、阿司匹林等，可加入 HLB 值在 7～11 之间的表面活性剂作为润湿剂，如聚山梨酯类、聚氧乙烯脂肪醇醚类、聚氧乙烯蓖麻油类、磷脂类、泊洛沙姆 188 等。

(三)絮凝剂与反絮凝剂

制备混悬剂时常需加入絮凝剂，使混悬剂处于絮凝状态，以增加混悬剂的稳定性。加入反絮凝剂防止絮凝后混悬剂过于黏稠而不便于倾倒。常用的絮凝剂与反絮凝剂有酒石酸盐、枸橼酸盐、磷酸盐等。

四、混悬液型液体药剂的生产技术

(一)分散法

分散法是将粗颗粒的药物粉碎成符合混悬剂微粒要求的分散程度，再分散于分散介质中制成混悬剂的方法。处方中的液体可以是水，也可是其他液体成分。亲水性药物可用加液研磨法粉碎，通常1份药物加0.4～0.6份液体研成糊状可产生较好的分散效果，遇水膨胀的药物配制时不宜采用加液研磨；疏水性药物可加润湿剂或高分子溶液研磨，以增加药物的亲水性。加液研磨可使用处方中的液体，如水、芳香水、糖浆、甘油等。

(二)凝聚法

1. 物理凝聚法

是分子或离子分散的药物溶液，利用物理方法使其在分散介质中凝聚成混悬剂的方法。一般将药物制成热饱和溶液，在搅拌下加至另一种不同性质的液体中，使药物快速结晶，可制成10 μm以下(占80%～90%)微粒，再将微粒分散于适宜介质中制成混悬剂。如醋酸可的松滴眼剂的制备。

2. 化学凝聚法

是用化学反应法使两种药物溶液生成难溶性的药物微粒，再混悬于分散介质中制成混悬剂。为使微粒细小均匀，化学反应应在稀溶液中进行并急速搅拌。如胃肠道透视用 $BaSO_4$ 混悬剂的制备。化学凝聚法现已少用。

真溶液型、胶体溶液型、乳状液型及混悬液型液体药剂的制备实例见第十篇技能训练篇实训二“液体药剂的制备技术”。

复习思考题

1. 什么是液体药剂？简述液体药剂的特点、分类。
2. 什么是表面活性剂？简述表面活性剂的种类、性质及应用。
3. 什么是HLB、CMC？什么是起昙和昙点？
4. 举例说明增加药物溶解度的技术。
5. 何为真溶液型液体药剂、胶体溶液型液体药剂和混悬液型液体药剂？影响混悬剂稳定性的因素有哪些？常用的稳定剂有哪些？
6. 何为乳状液型液体药剂、乳化剂？常用的乳化剂有哪些？
7. 简述乳剂的生产技术。

第五篇

无菌液体制剂生产技术篇

第九章

注射剂生产技术

知识目标

• 理解注射剂的给药途径；注射剂附加剂的种类、性质和应用。

• 掌握中药注射剂的含义、分类、特点；热原的性质、污染途径及去除方法；注射剂的生产技术。

技能目标

• 明确热原的性质、热原的污染途径及去除方法。

• 会制备中药注射剂。

第一节 概 述

一、注射剂的含义

中药注射剂系指饮片经提取、纯化后制成的供注入人体内的溶液、乳状液及供临用前配制成溶液的粉末或浓溶液的无菌制剂。

二、注射剂的特点

注射剂具有以下特点：①药效迅速、作用可靠；②适用于不宜口服的药物；③适用于不能口服给药的患者；④可以产生定时、定位、定向作用；⑤某些注射剂可用于过敏性试验或疾病诊断，某些注射剂还具有延长药效的作用；⑥使用不便且注射疼痛；⑦制造过程复杂；⑧安全性及机体适应性差。

现已应用的无针注射剂、无痛注射术以及生产上实现自动化、联动化等，为克服其缺点，促进其发展创造了有利的条件。

三、注射剂的分类

注射剂可分为注射液、注射用无菌粉末和注射用浓溶液。

1. 注射液

系指注入体内的无菌溶液型注射液、乳状液型注射液。可用于肌内注射、静脉注射或静脉滴注等。其中供静脉滴注用的大体积(除另有规定外,一般不小于 100 mL)注射液也称静脉输液。

中药注射液按分散系统,可分为溶液型注射液和乳状液型注射液两类。

(1)溶液型注射液　根据溶剂种类不同,分为水性溶剂注射液和非水性溶剂注射液两类。以水性溶剂的注射液最为常用,如生脉注射液、参附注射液、清开灵注射液等。

有些在水中难溶或注射后希望延长药效的药物可制成非水性溶剂(如植物油)注射液,如维生素 E 注射液、己烷雌酚注射液等。但油溶性注射液一般仅供肌内注射用。

(2)乳状液型注射液　水不溶性液体药物如挥发油、脂肪油,按照乳剂的制备方法可制成乳状液型注射液,如莪术油注射液、静脉注射用脂肪乳剂等。

2. 注射用无菌粉末

系指供临用前用适宜的无菌溶液配制成溶液的无菌粉末或无菌块状物,如双黄连粉针剂、茵栀黄粉针剂、注射用天花粉等。

3. 注射用浓溶液

系指临用前稀释供静脉滴注用的无菌浓溶液,如唑来膦酸注射用浓溶液、替硝唑注射用浓溶液等。

第二节　热　　原

一、热原的含义

热原是一种能引起恒温动物和人体温异常升高的致热性物质,是微生物的代谢产物。

大多数细菌都能产生热原,致热能力最强的是革兰氏阴性杆菌所产生的热原。真菌甚至病毒也能产生热原。含热原的静脉输液注入人体后,可引起发冷、寒战、体温升高、浑身痛、出汗、恶心呕吐等不良反应,严重者体温可达 40℃以上,以致昏迷、虚脱甚至有生命危险。临床上称这种现象为“热原反应”。热原反应的轻重因菌种、热原污染的程度而异。药典规定注射用水、灭菌注射用水、静脉注射剂及静脉输液需进行热原检查或细菌内毒素检查。

二、热原的组成

热原是微生物的一种内毒素,是由磷脂、脂多糖和蛋白质所组成的复合物,其中脂多糖有强烈的致热活性，是内毒素的主要成分，因而大致可以认为“内毒素＝热原＝脂多糖”。热原的相对分子质量一般为 10^5～10^6，相对分子质量越大，致热性能越强。

三、热原的性质

1. 耐热性

热原在 60℃加热 1 h 不受影响，100℃也不会发生热解，180℃ 3～4 h、250℃ 30～45 min 或 650℃ 1 min 可彻底破坏热原。因此玻璃制品，如生产过程中所用的容器和其他用具以及注射时使用的注射器等，均可用高温破坏热原。

2. 滤过性

热原体积小，在 1～5 nm 之间，一般滤器均可通过，微孔滤膜也不能截留，但采用适宜的超滤膜可将其除去。目前已有定型产品可供选择。

3. 水溶性

热原的水溶性极强，热原能以分子状态溶于水，含有热原的水溶液通常带有乳光。因此带有乳光的水或药液可能有热原存在。

4. 不挥发性

热原本身不挥发，但因具有水溶性，在蒸馏时，往往可随水蒸气雾滴带入蒸馏水中，故蒸馏水器上必须设置隔沫装置。

5. 其他

热原能被强酸、强碱所破坏，也能被强氧化剂如高锰酸钾或过氧化氢所钝化，可被某些离子交换树脂或活性炭吸附，超声波也能破坏热原。

四、注射剂污染热原的途径

1. 从溶剂中带入

这是注射剂引入热原的主要途径。注射用水可能未按规定制备、贮存和使用，制水系统未及时灭菌消毒或制水设备不合格，都会导致注射用水污染热原。另外，注射用油以及其他非水溶剂也可能带入热原，应严格处理。

2. 从原辅料中带入

制备注射剂的原辅料本身质量不合格，或因贮存时间过长、包装不严或破损，常导致污染热原。特别是染菌较多的饮片及用生物方法制备的药物如右旋糖酐、水解蛋白或抗生素等常因致热物质未除尽而引起发热反应。

3. 从容器、用具、管道和设备等中带入

生产中应对这些容器、用具等认真清洗、消毒和灭菌，严格按 GMP 要求处理。

4. 制备过程中的污染

制备过程中，由于生产环境洁净度不符合要求，操作人员不注意个人卫生和工艺卫生，操作时间长，灭菌不及时或未按规定灭菌（如灭菌量过大、蒸汽压力不足、灭菌时间不够、装置不密闭），均会增加污染微生物的机会或导致灭菌不彻底。

5. 临床使用过程中带入

有时输液本身不含热原，但仍发现热原反应，这往往是由于输液器具如注射器、输液管等污染热原所致。

五、除去热原的方法

(一)除去容器或用具上热原的方法

1. 高温法

凡能耐受高温处理的容器、用具，如注射用玻璃针筒及其他玻璃容器，在洗净干燥后于250℃加热0.5 h以上，可以破坏热原。

2. 酸碱处理法

热原可被强酸或强碱所破坏，所以耐酸碱的玻璃、瓷器及塑料制品可用强酸强碱溶液处理，常用的酸碱液有重铬酸钾硫酸洗液、硝酸硫酸洗液和稀氢氧化钠溶液。

(二)除去溶剂和药液中热原的方法

1. 吸附法

药液常选用优质针用活性炭，常用量为0.1%～0.5%。使用时，将活性炭加入溶液中加热煮沸，搅拌15～30 min即可除去大部分热原。活性炭除吸附热原外，还具有脱色、助滤的作用，但对有效成分如生物碱、黄酮等也产生吸附，因此应严格控制用量和操作条件。另外，也有活性炭配合硅藻土应用者，吸附除热原的效果良好。

2. 超滤法

用特制的微孔滤膜(孔径一般为50 nm以下)可除去热原，且可除去药液中一些大分子物质，提高药液的澄明度。

3. 凝胶过滤法

也称分子筛滤过法，系利用凝胶作为过滤介质，相对分子质量较小的成分渗入到凝胶颗粒内部而被截留，相对分子质量较大的成分则沿凝胶颗粒间隙随溶剂流出。制备的注射剂药物相对分子质量明显大于热原分子时，可用此法除去热原。

4. 离子交换法

由于热原这类大分子上含磷酸根与羧酸根，往往带有负电荷，故易被强碱性阴离子交换树脂所交换，从而除去热原。

此外，尚可用反渗透法、微波法、两次以上热压灭菌技术、提高灭菌温度和灭菌时间等来除热原。

六、热原检查法与细菌内毒素检查法

1. 热原检查法

又称家兔发热试验法。本法系将一定剂量的供试品，静脉注入家兔体内，在规定的时间内，观察家兔体温升高的情况，以判定供试品中所含热原的限度是否符合规定。此法为各国药典法定的方法，其原因是家兔的热原反应与人体相同。具体实验方法和结果判断见《中国药典》2010 年版附录ⅫA。

2. 细菌内毒素检查法

本法系利用鲎试剂来检测或量化由革兰氏阴性菌产生的细菌内毒素，以判断供试品中细菌内毒素的限量是否符合规定的一种方法。

本法检查细菌内毒素简易、快速、灵敏，特别适用于生产过程中半成品或中间产品的控制。由于此法对革兰氏阴性杆菌以外的内毒素不敏感，故不能代替家兔发热试验法。具体实验方法和结果判断见《中国药典》2010 年版附录ⅫD。

第三节　注射剂的溶剂与附加剂

一、注射剂的溶剂

(一)水性溶剂

主要为注射用水，详见第三章制药用水生产技术。

(二)非水性溶剂

常用的非水性溶剂为植物油，其他还有乙醇、丙二醇、聚乙二醇等溶剂。有些在水中难溶或在水溶液中不稳定，或注射后希望延长药效的药物等常用非水性溶剂制备注射剂。

1. 注射用油

常用的注射用油有麻油、茶油、大豆油等，主要为供注射用的大豆油，其质量应符合“大豆油(供注射用)”标准。

2. 水溶性非水性溶剂

常用的有乙醇、甘油、1,2-丙二醇、聚乙二醇 300、聚乙二醇 400 等。一般使用浓度均在 50%以下，特别是乙醇，10%肌内注射时已产生疼痛。而甘油与丙二醇 50%时，黏稠度已使生产与使用感到不便。

3. 油溶性非水性溶剂

常用的有苯甲酸苄酯，与注射用油制成混合溶剂可增加二巯基丙醇在油中的溶解度及稳定性。油酸乙酯可被组织迅速吸收，常在激素类药物中使用。其他尚有乳酸乙酯等。

二、注射剂的附加剂

为确保注射剂的有效性、安全性与稳定性，可根据主药的性质添加适宜的附加剂，如渗透压调节剂、pH 调节剂、增溶剂、抗氧剂、抑菌剂、乳化剂、助悬剂等。其目的主要是增加药物的溶解度；增加药物的化学和物理稳定性；减轻注射时的疼痛或刺激；抑制微生物生长等。

1. 渗透压调节剂

正常人体的血浆、泪液等体液均具有一定的渗透压，等渗溶液是指与血浆、泪液等体液具有相同渗透压的溶液。0.9%的氯化钠溶液或5%的葡萄糖溶液的渗透压与人体血液相当。常用的等渗调节剂有葡萄糖、氯化钠、磷酸盐或枸橼酸盐等。调节等渗的计算方法最常用的是冰点降低数据法和氯化钠等渗当量法。

(1)冰点降低数据法　人的血浆或泪液的冰点均为-0.52℃，根据物理化学原理，冰点相同的稀溶液具有相等的渗透压。从表9-1所列药物1%水溶液的冰点降低数据，可以计算该药物配成等渗溶液的浓度。

$$W=\frac{0.52-a}{b} \tag{9-1}$$

式中：W为配制等渗溶液100 mL所需加入等渗调节剂的量，g；a为未经调整的药物溶液冰点降低值，若溶液中含有两种或两种以上的药物，则a为各药物冰点降低值的总和；b为1%(g/mL)等渗调节剂的冰点降低值(表9-1)。

表9-1　一些药物水溶液的冰点降低值与氯化钠等渗当量

名称	1%(g/mL)水溶液冰点降低值/℃	1 g药物氯化钠等渗当量(E)	等渗浓度溶液的溶血情况		
			浓度/%	溶血/%	pH
硼酸	0.28	0.47	1.9	100	4.6
盐酸乙基吗啡	0.19	0.15	6.18	38	4.7
硫酸阿托品	0.08	0.13	8.85	0	5.0
盐酸可卡因	0.09	0.14	6.33	47	4.4
氯霉素	0.06				
依地酸钙钠	0.12	0.21	4.50	0	6.1
盐酸麻黄碱	0.16	0.28	3.2	96	5.9
无水葡萄糖	0.10	0.18	5.05	0	6.0
葡萄糖(含水)	0.091	0.16	5.51	0	5.9
氢溴酸后马托品	0.097	0.17	5.67	92	5.0
盐酸吗啡	0.086	0.15			
碳酸氢钠	0.381	0.65	1.39	0	8.3
氯化钠	0.58		0.9	0	6.7
青霉素G钾		0.16	5.48	0	6.2
硝酸毛果芸香碱	0.133	0.22			
吐温80	0.01	0.02			
盐酸普鲁卡因	0.12	0.18	5.05	91	5.6
盐酸丁卡因	0.109	0.18			

例9-1　配制100 mL的2%盐酸普鲁卡因注射液，问需要加多少氯化钠，使成为等渗溶液？

由表9-1查得1%盐酸普鲁卡因注射液的冰点降低值为0.12℃，则2%盐酸普鲁卡因注射

液的冰点降低值为 $a=0.12℃\times2=0.24℃$，1%氯化钠溶液的冰点降低值为 0.58℃，即 $b=0.58℃$。代入公式：

$$W=(0.52-0.24)/0.58=0.48(\text{g}/100\ \text{mL})$$

即需加 0.48 g 的氯化钠，可使 100 mL 2%盐酸普鲁卡因溶液成为等渗溶液。对于成分不明或查不到冰点降低数据的注射液，可测定冰点后，再按上法计算。

例 9-2　配制 100 mL 50%金银花注射液，问需要加多少氯化钠，使成为等渗溶液？

经测定，50%金银花注射液的冰点下降度为 0.05℃，即 $a=0.05℃$。1%氯化钠溶液的冰点降低值为 0.58℃，即 $b=0.58℃$。代入公式：

$$W=(0.52-0.05)/0.58=0.81(\text{g}/100\ \text{mL})$$

即需加 0.81 g 的氯化钠，可使 100 mL 50%金银花注射液成为等渗溶液。

(2)氯化钠等渗当量法　氯化钠等渗当量是与 1 g 药物成等渗效应的氯化钠的量，通常以 E 表示。例如盐酸金霉素的 E 值是 0.11，即 0.11 g 氯化钠与 1 g 盐酸金霉素呈现相等的渗透效应。各种常用药物氯化钠等渗当量（E 值）可查得，见表 9-1，再经计算即可求出使某种药物成为等渗溶液时所需添加的氯化钠或葡萄糖的量。

例 9-3　硫酸阿托品 2.0 g，盐酸乙基吗啡 4.0 g，注射用水加至 200 mL，问将此注射液制成等渗溶液时，应加多少氯化钠？

查表 9-1 知，硫酸阿托品 $E=0.13$，盐酸乙基吗啡 $E=0.15$。

①处方中硫酸阿托品相当于氯化钠的量：2.0 g×0.13=0.26 g。

②处方中盐酸乙基吗啡相当于氯化钠的量：4.0 g×0.15=0.60 g。

③硫酸阿托品与盐酸乙基吗啡共相当于氯化钠的量：0.26 g+0.60 g=0.86 g。

④200 mL 0.9%氯化钠溶液所含氯化钠的量为 1.8 g。

⑤使 200 mL 上述注射液成为等渗溶液时所需添加的氯化钠的量：1.8 g−0.86 g=0.94 g。

上述过程可变换成下列公式：

$$X=0.009V-G_1E_1-G_2E_2\cdots \tag{9-2}$$

式中：X 为 V mL 中应加氯化钠的量，g；G_1、G_2 分别为 V mL 溶液中溶质的量，g；E_1、E_2 分别为 G_1、G_2 的 E 值。

(3)等渗溶液与等张溶液　等渗溶液系指渗透压与血浆渗透压相等的溶液。等渗是一个物理化学概念。理论上注射液配制成等渗溶液后应不出现溶血，但结果依然出现不同程度的溶血现象，这说明单纯从物理化学的角度调节等渗是不科学的。红细胞膜并非典型的半透膜，对有些药物的水溶液来说，不仅溶剂分子能出入，溶质分子也能自由出入半透膜，即使调成等渗也可能出现溶血。因此，应从生物学的角度来调节，并提出等张的概念，渗透压与红细胞膜张力相等的溶液为等张溶液。一些药物等渗浓度溶液的溶血情况见表 9-1。

等渗溶液和等张溶液定义不同，等渗溶液不一定等张，等张溶液亦不一定等渗。在产品的试制中，即使所配制的溶液为等渗溶液，为安全用药，亦应该进行溶血性试验，必要时加入葡萄糖、氯化钠等调节成等张溶液。

一般肌内注射液最好为等张或稍高张，以促进扩散和渗透，利于吸收并减轻疼痛；皮内注射液尽量等张；静脉注射剂除特殊需要外应为等张溶液，尤其是静脉输液、椎管腔注射液必须为等张溶液。

2. pH 调节剂

常用的 pH 调节剂有盐酸、氢氧化钠、碳酸氢钠和磷酸盐缓冲对等。调节 pH 的目的为保证药物稳定及减少对机体的局部刺激性。

3. 增溶剂与助溶剂

常用的增溶剂和助溶剂有聚山梨酯类、卵磷脂、泊洛沙姆 188、甘油、胆汁等。

4. 防止主药氧化的附加剂

防止主药氧化的附加剂有抗氧剂、金属离子螯合剂和惰性气体，其应用目的是防止注射剂成分因氧化而造成的不稳定性现象。

(1)抗氧剂　常用的抗氧剂有亚硫酸钠、亚硫酸氢钠、焦亚硫酸钠、硫代硫酸钠、维生素 C 等。亚硫酸钠适用于偏碱性溶液，亚硫酸氢钠和焦亚硫酸钠适用于偏酸性溶液，硫代硫酸钠适用于偏碱性溶液。一般浓度为 0.1%～0.2%。

(2)金属离子螯合剂　常用的金属离子螯合剂有依地酸、依地酸二钠、依地酸钙钠、枸橼酸盐、酒石酸盐等。常用量为 0.01%～0.05%。

(3)惰性气体　供注射剂用的惰性气体有 N_2 和 CO_2。N_2 在酸性和碱性溶液中均可使用，而 CO_2 会使药液 pH 下降，且易使安瓿在熔封时爆裂，使用时应注意。

5. 抑菌剂

凡采用低温灭菌、滤过除菌或无菌生产工艺制备的注射剂、多剂量包装的注射剂可加适宜的抑菌剂，以保证用药安全。静脉输液与脑池内、硬膜外、椎管内用的注射液均不得加抑菌剂。除另有规定外，一次注射量超过 15 mL 的注射液，不得加抑菌剂。常用的抑菌剂有 0.5%苯酚、0.3%甲酚、0.5%三氯叔丁醇等。

6. 减轻疼痛与刺激的附加剂

常用的有 0.2%～1%盐酸普鲁卡因、0.2%～0.5%盐酸利多卡因、1%～2%苯甲醇、0.3%～0.5%三氯叔丁醇等。

7. 乳化剂

乳状液型注射液常用的乳化剂有聚山梨酯类、聚氧乙烯蓖麻油、泊洛沙姆 188、卵磷脂、大豆磷脂等。

8. 助悬剂

混悬液型注射液中常用的助悬剂为羟丙甲纤维素，用量为 0.1%～1%。

根据具体产品的需要还可加入特定的稳定剂、填充剂(冷冻干燥制品中)、保护剂(蛋白类药物中)、延效剂(如聚维酮)等。

注射用溶剂和附加剂均应符合注射用的质量要求，不能用化学试剂代替。

第四节　注射剂生产技术

一、注射剂的生产工艺流程

中药注射剂生产过程包括容器的处理、原辅料的准备、配液、滤过、灌封、灭菌、检漏、灯检、质量检查、印字、包装等步骤。

工艺流程：

提取→纯化→半成品
注射用溶剂→配液→滤过
附加剂
→灌封→灭菌、检漏→灯检→
安瓿→洗涤→干燥、灭菌
质量检查→印字、包装

二、注射剂的容器和处理方法

(一)注射剂的容器

注射剂的容器有玻璃安瓿或其他式样的玻璃容器(如青霉素小瓶、输液瓶等)和塑料容器。为减少污染，可使用新型注射剂容器如卡式瓶等。

用于制造安瓿的玻璃有以下3种：低硼硅酸盐玻璃，可作为近中性或弱酸性药液的容器；含钡玻璃，可作为碱性较强药液的容器；含锆玻璃，耐酸碱性能均好。

目前采用的安瓿式样有粉末安瓿与曲颈安瓿2种，其容积通常为1、2、5、10、20 mL等几种规格。

粉末安瓿供分装注射用无菌粉末或结晶性药物之用。目前注射剂规定用曲颈易折安瓿，即在安瓿上有一色环或色点刻痕，用时不用锉刀就很容易折断，损坏率低，使用方便。

(二)安瓿的处理方法

1. 洗涤

安瓿的洗涤方法一般有甩水洗涤法、加压喷射气水洗涤法和超声波洗涤法。

(1)甩水洗涤法　应用机械将安瓿灌满经滤过澄明度符合要求的注射用水，再用甩水机将水甩出，反复3次，以达到清洗的目的。此法洗涤安瓿清洁度一般可达到要求，生产效率高、劳动强度低，符合大生产需要。但洗涤质量不如加压喷射气水洗涤法好，一般适用于5 mL以下的安瓿。

(2)加压喷射气水洗涤法　此法是目前生产上认为有效的洗瓶方法，特别适用于大安瓿和曲颈安瓿的洗涤。它是利用已滤过的注射用水与已滤过的压缩空气由针头喷入安瓿内交替喷射洗涤。冲洗顺序为气→水→气→水→气，一般4～8次。

目前，将气水喷射洗涤机与灌封机组成洗烘灌封联动机，气水洗涤的程序由机械自动完成，大大提高了生产效率。

(3)超声波洗涤法　是采用超声波洗涤与气水喷射洗涤相结合的方法。先超声波粗洗，再经气→水→气→水→气精洗。

在实际生产中安瓿的洗涤，也有只采用洁净空气吹洗的方法，但要求安瓿质量高，在玻璃厂生产后严密包装，不使污染，此法既省去了水洗这一步，又能保证安瓿质量，这为注射剂的高速自动化生产创造了有利条件。另外，还有一种密封安瓿，使用时在净化空气下用火焰开口，直接灌封，可以免去洗瓶、干燥、灭菌等工作。

2. 安瓿的干燥、灭菌

安瓿洗涤后，一般要在烘箱内120～140℃温度干燥2 h以上。供无菌操作药物或低温灭菌药物使用的安瓿则须用180℃干热灭菌1.5 h。大量生产时，多采用隧道式干热灭菌机。近年来，干燥、灭菌工艺已广泛采用远红外线加热技术，温度可达250～350℃，一般350℃经5 min即可达到安瓿灭菌的目的。它具有效率高、质量好、干燥速度快和节约能源等特点。灭菌好的空安瓿应在净化保护条件下24 h内使用。

三、注射剂的半成品制备

(一)提取与纯化

中药种类成分比较复杂，制备中药注射剂的饮片应根据其性质选择适宜的提取、纯化方法制成半成品，以半成品投料配制成品。常用的提取、纯化方法有水蒸气蒸馏法、水醇法、醇水法及双提法等。

1. 水蒸气蒸馏法

适用于含挥发性成分的饮片。必要时可以将收集的蒸馏液再蒸馏一次，以提高馏出液中挥发性成分的纯度或浓度，收集重蒸馏液至规定量，即可作为半成品供配制注射剂用。也可用挥发油收集装置直接提取挥发油，以挥发油为半成品配制注射剂。这种方法配制的注射剂可使成品中挥发性成分的含量差异减小。

2. 水醇法

本法适用于有效成分既溶于水又溶于乙醇的饮片。水醇法较普遍地用于中药注射用半成品的制备。用水醇法制备中药注射用半成品，乙醇处理可以一次完成，也可以反复处理2～3次，每次处理时药液的含醇量应逐渐提高，避免首次使用高浓度乙醇产生粗大沉淀造成有效成分损失。

3. 醇水法

本法与水醇法相似，先以乙醇为溶剂提取中药中的相关成分，可显著减少某些醇中溶解度小的杂质如黏液质、淀粉、蛋白质等成分的提出，有利于提取液的进一步纯化。醇水法提取时，由于醇提液中脂溶性色素溶解较多，常使制成的原液色泽较深，需加水沉淀除去脂溶性色素及其他脂溶性杂质。

4. 双提法

本法是水蒸气蒸馏法和水醇法的结合。本法同时保留了药物的挥发性成分和非挥发性成分。

(二)鞣质的除去方法

醇水法存在的问题与水醇法相似，即不能除尽鞣质，从而影响注射剂成品的澄明度，且产生注射刺激，故应采用适宜方法将药液中的鞣质除去。

1. 明胶沉淀法

本法利用蛋白质可与鞣质在水溶液中形成不溶性鞣酸蛋白沉淀而除去鞣质。具体操作时，一般可在提取液中加适量2%～5%(pH 4～5)的明胶溶液，边加边搅拌，直至溶液中不再产生明显沉淀为止，静置滤过，滤液适当浓缩，加乙醇使含醇量达75%以上，以沉淀滤除溶液中存在的过量明胶。

操作中也可加明胶后不滤过直接加乙醇处理，称之为改良明胶法，该法可降低明胶对药液中黄酮类成分和蒽醌类成分的吸附作用，使相关成分的损失量减少。

2. 醇溶液调pH法

一般在水提浓缩液中加入适量乙醇，使溶液的含醇量达80%以上，放置冷藏，滤除沉淀，再用40%氢氧化钠溶液调节滤液pH至8，滤液中的鞣质因生成钠盐不溶于醇而析出，再次放置滤除沉淀即可。此法除鞣质较完全，醇浓度与pH越高，鞣质除去越多。应注意药液中其他有效成分与氢氧化钠反应成盐沉淀而被除去，故醇溶液调pH不宜超过8。

3. 聚酰胺吸附法

是利用聚酰胺分子内存在的酰胺键对酚类化合物具有较强的吸附作用而除去鞣质的方法。具体操作时，一般在水提液中加适量乙醇除去蛋白质、多糖，然后将此醇溶液通过聚酰胺柱，醇溶液中的鞣质因其分子中的羟基与酰胺键形成氢键而被牢固吸附。应注意聚酰胺分子内存在的酰胺键与硝基化合物、酸类成分、醌类成分也能形成氢键产生吸附作用。因此，必须考虑应用聚酰胺吸附法可能对药液中其他有效成分产生的影响。

4. 其他方法

还可采用酸性水溶液沉淀法、超滤法、铅盐沉淀法除去鞣质。

四、注射剂的配液与滤过

(一)注射液的配液

1. 投料量计算

配液前应按处方规定量及原料含量计算用量，若注射液在灭菌后含量有所下降，应酌情增加投料量。中药注射液的浓度常用以下方法表示：①以有效成分的具体质量或百分浓度表示，如丹皮酚注射液规定每毫升含丹皮酚不少于5 mg。②以有效部位含量的限(幅)度或百分浓度表示，如雪上一枝蒿总碱注射液规定含总生物碱以雪上一枝蒿甲素计算，应为标示量的90.0%～110.0%；鸦胆子油乳注射液规定含总酸量以油酸计算，应为9.0%～12.0%(g/g)。③以提取物中代表性成分的限(幅)度或每毫升含总提取物的量表示，如毛冬青注射液规定每毫升含毛冬青提取物以无水芦丁计应为18～22 mg。

2. 配液用器具的选择与处理

配液用器具均应由化学稳定性好的材料制成，如玻璃、无毒聚氯乙烯、聚乙烯塑料、不锈钢等。大量生产时，一般采用配液灌进行配液，配液灌装配有搅拌器，夹层可以通蒸汽加热也可通冷却水冷却。此外，还可用不锈钢配液缸、搪瓷釜等容器。配制器具使用前，要用洗涤剂或硫酸清洁液处理洗净。临用前用新鲜注射用水荡洗或灭菌后备用。小量生产用的玻璃器皿可用重铬酸钾清洁液清洗，最后用新鲜注射用水荡洗供用。

3. 配液方法

配液方法有浓配法和稀配法两种。

(1)浓配法　系将全部原料药物加入部分溶剂中配成浓溶液，加热滤过，必要时也可冷藏后再滤过，然后稀释至所需浓度。本法适用于质量较差的原料，易溶性药物在浓溶液时全部溶解，溶解度小的杂质在浓配时可以滤过除去。

(2)稀配法　系将原料加入所需的溶剂中一次配成所需的浓度。本法适用于质量较好的原料。

配制所用注射用水最好为新鲜制备，其贮存时间不得超过 12 h。对于不易滤清的药液可加 0.1%～0.3%的活性炭处理，起吸附和助滤作用。但使用活性炭时要注意其对药物的吸附作用，活性炭最好用酸处理并活化后使用。

配制油性注射液一般先将注射用油在 150～160℃干热灭菌 1～2 h，冷却后进行配制。

饮片经提取、纯化处理后，作为配制注射剂的半成品，应检查重金属、砷盐等符合规定后，方可用于配制。配液时，根据需要可加入一些附加剂，如增溶剂、止痛剂、抗氧剂和等渗调节剂等。

(二)注射液的滤过

滤过是保证注射剂澄明度的重要操作，一般分两步完成，先粗滤，后精滤。

粗滤滤器包括砂滤棒、板框式压滤器、钛滤器；精滤滤器包括垂熔玻璃滤器、微孔膜滤器、超滤膜滤器。提取液中常含有树脂、黏液质等胶体杂质，特别是加过活性炭的溶液一般都含有较多的杂质或沉淀，须经粗滤后方可精滤。注射液的滤过方式通常有高位静压滤过、减压滤过及加压滤过等方法。不论采用何种过滤装置，一般不易得到澄明度合格的药液，而且过滤速度较慢，故常需加入纸浆、滑石粉、活性炭等作为脱色助滤剂。对一些难过滤的药液可用纤维作为滤材，用板框式压滤器滤过，待滤液的澄明度合格，并经 pH、鉴别、含量测定等相关检查合格后方可灌封。

五、注射剂的灌封

灌封包括灌注药液和封口两步，这是注射剂生产中最关键的操作。大生产时药液的灌封由自动灌封机联动完成。灌封时灌注针头及药液不得碰到安瓿瓶口，灌注量必须较标示量稍多些，以抵偿在给药时由于瓶壁黏附和注射器及针头的残留造成的损失，以保证用药剂量。

安瓿封口要求严密不漏气、不漏液，顶端圆整光滑，无尖头、泡头、瘪头和焦头。为保证封口质量，现封口方法一般均采用拉封技术。灌封操作分手工灌封和机械灌封两种。目前生产上多使用全自动联动机，见图 9-1。安瓿洗烘灌封联动机由超声波洗瓶机、热风循环隧道灭菌烘箱及安瓿拉丝灌封机组成。超声波洗瓶机可完成瓶子的超声波粗洗，瓶外壁清洗，瓶内壁的三气三水清洗；热风循环隧道灭菌烘箱可对清洗的瓶子进行烘干、灭菌除热原；安瓿拉丝灌封机可完成前充氮、灌药、后充氮拉丝灌封功能。联动线配备国内外先进仪器仪表，可在线检测、打印、贮存工艺参数。同时在灌封机上配备有隔离保护系统，符合 GMP 要求。联动机为机电一体化高智能设备，产品性能稳定，操作简单可靠，外表美观，可提高产品的质量和生产效率。

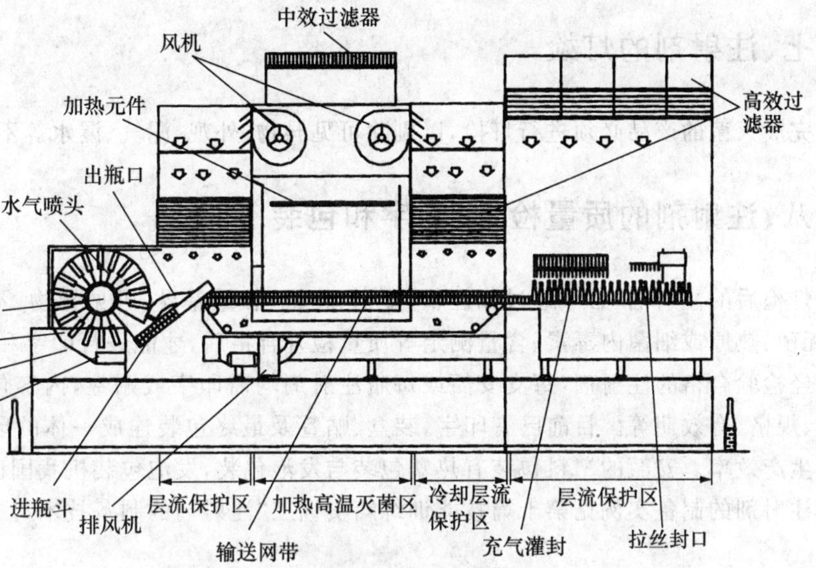

图 9-1 洗灌封联动机示意图

(引自:杨明.中药药剂学.中国中医药出版社,2013)

六、注射剂的灭菌和检漏

1. 灭菌

灭菌的目的是杀灭微生物,保证用药的安全。除采用无菌生产工艺制备的注射剂外,其他注射剂从配制到灭菌,一般不超过 12 h,以保证成品无菌。

应根据药物的性质选择适宜的灭菌方法,一般 1～5 mL 安瓿采用流通蒸汽 100℃ 30 min,10～20 mL 安瓿 100℃ 45 min,对热不稳定的产品时间可适当缩短。为保证灭菌效果,F_0 值(为标准灭菌时间,系灭菌过程赋予被灭菌物品 121℃下的灭菌时间)应大于 8 min。但对热稳定的品种、静脉输液,均应采用热压灭菌。以油为溶剂的注射剂,选用干热灭菌,具体温度与时间可根据主药性质选定,必要时以无菌生产工艺制备。

2. 检漏

完成灭菌后需要立即检查安瓿漏气情况。漏气漏水现象主要是由于熔封不严密引起,而封口不严直接导致的问题是药液易被污染变质或泄漏,因此应及时检出漏气的安瓿。一般将熔封的安瓿在灭菌时或灭菌后,采取减压法或其他适宜方法进行。

大批量生产中的检漏通常采用灭菌和检漏两用灭菌锅,具体的方法是灭菌后稍开锅门,放入冷水淋洗安瓿使其温度降低,之后关闭锅门抽气使灭菌器内压力逐渐降低,如果安瓿漏气则安瓿内的气体将被抽出,当真空度达到 85.12～90.44 kPa 时,停止抽气,开色水阀加入有色溶液(如 0.05%曙红、亚甲蓝或酸性大红 G 溶液)至浸没安瓿,关色水阀,开放气阀,在压力作用下,有色溶液将进入漏气安瓿,接下来抽回色液,开启锅门,淋洗安瓿后检查,剔除带色的漏气安瓿。

七、注射剂的灯检

完成灭菌的产品必须进行灯检，以剔除可见异物、外观、漏气、漏水等不合格安瓿。

八、注射剂的质量检查、印字和包装

灯检后的注射剂，必须经过如性状、鉴别、装量、装量差异、可见异物、不溶性微粒、有关物质、无菌、热原或细菌内毒素、含量测定等质量检查合格后，才能进行印字和包装。

经检验合格的注射剂，每支安瓿或每瓶注射剂均需印字或贴签，内容包括药品名称、产品批号、规格、有效期等。目前已有印字、装盒、贴签及最终包装连成一体的印包联动机，大大提高了生产效率。安瓿的塑料包装有热塑包装与发泡包装，发泡包装机我国已有使用。

注射剂的制备实例见第十篇技能训练篇实训三“注射剂的制备技术”。

第五节　注射用无菌粉末生产技术

一、注射用无菌粉末的含义

注射用无菌粉末简称粉针剂，系指供临用前用适宜的无菌溶液配制成溶液的无菌粉末或无菌块状物。可用适宜的注射用溶剂配制后注射，也可用静脉输液配制后静脉滴注。无菌粉末用冷冻干燥法或喷雾干燥法制得；无菌块状物用冷冻干燥法制得。

凡对热不稳定不适宜加热灭菌或在水溶液中不稳定不能制成水溶性注射液的药物，均需制成注射用无菌粉末。近年来，为提高中药注射剂的稳定性，已将某些中药注射液研制成粉针剂应用，如双黄连粉针剂、茵栀黄粉针剂等。

二、注射用无菌粉末的生产技术

根据生产工艺条件，注射用无菌粉末可分为两种：一种是将原料药精制成无菌粉末直接进行无菌分装，成品为无菌分装制品；另一种是将药物配成无菌溶液，无菌分装后，再进行冷冻干燥，得到冻干粉末(块)，该产品也称冻干制品。目前，中药粉针剂以冻干制品为多。

(一)无菌粉末直接分装法

系将符合注射用要求的药物粉末按无菌生产工艺直接分装于洁净灭菌的小瓶或安瓿中，密封而成。具体操作步骤如下：

1. 原材料的准备

无菌原料可用灭菌溶剂结晶法或喷雾干燥法制备，若细度不符合要求，则需在无菌条件下粉碎、过筛以制得符合注射用的无菌粉末。

2. 容器的处理

安瓿或小瓶及橡胶塞的质量要求及处理方法与注射剂相同，但均须进行灭菌处理。各种分装容器洗净后，需用干热灭菌或红外线灭菌后备用。已灭菌的空瓶存放柜中应有净化空气保护，存放时间不超过 24 h。

3. 分装

分装必须在高度洁净的无菌室中按无菌生产工艺进行。分装室的相对湿度必须控制在分装产品的临界相对湿度以下。分装过程中应注意抽样检查装量差异。分装后，小瓶立即加塞铝盖严封，安瓿熔封。药物的分装及安瓿的封口宜在局部层流下进行。目前使用的分装机械有螺旋自动分装机、插管式及真空吸粉式分装机等。

4. 灭菌及异物检查

对于耐热品种，可选用适宜灭菌方法进行补充灭菌，以确保无菌。对于不耐热品种，必须严格按无菌生产工艺生产，产品不再灭菌。异物检查一般在传送带上目检。

(二)无菌水溶液冷冻干燥法

工艺流程：

分装好药液的安瓿或小瓶→冷冻干燥→封口

系先将药物配制成注射液，经除菌过滤后，滤液按无菌生产工艺立即灌入安瓿或小瓶中，经冷冻干燥，除去药液中的水分，得干燥粉末或块状物，然后按无菌生产工艺封口，即得。凡是对热敏感和在水溶液中不稳定的药物，可采用此法制备。

第六节 乳状液型注射剂生产技术

一、乳状液型注射剂的含义

乳状液型注射剂是以难溶于水的挥发油、植物油或溶于脂肪油中的脂溶性药物为原料，加入乳化剂和注射用水经乳化制成的供注射给药的乳状液。目前此类乳剂多供静脉注射用，也称静脉乳剂(简称静脉乳)。有油/水(O/W)型与水/油(W/O)型或水/油/水(W/O/W)型复乳。

除应符合溶液型注射剂的一般要求外，乳状液型注射剂应稳定，不得有相分离现象，不得用于椎管注射；W/O 型及 O/W 型注射剂可供肌内或组织注射用。外相为水的乳状液可供静脉注射，但乳滴大小必须严格控制，乳滴的粒度 90%应在 1 μm 以下，不得有大于 5 μm 的乳滴，而且大小均匀，能耐高压灭菌，化学和生物学稳定性好。静脉注射用乳状液，如蛋白质脂肪乳注射液、氨基酸脂肪乳注射液除作为能量补给外，还具有对某些脏器的定向分布作用和淋巴系统的指向性。因此，可将抗癌药物制成乳状液型注射剂供静脉注射应用。如鸦胆子油乳注射液、莪术油注射液等可提高药物的抗癌疗效。

乳状液型注射剂的原辅料包括溶剂、脂肪油、乳化剂、等渗调节剂等。乳状液型注射剂所用的原辅料均应符合注射要求，尤其是乳化剂的选择，以天然品精制的大豆卵磷脂、蛋黄卵磷脂及合成品泊洛沙姆188为好。

二、乳状液型注射剂的生产技术

乳状液为热不稳定体系，在高温下易聚合成大油滴。为保证体系的稳定性，乳状液型注射剂的制备应使分散相微粒的大小适当，粒度均匀。制备过程中常采用乳化器械帮助乳化，在实验室中一般可用高速组织捣碎机，大生产时一般应用二步高压乳匀机。

第七节　滴眼剂生产技术

一、滴眼剂的含义

滴眼剂系指由提取物、饮片制成的直接用于眼部发挥治疗作用的液体无菌制剂。主要以水溶液为主，分为溶液型、胶体溶液型和混悬液型。也有将药物做成片剂、丸剂等固体药物形式包装，另备溶剂，临用前配成溶液或混悬液的制剂。滴眼剂起眼部的杀菌、消炎、缩瞳、麻醉等作用。也有治疗白内障的滴眼剂上市。近年来，为了增加药物与作用部位接触的时间，减少给药次数与提高药效，除了适当增加滴眼剂的黏度外，还开发了一些新型的眼用剂型，如眼用膜剂、接触眼镜等。

饮片应按各品种规定的方法提取、纯化或应用适宜的方法粉碎成规定粒度的粉末，不得有大于90 μm的粒子。

二、滴眼剂的附加剂

1. pH调节剂

滴眼剂常用适当的缓冲液作眼用溶剂，这样可使滴眼剂的pH稳定在5～9之间，保证对眼无害。常用的缓冲液有磷酸盐缓冲液、硼酸缓冲液、硼酸盐缓冲液等。

2. 渗透压调节剂

滴眼剂应与泪液等渗。眼泪的冰点降低值与血液一样。常用的渗透压调节剂为氯化钠。

3. 抑菌剂

滴眼剂是多剂量包装，因此必须添加适当的抑菌剂。常用的抑菌剂有季铵盐类如苯扎溴铵、羟苯酯类如羟苯甲酯、醇类如三氯叔丁醇、酸类如山梨酸等。

4. 黏度调整剂

适当增加滴眼剂的黏度，可以增加药物与作用部位的接触时间，增强药物的疗效，降低药物的刺激性。常用的黏度调整剂有甲基纤维素、聚乙烯醇、聚维酮等。

5. 抗氧剂

对某些易氧化的药物，可根据主药的理化性质加入适当抗氧剂。常用的抗氧剂有 0.05%～0.1%焦亚硫酸钠和亚硫酸氢钠，或加入 0.03%～0.05%依地酸二钠（EDTA-2Na）作为金属离子螯合剂，以防止金属离子对药物氧化起催化作用。

三、滴眼剂的生产技术

1. 药物性质稳定的滴眼剂的生产技术

工艺流程：

原辅料→配液滤过→滤液→灭菌
瓶（塞）→洗涤→灭菌
}无菌操作分装→质量检查→印字包装

2. 不耐热的滴眼剂的生产技术

全部按无菌生产工艺技术制备。

工艺流程：

原辅料→溶解→除菌过滤→无菌操作分装→质量检查→印字包装

3. 供角膜创伤或手术用滴眼剂的生产技术

必须制成单剂量包装制剂。如用安瓿，按注射剂生产工艺进行生产和灭菌，保证完全无菌。

复习思考题

1. 什么是中药注射剂？有什么特点？
2. 热原的含义、组成、性质各是什么？简述热原的污染途径及去除方法。
3. 注射剂的附加剂有哪些？常用的有哪些？
4. 简述中药注射剂的生产技术。

第六篇

半固体制剂生产技术篇

第十章

外用膏剂生产技术

知识目标

- 理解橡胶膏剂、凝胶膏剂、贴剂、糊剂、涂膜剂、凝胶剂的含义。
- 理解眼膏剂、黑膏药的含义与特点。
- 掌握软膏剂的含义、特点和生产技术;掌握软膏剂基质的种类与性质。

技能目标

- 明确橡胶膏剂、凝胶膏剂、贴剂、糊剂、涂膜剂、凝胶剂的含义。
- 能够解释软膏剂、眼膏剂、黑膏药的含义与特点。
- 会制备各种类型基质的软膏剂;会根据药物性质和用药要求选择软膏剂基质。

第一节 概 述

一、外用膏剂的含义

外用膏剂系指采用适宜的基质将药物制成专供外用的半固体或近似固体的一类制剂。

二、外用膏剂的特点

此类制剂广泛用于皮肤科和外科,易于涂布或粘贴于皮肤、黏膜或创面上,具有保护创面、润滑皮肤和局部治疗作用,或透过皮肤或黏膜起全身治疗作用。起全身治疗作用的外用膏剂具有维持恒定持久的释药速率、避免肝代谢、避免胃肠刺激和吸收不良、减少用药次数等优点。

三、外用膏剂的分类

外用膏剂按基质和形态分为两类:

1. 软膏剂

系指将药物与适宜基质均匀混合制成的易于涂抹于皮肤或黏膜上的半固体外用制剂。应用类似的还有眼膏剂、糊剂、涂膜剂、凝胶剂等。

2. 硬膏剂

系指将药物与适宜的基质混匀摊涂于背衬材料上供贴敷使用的近似固体的外用制剂。常用的有膏药(黑膏药、白膏药等)、贴膏剂(橡胶膏剂、凝胶膏剂和贴剂)等。

外用膏剂药物的经皮吸收主要有3条途径:一是经由完整的表皮途径,一般认为完整的表皮途径为主要吸收途径,对小分子脂溶性药物有较好的吸收;二是经由毛囊、皮脂腺途径;三是经由汗腺途径。大分子物质和离子型药物可经过毛囊、皮脂腺、汗腺途径转运,但只起辅助作用。

第二节　软膏剂生产技术

一、软膏剂的含义

软膏剂系指提取物、饮片细粉与适宜基质均匀混合制成的半固体外用制剂。

二、软膏剂的特点

软膏剂主要起润滑、保护、局部治疗作用;少数药物也可通过透皮吸收而发挥全身治疗作用;多用于慢性皮肤病,禁用于急性皮肤损害部位;软膏剂的生产工艺简单,使用、携带、贮存比较方便;一般不良反应小;但会污染衣物,有的会妨碍皮肤的正常功能。

三、软膏剂的基质

软膏剂由药物与基质组成,基质不仅是赋形剂,也是药物载体,在软膏剂中所占比例大,对软膏剂质量和药物释放、吸收均有重要影响。起保护、润滑作用的软膏剂的基质也是发挥药理作用的主药。理想的基质应满足下列要求:①具有适宜的稠度,润滑,无刺激性;②性质稳定,能与多种药物配伍,不与药物发生配伍禁忌;③不妨碍皮肤的正常功能,有利于药物的释放和吸收;④有吸水性,能吸收伤口的分泌物;⑤易清洗,不污染衣服。

在实际应用中,很少有基质能具备上述所有条件。一般可根据临床用药目的和药物理化性质,使用混合基质或添加适宜附加剂等方法获得理想基质。常用基质分为油脂性、水溶性和乳剂型三大类。

(一)油脂性基质

油脂性基质包括油脂类、类脂类及烃类等。其共同的特点是性质比较稳定,润滑性和涂展性好，无刺激性，保护及软化皮肤的作用较强；能防止水分蒸发，促进水合作用，对表皮增厚、角化、皲裂有软化保护作用；能与大多数的药物配伍。但油腻性大，不易用水洗除，不宜用于急性且有多量渗出液的皮肤疾病，对药物的渗透作用较差。由油脂性基质制备的软膏也称为油膏。

1. 油脂类

油脂类是从动物或植物得到的高级脂肪酸甘油酯及其混合物。易受温度、光线、氧气或微生物等影响发生分解、氧化或酸败，可加抗氧剂和防腐剂改善。

(1)动物油　常用豚脂(猪油)(熔点36～42℃)，羊脂(45～50℃)、牛脂(47～54℃)也可作为软膏基质。由于含有少量胆固醇，可吸收一定的水分、甘油和乙醇，释放药物也较快。但动物油脂容易酸败，可加入1%～2%苯甲酸或0.1%没食子酸丙酯防止酸败。

(2)植物油　常用麻油、花生油、菜籽油等。植物油在常温下多为液体，常与熔点较高的蜡类调制成稠度适宜的基质。植物油也可作乳剂基质的油相。

(3)氢化植物油　系指植物油与氢发生加成发应生成的饱和或部分饱和的脂肪酸甘油酯。完全氢化的植物油呈蜡状固体，不易酸败，熔点较高。部分氢化的植物油呈半固体状，较植物油稳定，但仍能被氧化而酸败。

2. 类脂类

类脂类是高级脂肪酸与高级醇化合而成的酯类，具有弱表面活性剂作用，其物理性质与油脂类似，化学性质较油脂稳定，具有一定的吸水性能，常与油脂类基质合用。

(1)羊毛脂　又称无水羊毛脂，由羊毛上的脂肪物质精制而成。为淡黄色至棕黄色蜡状物，有黏性而滑腻，臭微弱而特异。有良好的吸水性，可吸水150%、甘油140%及70%乙醇40%。羊毛脂与皮脂的组成接近，故有利于药物的渗透。但过于黏稠，不宜单用，常与凡士林合用，以改善凡士林的吸水性和渗透性。

(2)蜂蜡　又称黄蜡，系由蜂巢中的蜡精制而成。白蜂蜡由黄蜡经氧化漂白精制而得。主要成分为棕榈酸蜂蜡醇酯，含少量游离的高级脂肪醇，有表面活性作用，可作为W/O型辅助乳化剂，常用于调节软膏的稠度。

(3)鲸蜡　主要成分为棕榈酸鲸蜡醇酯，并含少量的高级脂肪酸酯，有表面活性作用，为较弱的W/O型乳化剂，不易酸败，有较好的润滑性，主要用于调节基质的稠度。

(4)虫白蜡　由介壳虫科昆虫白蜡虫分泌的蜡精制而成，呈白色或类白色块状，质硬而稍脆，用于调节软膏的熔点，也可作为W/O型乳剂软膏基质的组成成分。

3. 烃类

烃类化学性质稳定，脂溶性强，能与多数植物油、挥发油混合，不易被皮肤吸收，适用于保护性软膏及乳膏中作油相。

(1)凡士林　由液体烃类与固体烃类形成的半固体混合物，有黄、白两种，白凡士林由黄凡士林漂白而得。熔点38～60℃，具有适宜的稠度和涂展性，无刺激性。本品油腻性大，吸水能力差，仅能吸收其重量5%的水，故不适用于有多量渗出液的患处。凡士林中可加入适量羊毛脂、胆固醇、某些高级醇类，以增加其吸水性。

(2)石蜡　为各种固形烃的混合物。用于调节软膏剂的稠度。其结构均匀，与其他基质熔合后不会析出，故优于蜂蜡。

(3)液状石蜡　为液状烃的混合物。用于调节软膏的稠度，或用其研磨药粉使成糊状，有利于药物与基质混匀。

4. 硅酮类

为不同相对分子质量的聚二甲基硅氧烷的总称，简称硅油。常用二甲聚硅与甲苯聚硅，无毒，对皮肤无刺激性，润滑而易于涂布，不妨碍皮肤正常功能，不污染衣物，在使用温度范围内黏度变化很小，为理想的疏水性基质。但是对眼睛有刺激性，不宜用作眼膏剂基质。

(二)水溶性基质

水溶性基质由天然或合成水溶性高分子物质组成。高分子物质溶解后形成凝胶，则属凝胶剂，如羧甲基纤维素钠(CMC-Na)。目前常用的水溶性基质主要是聚乙二醇类。水溶性基质易涂展，能吸收组织渗出液，一般释药较快，无油腻性，易洗除。对皮肤、黏膜无刺激性，可用于糜烂创面及腔道黏膜。其缺点是润滑作用较差。

聚乙二醇(PEG)为乙二醇的高分子聚合物，随相对分子质量的增大，其物态可由液态转变为半固态直至固态，作软膏基质常将高相对分子质量与低相对分子质量 PEG 配合使用。如 PEG4000 与 PEG400 融合后，外观虽为油样但易洗除。本品性质稳定，可与多数药物配伍；耐高温，不易霉败；吸湿性强，可吸收分泌液。对皮肤有一定的刺激性，长期使用可致皮肤脱水干燥。应注意本品与苯甲酸、鞣酸、苯酚等混合可使基质过度软化，降低酚类防腐剂活性。

【处方】	(1)	(2)
PEG4000	400 g	500 g
PEG400	600 g	500 g
共制	1 000 g	1 000 g

【制法】按各处方量称取两种成分，水浴加热到 75℃熔化，搅拌均匀至冷凝。

【注解】PEG4000 为蜡状固体，凝固点为 54～58℃，PEG400 为黏稠液体，两者比例不同则软膏稠度不同。可用于调配较多液体的药物或药物的水溶液，也可用于不溶性药物。

(三)乳剂型基质

乳剂型基质是由水相、油相借乳化剂的作用在一定温度下乳化而成的半固体基质。用乳剂型基质制成的软膏称乳膏剂。乳剂型基质由于乳化剂的表面活性作用，对油、水均有一定亲和力，药物的释放穿透性较好，能吸收创面渗出液，较油脂性基质易涂布、清洗，对皮肤有保护作用。禁用于糜烂、溃疡、水疱及化脓性创面。遇水不稳定的药物不宜制成乳剂型软膏。常用的油相有硬脂酸、蜂蜡、液状石蜡、石蜡、羊毛脂、单硬脂酸甘油酯、高级脂肪醇等，水相为纯化水或药物水溶液。乳化剂为钠皂、三乙醇胺皂类、脂肪醇硫酸(酯)钠类(十二烷基硫酸钠)、聚山梨酯等。乳剂型基质可分为 O/W 型和 W/O 型两类。

1. O/W 型乳剂型基质(雪花膏状)

常用一价皂(如硬脂酸钾、硬脂酸三乙醇胺等)、十二烷基硫酸钠、聚山梨酯类等为乳化剂。此类基质含水量大，能与水混合，无油腻感，易用水洗除，也称可洗性或亲水性基质。O/W 型乳剂型基质的外相含水量多，在贮存中可能霉坏，常须加防腐剂；同时水分也易蒸发散失而使软膏变硬，则润滑作用变差，常须加保湿剂如甘油、丙二醇等。油相成分以占全量的 15%～30%为宜。注意此类基质不宜用于分泌物较多的皮肤病，以防炎症恶化。

例 10-1 以硬脂酸钾肥皂为乳化剂制成的基质。

【处方】硬脂酸 140 g，氢氧化钾 7 g，甘油 100 g，纯化水加至 1 000 g。

【制法】取硬脂酸于水浴上加热熔融后，冷至80℃时，在不断搅拌下，缓缓加入同温度下的氢氧化钾水溶液及甘油，继续边搅拌边加余下纯化水至冷凝，即得。

【注解】本品是以新生的钾皂为乳化剂所制成的O/W型乳剂型基质，甘油为保湿剂。若在上述基质中增加一些单硬脂酸甘油酯，可使乳剂更稳定。

例10-2 以硬脂酸三乙醇胺肥皂为乳化剂制成的基质。

【处方】硬脂酸120 g，液状石蜡60 g，单硬脂酸甘油酯35 g，白凡士林10 g，羊毛脂50 g，羟苯乙酯1 g，三乙醇胺4 g，纯化水加至1 000 g。

【制法】取前5种基质成分在水浴上加热至熔，继续加热至80℃，作为油相；另将三乙醇胺、羟苯乙酯及适量纯化水加热至80℃，作为水相。将油相慢慢加入水相中，随加随搅拌，加完后继续搅拌至40℃，即得。

【注解】本品为O/W型乳剂基质。处方中三乙醇胺与部分硬脂酸能形成三乙醇胺皂，碱性较弱，为O/W型乳化剂。单硬脂酸甘油酯乳化能力较弱，是W/O型辅助乳化剂，能增加油相吸水能力，在O/W型乳剂基质中作为稳定剂与增稠剂。

2.W/O型乳剂型基质(俗称冷霜)

此类基质常用羊毛脂、胆固醇、司盘类、多价皂作乳化剂。较油脂性基质易于涂布，油腻性较小，且水分从皮肤表面蒸发时有缓和的冷却作用，其润滑作用和稳定性比O/W型乳剂型基质好，能吸收少量水，但不能与水混合。

例10-3 以脂肪酸山梨坦类(商品名为司盘类)为乳化剂制成的基质。

【处方】白凡士林400 g，硬脂醇180 g，倍半油酸山梨醇酯5 g，羟苯乙酯1 g，羟苯丙酯1 g，纯化水加至1 000 g。

【制法】取白凡士林、硬脂醇、倍半油酸山梨醇酯及羟苯丙酯置水浴上加热至熔，继续加热至75℃，作为油相；另取羟苯乙酯及适量纯化水加热至80℃，作为水相。将水相慢慢加入油相中，不断搅拌至冷凝，即得。

【注解】本品为W/O型乳剂型基质，透皮性良好，涂展性亦佳，可吸收少量分泌液。

例10-4 以高级脂肪醇类及其他弱W/O型乳化剂制成的基质。

【处方】蜂蜡30 g，硬脂醇30 g，胆固醇30 g，白凡士林加至1 000 g。

【制法】将以上4种基质在水浴上加热熔化混匀，搅拌至冷凝，即得。

【注解】本品加等量水混合后，仍稠度适中。与药物水溶液配伍，成为W/O型乳膏，可吸收分泌液。适用于遇水不稳定的药物制备软膏。

四、软膏剂的生产技术

工艺流程：

药物处理＋基质处理→配制→质量检查→包装

(一)药物处理

不溶性药物或直接加入的饮片用适宜方法制成最细粉或极细粉，以减小粗糙感及对皮肤的刺激性。需经提取的饮片采用适宜的方法进行浸提。

(二)基质处理

油脂性基质或油相应先加热熔融，趁热滤过，除去杂质，必要时于 150℃约 1 h 灭菌，同时去除水分；水溶性基质应溶解、溶胀制成溶液或胶性物。

(三)配制

1. 药物的加入方法

(1)可溶于基质的药物　可用熔化的基质将药物溶解。油溶性成分可溶解于油脂性基质中；水溶性药物可先用少量水溶解，以羊毛脂吸收后，再与油脂性基质混合；对乳剂型基质而言，在不影响乳化的情况下，可在制备基质时直接将药物溶于水相或油相中。

(2)不溶性固体药物或饮片细粉　制备时，取药粉先与少量基质如甘油、石蜡等研匀，再逐渐递加其余基质研匀，或在不断搅拌下，将药物细粉加入熔融的基质中，继续搅拌至冷凝，即得。

(3)提取物　应先浓缩至稠膏状后与基质混合，干浸膏应先加适量溶媒(如水、稀乙醇)，使之软化或研成糊状后再与基质研匀；若水溶性浸膏不易与油脂性基质如凡士林等混匀，可先与羊毛脂或少量表面活性剂研匀，再与基质混匀。

(4)共熔组分　如樟脑、薄荷脑、冰片等并存，应先研磨至共熔后，再与冷却至 40℃左右的基质混匀。

(5)挥发性或热敏性药物　应先将基质冷却至 40℃左右，再与药物混匀。

2. 配制方法

(1)研和法　指将饮片细粉用少量基质研匀或用适宜液体研磨成细糊状，再递加其余基质研匀的制备方法。适用于基质较软，在常温下通过研磨即可与药物混合均匀者；或不宜加热、不溶性或量少的药物的制备。少量制备时在软膏板上用软膏刀将药物与基质分次递加调和而成，也可在乳钵中研匀；大量生产用电动研钵。

(2)熔合法　指将基质加热熔化，再将药物分次加入，边加边搅拌直至冷凝的方法。适用于软膏处方中基质熔点不同，常温下不能混合均匀者；主药可溶于基质；或饮片需用植物油加热浸提。制备时一般先将熔点高的物质(如石蜡、蜂蜡)加热熔化，再加入熔点低的物质(如凡士林、羊毛脂)，最后加入液体部分。如药物能在基质中溶解，可将药物直接加至熔融的基质中；如药物不溶，则将药物细粉或极细粉加至熔融或软化的基质中。在熔融或冷凝过程中均应不断搅拌，以防药粉下沉，造成分散不匀。一旦冷凝立即停止搅拌，以防混入空气，造成软膏氧化变质。

(3)乳化法　是专门制备乳膏的方法。将油溶性组分混合加热熔融，另将水溶性组分溶于水，加热至与油相温度相近时(80℃左右)逐渐加入油相中，边加边搅拌，待乳化完全后，搅拌至冷凝。搅拌时应防止空气混入而使软膏容积增大，在贮藏中分离、变质等。大量生产时待温度降至约 30℃再通过乳匀机或胶体磨，使产品更加细腻均匀。乳化法中油、水两相的混合方法为：①两相同时掺和，适用于大批量或连续的操作；②分散相加到连续相中，适用于较小体积分散相的乳剂；③连续相加到分散相中，适用于多数乳剂系统，在混合过程中引起乳剂转型，能产生更为细小的分散相粒子。

(四)软膏剂的质量检查、包装与贮藏

软膏剂应进行外观、鉴别、粒度、装量、无菌、微生物限度、含量测定等检查,均应符合规定。

软膏剂生产上均采用软膏管(锡管、铝管或塑料管)进行包装,大量生产多采用自动灌封机,能实现进管、探管、灌装、封尾、出管、装盒等连续自动包装。

除另有规定外,软膏剂应遮光,密闭贮存。

软膏剂的制备实例见第十篇技能训练篇实训四"软膏剂的制备技术"。

第三节　眼膏剂生产技术

一、眼膏剂的含义

眼膏剂系指由提取物、饮片制成的直接用于眼部发挥治疗作用的半固体无菌制剂。

除另有规定外,眼膏剂应遮光密封,置阴凉处贮存,每个容器的装量应不超过 5 g。由于用于眼球,不溶性药物应用适宜的方法粉碎成规定粒度的粉末,不得有大于 90 μm 的药物颗粒,金属性异物应符合规定。

二、眼膏剂的特点

眼膏剂与滴眼剂相比,保留时间长,疗效持久,可减少用药次数,减轻对眼球的摩擦。

三、眼膏剂的基质

眼膏剂的基质应均匀、细腻、无刺激性,并易涂布于眼部,便于药物分散和吸收,基质在配制前应滤过并灭菌。常用基质由凡士林 8 份、液状石蜡 1 份、羊毛脂 1 份混合制成。

四、眼膏剂的生产技术

眼膏剂与一般软膏剂的制法基本相同。因其属于无菌制剂,故所用基质、药物、器具与包装材料等均应严格消毒灭菌,且需按无菌生产工艺操作,因是多剂量包装,可加入适宜浓度的抑菌剂和抗氧剂。制备前,基质加热熔融,经滤过后于 150℃干热灭菌 1～2 h,放冷备用。配制用具以 75%乙醇擦洗消毒,或用水洗净后再用干热灭菌技术灭菌。

眼膏剂制备时,如主药易溶于水且性质稳定者,可用少量灭菌注射用水溶解,再分次加入灭菌基质,混匀,即得;如主药不溶于水或不宜用水溶解而又不溶于基质时,应粉碎成极细粉与少量基质或灭菌液状石蜡研成糊状,然后分次加入其余基质,研匀,灌装于灭菌容器中,密封,即得。

第四节 膏药生产技术

一、膏药的含义

膏药系指饮片、食用植物油与红丹(铅丹)或官粉(铅粉)炼制成膏料,摊涂于背衬材料上制成的供皮肤贴敷的外用制剂。前者称为黑膏药,后者称为白膏药。膏药的膏体应油润细腻、光亮、老嫩适度、摊涂均匀、无飞边缺口,加温后能粘贴于皮肤上且不移动。黑膏药应乌黑、无红斑;白膏药应无白点。

膏药主要用于局部治疗如消肿、拔毒、生肌,主治红肿、痈疽、疮疡等,兼有全身治疗作用如活血通络、祛风止痛、消痞,主治跌打损伤、风湿痹痛等。其作用比软膏剂持久,疗效可靠,价廉易得,携带、贮存及使用均方便;但制备不便,药效缓慢,易污染衣物及皮肤,揭扯性差,铅含量高。

二、黑膏药的生产技术

工艺流程:

炸料→炼油→下丹→去"火毒"→摊涂→质量检查→包装

1. 炸料(药料提取)

饮片采用油炸的方法,即将植物油置锅中,先加入质地坚硬的甲、角、根、根茎等药料炸至枯黄,然后加入质地疏松的花、草、叶、皮等药料,炸至表面深褐色,内部焦黄为度(油温控制在200~220℃),过滤,去除药渣,得药油。现在多用炸料罐提取,将油和药物装入罐内,密闭浸渍24 h,加热炸取药油。

2. 炼油

将药油继续加热熬炼,使其在高温条件下发生氧化、聚合反应及增稠的过程。炼油温度控制在320℃左右,一般以炼至"滴水成珠"为度,即少许油液滴入冷水中,药油相互聚结成珠状,吹之不散或散而复聚,此时的炼油老嫩适宜。熬炼过"老",则膏药松脆,黏着力小,易脱落;如过"嫩",则质软,黏性强而不易脱落,贴于皮肤上易移动。

3. 下丹

系指在炼成的油中加入红丹反应生成脂肪酸铅盐的过程。此外,铅盐还可促进油脂进一步氧化、聚合、增稠而制成膏。将炼好的油置下丹锅中,加热近300℃时,在搅拌下徐徐加入红丹,继续搅拌使红丹与油充分反应,至成为黑褐色的稠厚液体。为检查膏药的老、嫩程度,可取少量样品滴于水中,数秒钟后取出,如粘手,撕之带丝不断时表示过嫩;如撕之发脆表示过老;膏不粘手、不脆,稠度适当,表示合格。也可用软化点测定仪来测定膏药的老嫩度。一般植物油500 g用丹150~210 g,即30%~40%(丹/油),冬季可减少用量,夏季可增加用量。如丹的用量过多则膏药变老,脆性大;过少则嫩,膏药流动性大。

下丹时注意事项：下丹时往往产生大量丙烯醛等刺激性浓烟，应注意排烟与防护。

4. 去“火毒”

若直接应用油丹化合物制成的膏药，常对皮肤局部产生刺激性，轻者出现红斑、瘙痒，重者发疱、溃疡，这种刺激性因素俗称“火毒”。因此通常将炼好的膏药以细流倾入冷水中，不断强烈搅拌，待凝结后取出，反复揉搓捏压，制成团块，将团块浸于冷水中至少 24 h，多则数日，每日换一次水，以除去水溶性刺激性物质如丙烯醛等。

5. 摊涂

取膏药团块置适宜的容器中，低温熔化，如含挥发性成分的饮片、矿物药以及贵重药细粉应在温度不超过 70℃时加入，搅匀。取一定量的膏药，摊涂于纸、布、皮革等背衬材料上，要注意每张重量符合要求及涂形圆整。

注意：选择用油，如麻油、棉籽油、菜籽油、花生油、大豆油等，以麻油最为常用，其熬炼时泡沫少，制成的膏药色泽光亮，黏性好，产品质量优。红丹又称黄丹、章丹、铅丹、东丹、陶丹等，为橘黄色粉末，主要成分为四氧化三铅（Pb_3O_4），含量在 95%以上。制备用红丹应干燥、无吸潮结块。红丹含水分易聚成颗粒，下丹时易沉锅底，不易与油充分反应，故使用前应炒除水分，过五号筛，备用。

三、白膏药的生产技术

白膏药的制法与黑膏药基本相同，唯下丹时油温要冷却到 100℃左右，缓缓递加官粉（官粉应干燥，无吸潮结块现象），以防止产生大量二氧化碳气体使药油溢出。官粉的氧化作用不如红丹剧烈。官粉用量较红丹多，与油的比例为 1∶1 或 1.5∶1，允许有部分多余的官粉存在。加入官粉后需在药膏将要变黑时投入冷水中，成品为黄白色。

第五节 贴膏剂生产技术

贴膏剂系指提取物、饮片或和化学药物与适宜的基质和基材制成的供皮肤贴敷，可产生局部或全身性作用的一类片状外用制剂，包括橡胶膏剂、凝胶膏剂（原巴布膏剂）和贴剂等。

一、橡胶膏剂的生产技术

橡胶膏剂系指提取物或和化学药物与橡胶等基质混匀后，涂布于背衬材料上制成的贴膏剂。包括含药（如伤湿止痛膏等）与不含药（如橡皮膏即胶布等）橡胶膏剂两种。

橡胶膏剂黏着力强，不经预热可直接贴于皮肤上，不污染衣物，携带方便；但膏层较薄，药效维持时间较短。含药者多用于风湿痛、跌打损伤等，近年来穴位贴药法的使用正在扩大此类制剂的应用范围，一些内科疾病，如心绞痛、高血压等也可使用橡胶膏剂；不含药者可保护伤口、防止皮肤皲裂等。

(一)橡胶膏剂的组成

1. 背衬材料

常用的有细棉布、无纺布等。

2. 膏料层

由药物与基质组成。药物主要为提取物、饮片细粉、化学药物等。基质主要由以下部分组成：

(1)溶剂　常用的溶剂主要为汽油和正己烷。

(2)橡胶　橡胶或热可塑橡胶为主要基质，具有弹性、低传热性、不透气和不透水的性能。

(3)增黏剂　常用松香、松香衍生物，目前多用松香衍生物如甘油松香酯、氢化松香等，具有抗氧化、耐老化和抗过敏等性能。

(4)软化剂　可使生胶软化，增加可塑性，增加胶浆的柔软性和成品的耐寒性和黏性。常用凡士林、羊毛脂、液状石蜡等。中药挥发油及挥发性药物如薄荷、樟脑、冰片等也具有一定的软化作用。

(5)填充剂　常用氧化锌、锌钡白等。氧化锌能与松香酸生成松香酸的锌盐而增加膏料的黏性，同时也能减弱松香酸对皮肤的刺激，还有缓和的收敛作用。锌钡白(俗称立德粉)常用于热压法制备橡胶膏剂的填充剂，其特点是遮盖力强，胶料硬度大。

3. 盖衬材料

常用的有塑料薄膜、硬质纱布或玻璃纸等，以避免膏片互相黏着及防止挥发性成分的挥散。

(二)橡胶膏剂的生产技术

橡胶膏剂常用的制法有溶剂法与热压法。

1. 溶剂法

工艺流程：

药物处理＋橡胶＋溶剂→打膏→涂膏→回收溶剂→切割→盖衬→质量检查→包装

药物按规定制成提取物或药物细粉，备用；取橡胶洗净，在50～60℃加热干燥或晾干，切成块状，在炼胶机中塑炼成网状薄片，消除静电18～24 h后，浸于适量汽油中，待溶胀后移至打胶机中，搅匀，分次加入凡士林、羊毛脂、氧化锌、松香等制成基质，再加入药物，搅匀，涂膏，盖衬，切片，包装，即得。

2. 热压法

将橡胶片用油脂性药物浸泡，待溶胀后再加入其他药物和锌钡白或氧化锌、松香等，炼压均匀，涂膏，盖衬，切片，包装，即得。本法不用汽油，不用回收装置，且安全性好，但成品欠光滑。

二、凝胶膏剂的生产技术

凝胶膏剂系指提取物、饮片或和化学药物与适宜的亲水性基质混匀后，涂布于背衬材料上制成的贴膏剂。

该剂型实系黑膏药与橡胶膏剂的改进剂型，使用方便，贴敷舒适，对皮肤无刺激性，载药量大，尤适于中药浸膏。由于基质亲水，使膏层含有一定量水分，贴用后皮肤角质层易软化，水合作用增加，有利于药物的透皮吸收。缺点是黏性较差。

凝胶膏剂主要由背衬材料、膏料层、保护层3部分组成，与橡胶膏剂组成相似。背衬材料一般采用无纺布；膏料层由药料与基质组成；保护层即膏面覆盖物，多为聚乙烯薄膜。药料一般为饮片乙醇提取物或脂溶性化学药物，基质常用吸水性很强的聚丙烯酸钠（吸水量为自重的500～1 000倍），还有羧甲基纤维素钠、明胶、甘油等。膏料中也可添加微粉硅胶等作为填充剂和固化剂。

凝胶膏剂的制备过程与橡胶膏剂基本相同，只是涂布后，用层压的方法将膏层与保护层复合，由自动包装机完成切割、包装。

三、贴剂的生产技术

贴剂系指提取物或和化学药物与适宜的高分子材料制成的一种薄片状贴膏剂。贴剂由背衬层、有（或无）控释膜的药物贮库层、粘胶层及临用前需除去的防粘层组成。贴剂可用于完整皮肤表面，也可用于有疾患或不完整的皮肤表面。其中用于完整皮肤表面，能将药物输送穿过皮肤进入血液循环系统的贴剂称为透皮贴剂。贴剂仅适合药理作用强、剂量小、相对分子质量小、在水或油中溶解度较大的药物。贴剂的生产工艺较复杂，成本较高。

贴剂常用的基质为乙烯-醋酸乙烯共聚物、硅橡胶和聚乙二醇等。防粘层材料为防粘纸、塑料薄膜、铝箔、铝箔-聚乙烯复合膜等。

四、糊剂的生产技术

（一）概述

糊剂系指大量的固体粉末（一般25%以上）均匀地分散在适宜的基质中所制成的半固体外用制剂。糊剂稠度高、吸水性强、低油腻，具有收敛、消毒、吸收分泌物及保护皮肤等作用，适用于亚急性皮炎、湿疹等渗出性慢性皮肤病。

（二）分类

根据基质，可分为单相含水凝胶性糊剂和脂肪糊剂两类。

1. 单相含水凝胶性糊剂

系指以甘油明胶、甘油或其他水溶性物质如酒、醋、药汁、蜂蜜等与淀粉等固体粉末调制而成的糊剂，无油腻性，易清洗。适用于渗出液较多的皮肤病。

2. 脂肪糊剂

系指以麻油等植物油或凡士林为赋形剂制成的糊剂，具有油腻性。常用于疮疡疖肿、烧烫伤等。

（三）糊剂的生产技术

饮片粉碎成细粉（过六号筛），或采用适宜的方法浸提制成干浸膏粉，再与基质拌匀调成糊状。基质需加热时应控制在70℃以下，以免淀粉糊化。

五、涂膜剂的生产技术

(一)概述

涂膜剂系指饮片经适宜溶剂和方法提取或溶解，与成膜材料制成的供外用涂抹，能形成薄膜的液体药剂。因其涂布于患处后，溶剂挥发形成薄膜，对患处有保护作用，同时膜中药物逐渐释放，起治疗作用。涂膜剂不用背衬材料，制备简单，使用方便，但因含有大量有机溶剂，推广受到限制。

涂膜剂常以乙醇为溶剂，常用的成膜材料有聚乙烯醇、聚维酮、丙烯酸树脂类、聚乙烯醇缩甲乙醛、聚乙烯醇缩丁醛等，增塑剂有甘油、丙二醇、邻苯二甲酸二丁酯等。必要时可加适宜的附加剂，所加辅料对皮肤或黏膜应无刺激性。

(二)涂膜剂的生产技术

先选择适宜溶剂溶解成膜材料。处方中药物与附加剂能溶于溶剂的，可直接加入。饮片应先制成乙醇的提取液或其提取物的乙醇、丙酮溶液，再加入成膜材料溶液中，混匀。涂膜剂中因含大量有机溶剂，应密封贮存，并注意避热防火。

六、凝胶剂的生产技术

(一)概述

1. 凝胶剂的含义

凝胶剂系指提取物与适宜基质制成的具凝胶特性的半固体或稠厚液体药剂。凝胶剂应均匀、细腻，在常温时保持凝胶状，不干涸或液化。凝胶剂应避光，密闭贮存，并应防冻。

凝胶剂具有能够在体表创面形成机械保护膜的作用，能够促进伤口的愈合。也可因所选用的饮片作用不同，而起到清热消炎、泻火解毒的功效。目前临床常用作妇科、眼科、皮肤科等的外用制剂。如肿痛凝胶等。

2. 凝胶剂的基质

凝胶剂的基质可分为水性凝胶基质与油性凝胶基质两类。

(1)水性凝胶基质　水性凝胶基质一般由水、甘油或丙二醇与纤维素类衍生物、卡波姆和海藻酸盐、西黄蓍胶、明胶、淀粉等构成。水性凝胶基质应用较多，其特性与水溶性软膏基质基本一致。

(2)油性凝胶基质　油性凝胶基质由液状石蜡与聚氧乙烯或脂肪油与胶体硅或铝皂、锌皂等构成。

凝胶剂的基质中必要时可加入保湿剂、防腐剂、抗氧剂、透皮促进剂等附加剂。

(二)凝胶剂的生产技术

饮片应按各品种项下规定的方法进行提取、纯化，以半成品投料制备。可根据主药的性质选用适宜的基质。药物若溶于水，先溶于部分水或甘油中，必要时加热溶解制成溶液后加入凝胶基质中，药物若不溶于水，可先加少量水或甘油研细，分散，再与基质搅拌均匀，最后加入保湿剂、防腐剂、抗氧剂、透皮促进剂等附加剂。

复习思考题

1. 什么是软膏剂？有何特点？
2. 软膏剂的基质分为哪几类？简述各自的特性。
3. 软膏剂的生产技术有哪几种？各适用于何种情况？
4. 黑膏药的老嫩程度如何判断？
5. 简述橡胶膏剂的含义、特点、基质组成及生产技术。
6. 简述膏药、凝胶膏剂、贴剂、糊剂、涂膜剂、凝胶剂的含义与特点。

第十一章

栓剂生产技术

知识目标

- 了解栓剂常用基质种类，理解置换价的含义和计算。
- 掌握栓剂的含义、特点和生产技术。

技能目标

- 会进行置换价的计算。
- 明确栓剂的含义、特点。
- 会运用热熔法制备栓剂。

第一节　概　　述

一、栓剂的含义

栓剂系指提取物或饮片细粉与适宜基质制成的供腔道给药的固体制剂。

栓剂俗称塞药或坐药，是历史悠久的传统剂型，一直作为局部治疗剂型使用。当 1852 年发现可可豆脂可作栓剂的基质后，欧洲开始研究以直肠为直接给药部位的栓剂，用于全身治疗的栓剂可经腔道吸收至血液而发挥镇静、镇痛、扩张血管等作用。栓剂在全身及局部疾病治疗中都有一般口服药物无法比拟的优势，近年来出现了中空栓、双层栓、微囊栓、泡腾栓、控释栓等新型栓剂，适应了临床用药要求。

二、栓剂的特点

1. 局部作用

栓剂作为肛门、阴道等腔道用药，主要起局部治疗作用，如润滑、抗菌、消炎、杀虫、止痛、止痒、收敛等。

2. 全身作用

用于全身治疗的栓剂主要是肛门栓，药物经直肠给药吸收干扰因素比口服少，药物不受胃肠道 pH 或酶的破坏，避免对胃黏膜刺激，适合不能或不愿口服的患者，尤其伴有呕吐的患者或婴幼儿患者。药物经直肠吸收，如果给药距肛门 2 cm 处，药物不经过肝代谢直接吸收进入血液循环，可减少对肝脏的毒性。另外栓剂的作用时间比一般口服制剂长。

栓剂的缺点是使用不如口服方便，成本比中药片剂、胶囊剂高等。

三、栓剂的分类

1. 按用药途径分类

可分为肛门栓、阴道栓、尿道栓、鼻用栓、耳用栓等，其中最常用的是肛门栓、阴道栓、尿道栓。

(1)肛门栓　是主要供直接纳入肛门起治疗作用的栓剂，如野菊花栓。形状主要有鱼雷形、圆锥形、圆柱形等，其中以鱼雷形最易引入直肠而较为常用。肛门栓每颗重约 2 g，长3～4 cm。

(2)阴道栓　是主要供直接纳入阴道起治疗作用的栓剂。形状主要有鸭嘴形、球形、卵形等，其中以鸭嘴形比表面积最大而较为常用。阴道栓每颗重 2～5 g，直径 1.5～2.5 cm。

(3)尿道栓　是主要供直接纳入尿道起治疗作用的栓剂。形状一般为棒状。

2. 按栓剂形状分类

可分为鱼雷形、圆锥形、圆柱形、鸭嘴形、球形、卵形、棒状、火柴状等，见图 11-1。

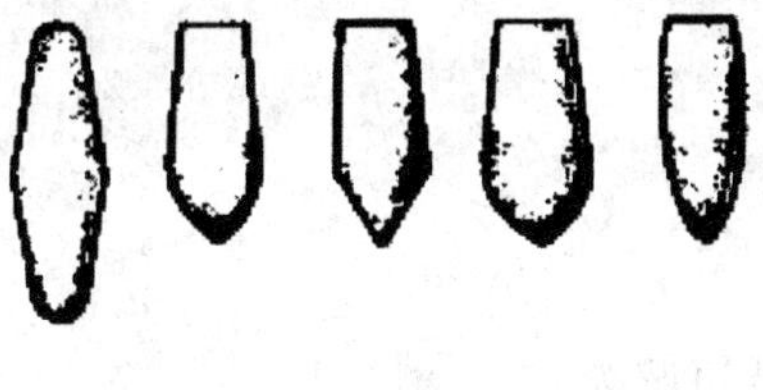

(a) 肛门栓外形

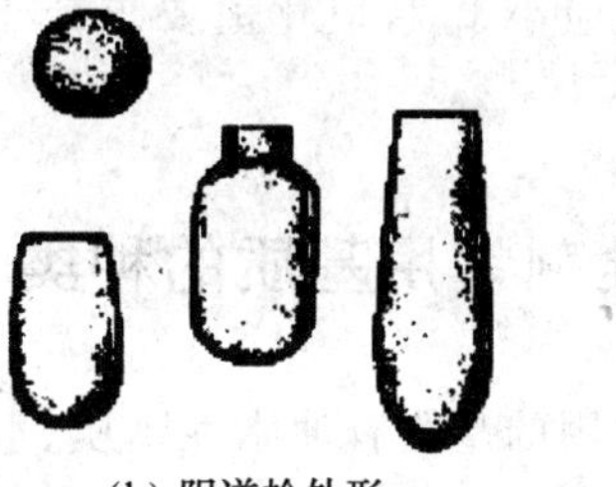

(b) 阴道栓外形

图 11-1　常用栓剂形状示意图

(引自：杨明.中药药剂学.中国中医药出版社，2013)

3. 按治疗作用部位分类

可分为局部治疗用栓剂和全身治疗用栓剂。

(1)局部治疗用栓剂　是主要在给药部位被吸收而起治疗作用的栓剂。如直接塞入肛门治疗痔疮的栓剂，直接塞入阴道中治疗滴虫病的栓剂等。

(2)全身治疗用栓剂　指药物在给药部位吸收进入血液循环而起到治疗其他疾病作用的栓剂。如双黄连栓用于治疗感冒、发热、咳嗽，抗病毒栓用于治疗痄腮等。

4. 按制备工艺分类

可分为普通栓剂和特殊栓剂。特殊栓剂是近年来为适应临床治疗特殊疾病的需要或根据不同性质药物释放速度的要求，按特殊工艺制成的双层栓剂、中空栓剂、控释栓剂等。

第二节 栓剂的基质

一、栓剂基质的要求

栓剂基质不但赋予栓剂成型，而且是影响药物释放和吸收的重要因素，理想的栓剂基质应满足以下要求：

1. 熔点适宜

室温时应具有适宜的硬度和韧性，当塞入腔道时不变形、不碎裂，在体温下易熔化、软化或溶化。

2. 稳定

性质稳定、与主药混合后不发生变化，也不影响主药的作用和质量检测。

3. 安全

对黏膜无刺激性、无毒性、无过敏性，其释药速度须符合治疗要求。需要产生局部作用者一般要求释药缓慢持久，需要全身作用者要求纳入腔道后迅速释药。

4. 具有润湿及乳化能力

水值较高，能混入较多的水分。

5. 油脂性基质应具有一定的理化特性

如碘值应小于 7，皂化值要求介于 200～245 之间，酸值在 0.2 以下，羟值和水值应符合规定。

二、栓剂常用基质的种类

栓剂常用的基质有油脂性基质、水溶性基质两类。

(一)油脂性基质

1. 天然油脂

(1)可可豆脂　由梧桐科植物可可树的种仁中得到的一种固体脂肪，主要含硬脂酸、棕榈酸、油酸等各种脂肪酸的三酸甘油酯。常温下为白色固体，可塑性好，无刺激性，能与多种药物配伍。熔点为 31～34℃，加热至 25℃时即开始软化，在体温时能迅速熔化，10～20℃时性脆而容易粉碎成粉末。可可豆脂为同质多晶型，有 α、β、γ 三种晶型，其中 α、γ 两种晶型不稳定，熔点分别为 22℃、18℃，β 晶型稳定，熔点为 34℃。当油脂加热温度超过其熔点时，β 稳定型会部分转化为不稳定的 α、γ 晶型，造成熔点下降，制备困难。因此在制备栓剂时应缓缓升温加热待熔化至 2/3 时，停止加热，让余热使其全部熔化，以避免 α、γ 不稳定晶型形成，造成基质凝固困难。

(2)香果脂　由樟科植物香果树的成熟种仁脂肪油精制而成。为白色结晶性粉末或淡黄色固体块状物，微臭，味淡，与乌桕脂配用可克服易软化的缺点。

(3)乌桕脂　由乌桕科植物乌桕树种子外层固体脂肪精制而成。为白色或淡黄色固体，气特臭而无刺激性。释药速度较可可豆脂缓慢。

2. 半合成或全合成甘油脂肪酸酯类

由天然植物油经水解、分馏得到游离脂肪酸后，通过部分氢化再与甘油酯化而得。这类基质化学性质稳定，成型性能良好，具有保湿性和适宜的熔点，不易酸败，是目前较理想的一类油脂性栓剂基质，为天然油脂的理想替代品。国内已生产的有半合成椰油酯、半合成山苍子油酯、半合成棕榈油酯、硬脂酸丙二醇酯等。

(1)半合成椰油酯　由椰油、硬脂酸与甘油酯化而成。为乳白色或黄白色蜡状固体。其规格有34、36、38、40型，以36型最常用，无毒性，无刺激性。

(2)半合成山苍子油酯　由山苍子油水解、分离得月桂酸，再加硬脂酸与甘油经酯化而成。为黄色或乳白色块状物，具油脂光泽。随3种单酯混合比例不同，产品的熔点也不同，其规格也有34、36、38、40型等，其中38型最常用。

(3)半合成棕榈油酯　由棕榈仁油用碱处理后形成的皂化物经酸化得棕榈油酸，再加入不同比例的硬脂酸、甘油经酯化而得的油脂。为乳白色固体，抗热能力强，刺激性小，化学性质稳定。

(4)硬脂酸丙二醇酯　由硬脂酸与1,2-丙二醇经酯化而得，是硬脂酸丙二醇单酯与双酯的混合物。为乳白色或微黄色蜡状固体，略有脂肪臭。遇热水可膨胀，对腔道黏膜无明显的刺激性。

3. 氢化植物油

由花生油、棉籽油等植物油部分或全部氢化而得的白色固体脂肪。部分氢化者熔点较低，稳定性较差，全部氢化者熔点较高，稳定性较好。本类基质无毒、无刺激，但释药性较差，加适量表面活性剂后可得到改善。

(二)水溶性基质

1. 甘油明胶

由明胶、甘油与水制成，有弹性，不易折断，且在体温时不熔化，但塞入腔道后可缓慢溶于分泌液中，故作用缓慢而持久。多用作阴道栓的基质。通常以水∶明胶∶甘油(10∶20∶70)的配比为宜。明胶是胶原蛋白的水解产物，凡与其能产生配伍变化的药物，如鞣酸、重金属盐等均不能用甘油明胶作基质。

2. 聚乙二醇(PEG)类

为乙二醇的高分子聚合物的总称，相对分子质量300～6 000者均在药剂中使用。其相对分子质量200、400及600者为透明无色液体；随相对分子质量的增加，则逐渐呈半固体到固体，如PEG1000为半固体，PEG4000为固体。以两种或两种以上的不同相对分子质量的PEG加热熔融，可制得理想稠度及特性的栓剂基质。本品无生理作用，遇体温不熔化，但能缓缓溶于体液中而释放药物。其优点是基质在夏天亦不软化，不需冷藏。缺点为本品吸湿性较强，受潮容易变形；在直肠中溶解较缓慢，因吸收直肠黏膜中的水分对直肠黏膜有刺激作用。

3. 聚氧乙烯硬脂酸酯类

系聚乙二醇的单硬脂酸酯和双硬脂酸酯的混合物，并含游离的乙二醇。国产商品代号“S-40”。为白色或淡黄色蜡状固体，熔点为39～45℃。与PEG合用可获得释放性能较好的栓剂基质。

4. 泊洛沙姆

系乙烯氧化物、丙烯氧化物的嵌段聚合物，也是一种表面活性剂，型号有多种，随聚合度增大，物态从液体、半固体至蜡状固体，易溶于水，可作栓剂基质。本品能促进药物的吸收并起到缓释与延效的作用。

栓剂中也可加入一些附加剂：促进剂，如表面活性剂类、氮酮类等；阻滞剂，如羧甲基纤维素钠、硬脂酸、蜂蜡等；增塑剂，如甘油、丙二醇等；抗氧剂，如没食子酸、维生素C等；防腐剂，如苯甲酸类、三氯叔丁醇等。

三、栓剂的置换价

置换价是指药物的重量与同体积栓剂基质的重量的比值，也称为置换值，常用 f 表示。

不同栓剂的处方，用同一模型所制得的栓剂体积是相同的，但其重量则随基质与药物密度的不同而有区别。根据置换价可以对药物置换基质的重量进行计算。置换价在栓剂生产中对保证投料的准确性有重要意义。

设纯基质的空白栓重为 G，含药栓重为 M，含药栓中每个栓的主药重为 W，那么 $M-W$ 即为含药栓中基质的重量，而 $G-(M-W)$ 即纯基质栓剂与含药栓剂中基质重量之差，亦即为与药物同体积的基质重量。

由此可知，置换价（f）的计算公式为：

$$f=\frac{W}{G-(M-W)} \tag{11-1}$$

制备每粒栓剂所需基质的理论用量（X）为：

$$X=G-\frac{W}{f} \tag{11-2}$$

例 11-1 已知用可可豆脂所做空白栓重量为2.0 g，鞣酸对可可豆脂的置换价为1.6 g（部分药物对可可豆脂的置换价可以从文献中查到），求制备每粒含鞣酸0.2 g的栓剂50粒时，需要可可豆脂多少克？每粒栓的实际重量多少克？

解 已知 $G=2.0$ g，$W=0.2$ g，$f=1.6$ g。代入式（11-2）：每粒栓剂所需基质的理论用量 $X=2.0-0.2\div1.6=1.875$（g），则50粒栓剂所需可可豆脂的用量为 $50\times1.875=93.75$（g），每粒栓的实际重量为 $1.875+0.2=2.075$（g）。实际生产中应考虑操作过程中的损耗。

第三节 栓剂生产技术

一、一般栓剂的生产技术

栓剂的制备方法一般有搓捏法、冷压法及热熔法3种，可按基质性质的不同进行选择。一般油脂性基质可采用 3 种方法中的任何一种，而水溶性基质多采用热熔法。目前栓剂制备多采用热熔法，油脂性基质及水溶性基质的栓剂均可用此法制备。

热熔法制备栓剂的工艺流程：

基质熔化→加入药物→注模→冷却成型→刮削→脱模→质量检查→包装

(一)基质熔化

将计算量的基质加热使熔，注意勿使温度过高。先将高熔点的基质加热熔化，再加入低熔点的基质使熔。

(二)加入药物

1. 药物的处理

栓剂中大部分饮片要采用适宜的方法进行提取、纯化，制成浓缩液；供制栓剂用的固体药物，应预先用适宜方法制成细粉或最细粉。

2. 药物的加入方法

药物的加入方法依据药物性质不同而分为：

(1)不溶或难溶性药物如饮片、干浸膏、矿物药等一般应先粉碎成最细粉，过六号筛，再与基质混匀。

(2)油溶性药物如樟脑、中药醇提物可直接加入已熔化的油脂性基质中使之溶解。加入药物量大而降低基质的熔点使栓剂过软时，可加适量蜂蜡、鲸蜡调节硬度；含挥发油量较大时可考虑加入适宜的乳化剂与水溶性基质混合，制成乳剂型栓剂。

(3)水溶性药物如水溶性稠浸膏、生物碱盐等可以直接加入已熔化的水溶性基质中混匀；或用少量水制成浓溶液用适量羊毛脂吸收后，再与油脂性基质混匀。

(三)注模、冷却成型、刮削、脱模

根据用药途径和制备工艺特点选择干燥洁净的模型，备用。

栓剂在制备时，常选择合适的润滑剂，以防止药物与栓模的粘连，便于脱模。栓剂常用的润滑剂有两类：油脂性基质的栓剂，常用软肥皂、甘油各 1 份与 90％乙醇 5 份制成的混合溶液为润滑剂；水溶性或亲水性基质的栓剂，则常用油类润滑剂，如液状石蜡、植物油等。如果是用可可豆脂和 PEG 做基质则可不用润滑剂。

栓剂的小量加工用手工注模的方法。将熔融的含药基质，倾入冷却并涂有润滑剂的栓模中(稍微溢出模口为度)，放冷，待完全凝固后，削去溢出部分，开模取出，如栓剂上有多余的润滑剂可用滤纸吸去，即得。

工业生产已实现机械自动化操作，自动制栓机可完成注模、冷却、排出、清洁模具等操作，见图 11-2。

目前生产上常用无毒塑料制成一定形状的囊壳，既作为栓剂的成型模具，又可作为栓剂的包装材料，即使在贮存过程中遇高温熔化，也会在冷藏后再恢复原有的形状。

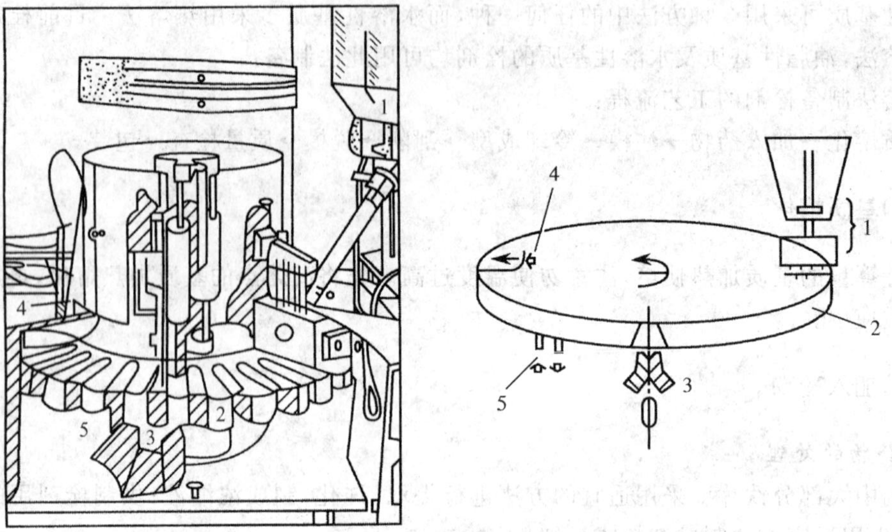

(a) 外形示意图　　　　(b) 操作主要部分

图 11-2　自动旋转式制栓机示意图

(引自:汪小根,刘德军.中药制剂技术.人民卫生出版社,2013)

1. 饲料装置及加料斗　2. 旋转式冷却台　3. 栓剂抛出台　4. 刮削设备　5. 冷却剂入口及出口

二、特殊栓剂的生产技术

1. 双层栓剂

(1)上下双层栓剂　双层栓剂的结构为上下两层,下半部为水溶性或亲水性基质,使用时能迅速释放药物,上半部为油脂性基质,起缓释作用,可以较长时间地保持平稳有效的血药浓度。

(2)下下双层栓剂　双层栓剂的结构为下下两层,其上半部为空白基质,下半部才是含药栓层,空白基质可阻止药物向上扩散,减少药物经上静脉吸收进入肝脏而发生首过效应,提高了药物的生物利用度。同时为避免塞入的栓剂逐渐自动进入深部,有人设计出可以延长在直肠下部停留时间的双层栓剂,双层栓的前端由溶解性高、在后端能迅速吸收水分膨润形成凝胶塞的基质组成,可阻止栓剂向上移动。

(3)内外双层栓剂　双层栓剂的结构为内外两层,其外层较内层熔融快,每层可含有不同的药物,用药后可依次发挥两种药物的作用,也可解决复方的配伍禁忌;也可以是两层含同一种药物,外层遇体温迅速熔化,其中所含的药物被吸收后起效,具速释作用,而栓芯中的基质熔化较慢,在间隔一定时间后才能起效,具缓释作用。实验室制备用栓模由内模与外模组成,制备时先将内模插入外模中心固定好,浇注已熔融的外层含药基质于内、外模之间,凝固后取出内模,再将已熔融的内层含药基质浇注于空腔中熔封即得。双层栓模具见图 11-3。

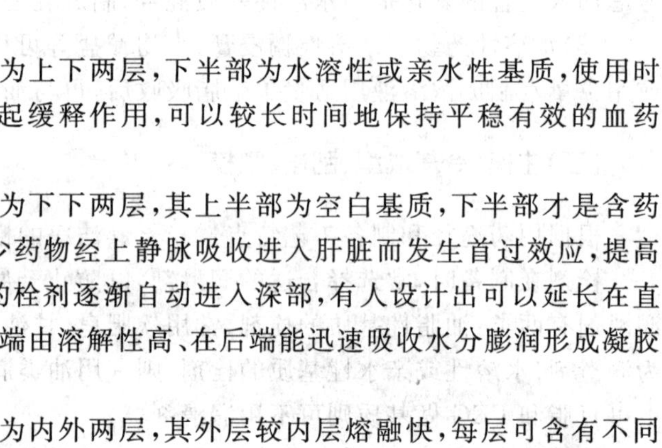

图 11-3　内外双层栓模具示意图

(引自:杨明.中药药剂学.中国中医药出版社,2013)

2. 中空栓剂

中空栓剂为中有空心的栓剂，空心部分用于填充药物。先将基质制成栓壳，再填充药物，最后用基质封住尾部即可。中空栓剂由于药物与基质不混合，药物的释放速度不会因制剂特性变化受影响，也可增加制剂稳定性。该类栓剂也可制成控释型制剂(图 11-4)。

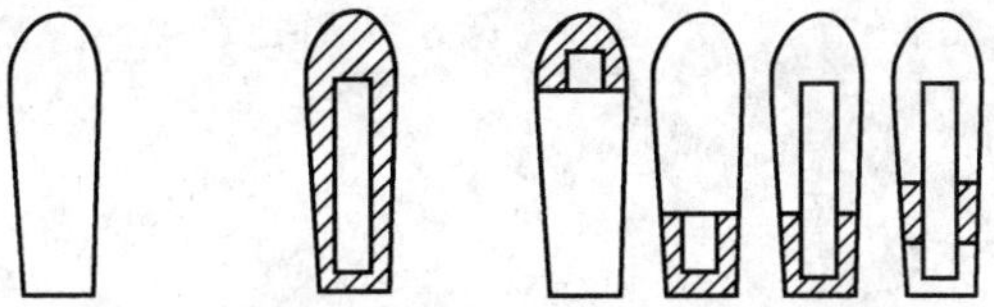

图 11-4 中空栓剂示意图

(引自：杨明.中药药剂学.中国中医药出版社，2013)

三、栓剂的质量检查、包装与贮藏

(一)栓剂的质量检查

栓剂应进行外观、性状、鉴别、重量差异、融变时限、微生物限度、含量测定等检查，均应符合规定。

(二)栓剂的包装与贮藏

1. 栓剂的包装

可用蜡纸、锡纸或塑料等进行内包装。原则上要求每个栓剂都要包裹，不外露，每个栓剂之间要有隔离，以免在贮存和运输过程中互相接触粘连，碰撞碎裂等。目前有用无毒塑料壳(类似胶囊剂有上下两节)包装栓剂。目前生产上采用无毒塑料作内包装材料，用自动化制栓包装联动设备，使制栓、包装一次完成，更能保证产品质量。

2. 栓剂的贮藏

除另有规定外，应在 30℃以下密闭保存，防止因受热、受潮而变形、发霉、变质。

栓剂的制备实例见第十篇技能训练篇实训五“栓剂的制备技术”。

复习思考题

1. 什么是栓剂？什么是栓剂的置换价？栓剂的特点有哪些？
2. 栓剂的生产技术有哪些？热熔法制备栓剂的操作要点是什么？
3. 举例说明栓剂常用的基质种类。
4. 制备栓剂的药物应如何处理？

第七篇

固体制剂生产技术篇

第十二章

散剂生产技术

知识目标

- 理解散剂的含义、特点。
- 掌握一般散剂和特殊散剂的生产技术。

技能目标

- 能够解释散剂的含义、特点。
- 会制备一般散剂和特殊散剂。

第一节 概　　述

一、散剂的含义

散剂系指饮片或提取物经粉碎，均匀混合制成的粉末状制剂。散剂是传统剂型之一，历代应用较多，迄今仍为常用剂型之一，其制法也有了进一步发展。古代散剂为保持原汁原味，饮片基本是全部粉碎，现代散剂为减少服用量，部分饮片经提取后使用，如浸膏散。另外，还出现了泡腾散等。

二、散剂的特点

1. 分散度大、奏效快

古之"散者散也，去急病"。因其粉末粒度细小，比表面积大，药物易分散溶出，故吸收奏效迅速。散剂奏效比其他传统固体剂型更为迅速。

2. 剂量可随症加减

散剂拆分性强，可视病症随意增减，尤其便于婴幼儿服用。

3. 制法简单、成本低

散剂制法简便，无需特殊设备，易生产，成本低。

4. 能产生收敛保护作用

外用覆盖面积大，对溃疡、外伤可发挥保护和收敛等作用。

5. 口感差、服用困难

由于药物粉碎后，比表面积加大，故其臭味、刺激性、腐蚀性等也都相应增加。所以一些腐蚀性强、异味浓烈、刺激性强、易吸潮变质及稳定性差的药物，均不宜制成散剂。

三、散剂的分类

(一)按医疗用途分类

1. 内服散剂

主要指通过消化道或呼吸道给药的散剂，如口服散剂、吸入散剂(肺或鼻腔)等。

2. 外用散剂

主要指通过皮肤或黏膜给药的散剂，如九圣散等。

3. 两用散剂

有的散剂既可以内服，又可以外用，如七厘散、九分散等。

(二)按药物组成分类

1. 单味药散剂

简称单散，主要由一味(种)药物组成的散剂，如川贝散等。

2. 复方散剂

由两种以上的药物组成的散剂，如活血止痛散等。

(三)按药物性质分类

1. 含毒性药物散剂

指组分中含有毒性药物的散剂，如九一散等。

2. 含液体组分散剂

指组分中含有液体药物的散剂，如紫雪散等。

3. 含低共熔组分散剂

指组分中含有低共熔成分的散剂，如复方麝香草酚撒粉等。

4. 浸膏散

指组分中含有中药提取浸膏的散剂，如复方土槿皮浸膏散等。

5. 泡腾散

指组分中含有泡腾剂而具有泡腾作用的散剂，如羧甲基半胱氨酸泡腾散等。

(四)按剂量分类

1. 单剂量散剂

系将散剂按照服用剂量要求分成单独剂量，由患者按包使用，如多数内服和含毒性药物的散剂。

2. 多剂量散剂

系以总剂量形式发出，由患者按医嘱自己分剂量使用，如多数的外用散剂。

第二节 散剂生产技术

一、一般散剂的生产技术

工艺流程：

粉碎→过筛→混合→分剂量→质量检查→包装

1. 粉碎与过筛

粉碎与过筛是制备散剂的重要工序，药物需选择合适的方法进行粉碎和过筛并灭菌等，或部分饮片进行提取、浓缩、干燥后再粉碎、过筛等。常用的粉碎筛析方法详见第四章。

2. 混合

散剂的质量要求是混合均匀、色泽一致，故混合操作是制备复方散剂的关键工序。常用的混合方法详见第四章。

3. 分剂量

分剂量是将混合均匀的散剂按照所需剂量分成相等重量份数的过程或操作。此操作是决定散剂剂量准确程度的操作。生产上常用的方法有重量法和容量法。

(1)重量法　用手秤(戥秤)或天平逐包称量。这种方法剂量准确，但效率低，机械生产困难。含毒性药物散剂及贵重细料药散剂常用此法。

(2)容量法　即用容量器具如容量药匙或分量器分剂量。此法生产效率高，但准确性不如重量法。

大量生产时有散剂自动包装机、散剂定量分包机等，均系利用容量法分剂量的原理设计，可自动化连续分剂量和包装两工序一机一步完成。但药物的物理性质(如松密度、流动性等)以及分剂量的速度均能影响其准确性，应注意及时检查并加以调整。

二、特殊散剂的生产技术

(一)含毒性药、贵重药和药物剂量小的散剂的生产技术

生产工艺同一般散剂，毒性药、贵重药及剂量小药物因应用剂量小，生产使用时容易损耗，剂量也难以控制。因此，常在制备时添加一定比例量的辅料制成稀释散(或称倍散)。散剂常用的稀释剂有乳糖、淀粉、糊精、蔗糖、葡萄糖，以及无机物如硫酸钙、碳酸钙、氧化镁等。配制倍散时，应采用配研法混匀并过筛。为了保证散剂的均匀性可在混合时加入少量着色剂，将散剂染成一定颜色，还可借颜色深浅区别倍散的浓度。

某些含毒性成分的饮片，如马钱子等，因产地、采收季节及炮制方法等因素影响，致使成分

含量相差悬殊。为使用药有效而安全，常将这些毒性饮片粉末测定主要成分含量后，用辅料调整其含量，制成调制粉供配制用。

(二)含低共熔混合物的散剂的生产技术

两种或更多种药物经混合后有时出现润湿或液化现象，称为低共熔现象，其混合物为低共熔混合物。

一般低共熔现象与药物品种、所用比例量、生产环境等有关，通常在混合后较快发生，但有时需等一段时间后才出现，制备时需注意观察其状态。薄荷脑与樟脑、薄荷脑与冰片、樟脑与水杨酸苄酯等能产生低共熔现象。

对可形成低共熔混合物的散剂的配制，应根据形成低共熔混合物后对药理作用的影响，以及处方中所含其他固体成分数量的多少而定。一般有以下几种情况：

1. 药理作用增强

药物形成低共熔混合物后，若药理作用增强，宜采用低共熔法混合，但应通过试验确定减少剂量。

2. 药理作用减弱

药理作用减弱时，则应分别用其他成分稀释，避免出现低共熔。

3. 药理作用无变化

如薄荷脑与樟脑、薄荷脑与冰片，或处方中固体成分较多时，可采用先形成低共熔混合物，再与其他固体成分混合，使分散均匀，或者分别以固体成分稀释低共熔成分，再轻轻混合，使分散均匀。

4. 处方中含有挥发油或其他足以溶解低共熔混合物的液体

此时，可先将低共熔混合物溶解，借喷雾法喷于其他固体成分中，混匀。

(三)含液体药物的散剂的生产技术

当处方中含有液体组分，如挥发油、非挥发性液体药物、酊剂、流浸膏、药物煎汁及稠浸膏等时，对于这些液状药物的处理应该视药物的性质、用量及处方中其他固体组分的多少而定。

1. 液体组分较少

一般可利用处方中其他固体组分吸收后研匀。

2. 液体组分较多

液体组分含量较大而处方中固体组分不能完全吸收时，可另加适当的辅料(如磷酸钙、淀粉、蔗糖、葡萄糖等)吸收，至不呈潮湿为度。

3. 其他

当液体组分过多，且对热又稳定时，可加热蒸去大部分液体后，加入其他固体药物或辅料后，低温干燥，研匀即可。

三、散剂的质量检查、包装与贮藏

(一)质量检查

散剂应进行外观、性状、粒度、外观均匀度、水分、装量差异、装量、鉴别、含量测定、无菌或微生物限度等检查，均应符合规定。

(二)包装与贮藏

散剂的比表面积较大，故其吸湿性与风化性也较显著。散剂吸湿后常发生很多变化，如润湿、失去流动性、结块等物理变化；有的发生变色、分解等化学变化；有的发生微生物污染、虫蛀等生物学变化等。所以防湿是保证散剂质量的一项重要措施，必须选用适宜的包装材料和贮藏条件。

1. 包装

包装材料透湿性的大小可用透湿系数进行比较，透湿系数小者，防湿性能好。单剂量散剂可用有光纸、蜡纸、塑料袋、纸袋、复合膜、明胶空心胶囊等包装，多剂量散剂可用塑料袋、纸盒、塑料瓶或玻璃瓶包装，包装应注意封口严密。有时可在大包装间隙中装入干燥剂如硅胶等防潮。多剂量散剂使用瓶装时，瓶内药物应填满、压实，以免在运输过程中因震动而使药物分层，破坏其均匀性。

2. 贮藏

一般散剂应密闭贮存，含挥发性药物或吸湿性药物的散剂以及泡腾散剂应密封贮存。

散剂的制备实例见第十篇技能训练篇实训六“散剂的制备技术”。

复习思考题

1. 试述散剂的含义、特点。
2. 简述一般散剂的生产技术。
3. 简述特殊散剂的生产技术。

第十三章

颗粒剂生产技术

知识目标

- 理解颗粒剂的含义、特点。
- 掌握可溶颗粒剂、混悬颗粒剂和泡腾颗粒剂的生产技术。

技能目标

- 能够解释颗粒剂的含义、特点。
- 会制备可溶颗粒剂、混悬颗粒剂和泡腾颗粒剂。

第一节 概　　述

一、颗粒剂的含义

颗粒剂系指以提取物与适宜的辅料或饮片细粉制成的具有一定粒度的颗粒状制剂。中药颗粒剂是在汤剂、酒剂、糖浆剂的基础上发展起来的一种剂型。近年来，国内已生产应用的中药配方颗粒，实为单味中药颗粒剂。无糖型颗粒剂的面世，更进一步减小了剂量，而且能满足不宜进食糖类成分患者的需要。新的浸提方法、纯化工艺、制粒技术和新型辅料的应用以及质量控制和稳定性、生物利用度等的基础研究，为颗粒剂的更大发展提供了理论和实践基础。

二、颗粒剂的特点

(1)吸收快、作用迅速　颗粒剂临床服用时以水冲服，具有汤剂吸收较快、作用迅速的特点。

(2)应用方便　克服了汤剂临用时煎煮不便、服用量大等缺点，因其剂量较小且被固化，所以包装、运输、贮藏、携带、服用均较方便。

(3)质量稳定　颗粒剂是干燥固体制剂，理化性质稳定，克服了汤剂久置易霉败、变质、沉淀等不稳定现象。

(4)适口性较好　颗粒剂中加入了矫味剂，如糖粉、香精等，易为患者接受。

(5)自动化程度高　颗粒剂制备适于工业化大生产，且工艺稳定可靠。

(6)成本较高　颗粒剂制备工艺较散剂、汤剂、酊剂复杂，生产成本较高。

(7)易潮解　含有浸膏或以糖为赋形剂的颗粒剂极易吸湿潮解而结块甚至变质，对包装方法和包装材料要求高。

(8)机动性差　颗粒剂不能随症加减。

三、颗粒剂的分类

按其溶解性能和溶解状态，颗粒剂可分为：

1. 可溶颗粒剂

颗粒溶于水，临用时用一定量的水调配成澄清溶液，如板蓝根颗粒、夏桑菊颗粒等。

2. 混悬颗粒剂

颗粒含有不溶性药物细粉或饮片细粉，临用前加水或其他适宜的液体振摇即可分散成混悬液供口服，如小儿肝炎颗粒、青石颗粒等。

3. 泡腾颗粒剂

系指含有碳酸氢钠和有机酸，遇水可产生气体而呈泡腾状的颗粒剂，如山楂泡腾颗粒、阿胶泡腾颗粒等。

另外，化学药颗粒剂还可分为肠溶颗粒、缓释颗粒和控释颗粒等。

第二节　颗粒剂生产技术

一、可溶颗粒剂的生产技术

工艺流程：

提取⟶纯化$\xrightarrow{\text{辅料}}$制粒⟶干燥⟶整粒、分级⟶混合⟶(包衣)⟶分剂量⟶质量检查⟶包装

1. 提取

可溶颗粒剂一般多采用煎煮法提取有效成分，也可采用渗漉法、浸渍法及回流法等提取方法。含挥发油的饮片则宜采用“双提法”。新的浸提方法尚有超临界流体提取法、半仿生提取法、双向逆流提取法等。有条件的最好采用动态浸提新工艺。

2. 纯化

提取液的纯化常采用乙醇沉淀法，即将水煎液浓缩至一定浓度时(一般相对密度为1.05左右或浓缩至1 mL药液含原饮片1 g)，除另有规定外，加入等量乙醇，充分混合均匀，静置冷藏12 h以上，滤过，滤液回收乙醇后，再继续浓缩至清膏[相对密度为1.30～1.35(50～60℃)]。目前也有采用高速离心、微孔滤膜或超滤膜滤过、大孔树脂吸附、絮凝沉淀等方法去除杂质。纯化液也可直接喷雾干燥或用其他方法制成干膏。

3. 制粒

制颗粒是颗粒剂制备过程中关键的工艺技术，它直接影响到颗粒剂的质量。生产中常用制粒方法与设备详见第十五章。

4. 干燥

湿颗粒制成后，应及时干燥。久置，湿粒易结块变形。干燥温度一般以60～80℃为宜。静态干燥时温度应逐渐上升，否则颗粒的表面干燥过快，易结成一层硬壳而影响内部水分的蒸发；且颗粒中的糖粉骤遇高温时会熔化，使颗粒变得坚硬，尤其是糖粉与枸橼酸共存时，温度稍高更易黏结成块。颗粒的干燥程度应适宜，一般含水量应控制在5%以内。

5. 整粒、分级和混合

湿粒干燥后，可能会有部分结块、粘连。因此，干颗粒冷却后须再过筛。一般先用摇摆式颗粒机过一号筛将结块、粘连的颗粒碎解，此操作称整粒；将整粒后的颗粒过振荡筛除去不能通过一号筛的粗颗粒和能通过五号筛的细粉，使颗粒均匀，此操作称分级。

处方中的芳香挥发性成分，一般宜溶于适量乙醇中，雾化喷洒于干燥的颗粒上，密闭放置一定时间，待闷吸均匀后，才能包装。也可制成环糊精包合物后混入。

同一批号颗粒剂一般是分次进行制粒，为保证颗粒均匀性，需采用混合机混匀。

6. 包衣

为防潮、掩盖药物的不良气味，或为达到肠溶、缓释、控释等目的，可对颗粒包薄膜衣，必要时包衣颗粒要检查残留溶剂。

7. 分剂量

为便于保存和服用，检验合格的颗粒要进行分剂量。颗粒剂的分剂量有重量法、容量法。目前，工业生产一般采用自动颗粒包装机进行分装。分装按每服剂量的容积，采用量杯计量。

二、混悬颗粒剂的生产技术

混悬颗粒剂是将处方中部分饮片提取制成稠膏，其余饮片粉碎成细粉加入制成的颗粒剂，用水冲后不能全部溶解，而呈混悬性液体。饮片细粉通常兼有赋形剂作用。

工艺流程：

提取或部分饮片粉碎$\xrightarrow{\text{辅料}}$制粒⟶干燥⟶整粒、分级⟶混合⟶(包衣)⟶质量检查⟶包装

将含热敏性、挥发性成分或淀粉较多的饮片以及贵重细料药等粉碎成细粉，过六号筛备用；一般性中药饮片，以水为溶剂，煎煮提取，煎液(必要时纯化)浓缩至稠膏备用；将稠膏与饮片细粉及糖粉适量混匀。制粒、干燥、整粒、分级、混合、质量检查、包装等同可溶颗粒剂。这样既可以避免热敏性、挥发性成分损失，又节省辅料，降低成本。

三、泡腾颗粒剂的生产技术

泡腾颗粒剂中的酸与碱遇水产生二氧化碳，使颗粒快速崩散，具速溶性。同时，二氧化碳溶于水后呈酸性，能刺激味蕾，可达到矫味的作用。若再配以芳香剂和甜味剂等，可得到碳酸饮品的味觉。常用作泡腾崩解剂的有机酸有枸橼酸、酒石酸、富马酸、己二酸、苹果酸等，弱碱有碳酸氢钠、碳酸钠、碳酸氢钾、碳酸钾、碳酸钙等。最常用的有机酸是枸橼酸；最常用的弱碱是碳酸氢钠、碳酸钠、碳酸氢钾。酸的用量往往超过理论用量，以利于颗粒剂可口、稳定。

泡腾颗粒中的药物应是易溶性的，加水产生气泡后应能溶解。泡腾颗粒应溶解或分散于水中后服用。制备时通常采用湿法制粒，将酸和碱分别制粒，干燥后混合。

工艺流程：

提取──→纯化──→清膏 ↗ 1/2(清膏＋辅料) ──有机酸──→ 制粒──→干燥、整粒、分级 ↘

提取──→纯化──→清膏 ↘ 1/2(清膏＋辅料) ──弱碱──→ 制粒──→干燥、整粒、分级 ↗

混合──→质量检查──→包装

即按可溶颗粒剂的制法将处方中的清膏和辅料，分成两等份。一份中加入有机酸制成干燥的酸性颗粒，另一份中加入弱碱制成干燥的碱性颗粒，再将上述两种颗粒混匀，即得。

也可将清膏制成干粉，采用干法制粒、非水制粒、流化喷雾制粒或微囊化制粒(即将弱碱用PEG包合后再与酸性成分一起制粒)等。

四、颗粒剂的质量检查、包装与贮藏

(一)质量检查

颗粒剂应进行外观、性状、粒度、水分、溶化性、装量差异、装量、鉴别、含量测定、微生物限度等检查，均应符合规定。

(二)包装与贮藏

中药颗粒剂中含有较多的清膏和糖粉，极易吸湿软化，以至结块霉变，故应选用不易透气、透湿的包装材料，如复合铝塑袋、铝箔袋或不透气的塑料瓶等密封包装，并应在干燥处贮存，防止受潮。

颗粒剂的制备实例见第十篇技能训练篇实训七“颗粒剂的制备技术”。

复习思考题

1. 试述颗粒剂的含义、特点。
2. 简述可溶颗粒剂、混悬颗粒剂、泡腾颗粒剂的生产工艺流程。

第十四章

胶囊剂生产技术

知识目标

- 了解胶囊剂的分类、肠溶胶囊剂的生产技术。
- 掌握胶囊剂的含义、特点。
- 掌握硬胶囊剂、软胶囊剂的生产技术。

技能目标

- 明确肠溶胶囊剂的生产技术。
- 能够解释胶囊剂的含义、特点。
- 会制备硬胶囊剂、软胶囊剂。

第一节　概　　述

一、胶囊剂的含义

胶囊剂系指饮片用适宜的方法加工后，加入适宜的辅料填充于明胶空心胶囊或密封于软质囊材中的制剂。胶囊剂是由改善服药方法发展起来的一种剂型。

二、胶囊剂的特点

1. 病人服药依从性好

胶囊壳能掩盖药物不良臭味，外形整洁美观，便于服用，加之携带方便，患者易于接受。

2. 生物利用度高

胶囊剂中的药物多以粉末或颗粒状态直接填装于囊壳中，不受压力等因素的影响，所以在胃肠道中迅速分散、溶出和吸收，其生物利用度高于丸剂、片剂等剂型。

3. 稳定性好

药物因装在胶囊壳中与外界隔离，避开了水分、空气、光线的影响，对不稳定的药物有一定程度上的遮蔽、保护与稳定作用。

4. 缓释、控释或迟释药物

可将药物按需要制成缓释颗粒装入明胶空心胶囊中，达到缓释延效作用；也可将药物制成颗粒后通过包衣而达到控释或肠溶迟释等目的。

5. 弥补其他固体制剂的不足

含油量高的药物或液态药物难以制成丸剂、片剂等，但可制成软胶囊剂。

6. 便于识别

可在囊壳上印字或采用不同着色便于识别。

7. 有些药物不能制成胶囊剂

(1)能溶解囊壳的药物　如药物的水溶液或乙醇溶液，水和乙醇能使明胶囊壳溶解。

(2)刺激性药物　易溶性药物，如氯化物、溴化物、碘化物等以及小剂量的刺激性药物，因胶囊在胃中溶解后局部药物浓度高而刺激胃黏膜。

(3)易风化的药物　其风化时释出的水分可使胶囊壳变软。

(4)吸湿性药物　可使囊壳缺失水分而变脆。

(5)老人或儿童用药　因胶囊壳吞咽困难。

三、胶囊剂的分类

根据囊壳的差别，通常将胶囊剂分为硬胶囊剂和软胶囊剂(亦称为胶丸)两大类。当然，亦可根据用途的特殊性，进一步将肠溶胶囊剂归为第三类。近年来，为适应临床需要，出现的缓控释胶囊剂、粉雾胶囊剂等归为第四类。

1. 硬胶囊剂

系指将提取物、提取物加饮片细粉或饮片细粉与适宜辅料制成的均匀粉末、细小颗粒、小丸、半固体或液体，填充于明胶空心胶囊中的胶囊剂。明胶空心胶囊呈圆筒状，是由帽和体两节套合的质硬且具有弹性的空囊，如感冒康胶囊等。

2. 软胶囊剂

系指提取物、液体药物或与适宜辅料混匀后用滴制法或压制法密封于软质囊材中的胶囊剂，如牡荆油胶丸等。

3. 肠溶胶囊剂

系指不溶于胃液，但能在肠液中崩解或释放的胶囊剂，如龙血竭胶囊(肠溶)、消栓肠溶胶囊等。

4. 其他胶囊剂

(1)缓释胶囊剂　系指在水中或规定的介质中缓慢非恒速释放药物的胶囊剂。

(2)控释胶囊剂　系指在水中或规定的介质中缓慢地恒速或接近恒速释放药物的胶囊剂。

(3)粉雾胶囊剂　系将药物粉末装入胶囊后，放入专用推进器内，使用前使胶壳穿孔，推动推进器供患者吸入囊内粉末的胶囊剂。

(4)泡腾胶囊剂　将药物与辅料制成泡腾颗粒装入囊壳，用药后胶囊壳溶解，内容药物经泡腾作用而溶出。

(5)直肠和阴道胶囊　多为软胶囊，因为软胶囊有弹性，适于放入腔道使用。但这类胶囊远不如口服胶囊应用广泛。

第二节　胶囊剂生产技术

一、硬胶囊剂的生产技术

工艺流程：

明胶空心胶囊的选择、药物的处理 ⟶ 填充 ⟶（封口）⟶ 抛光 ⟶ 质量检查 ⟶ 包装

(一)明胶空心胶囊的规格与选择

明胶空心胶囊由专业厂家生产，市售明胶空心胶囊可满足机械填充要求。明胶空心胶囊主要成囊材料为明胶，也可使用甲基纤维素、海藻酸钠、海藻酸钙、聚乙烯醇、变性明胶及其他高分子材料，以改变其溶解性或达到肠溶的目的。另外还需添加附加剂，如增塑剂甘油、山梨醇等，增稠剂琼脂等，遮光剂二氧化钛等，着色剂食用色素等，防腐剂尼泊金等。

1. 明胶空心胶囊的规格

明胶空心胶囊的规格从小到大分为：5 号、4 号、3 号、2 号、1 号、0 号、00 号、000 号八种，其容积为 0.13～1.42 mL，通常可填充 50 mg～1 g 的粉末。填充量主要由粉末的密度所决定，常用的明胶空心胶囊规格是 0～5 号。随着号数由小到大，容积由大到小。其质量应符合《中国药典》二部明胶空心胶囊项下要求。

2. 明胶空心胶囊的选择

由于药物填充多用容积控制，而药物的密度、晶型、颗粒大小不同，所占的容积亦不同，故应通过试装按药物一个剂量所占容积来选用最小容积的明胶空心胶囊。

(二)药物的填充

1. 药物的处理

硬胶囊中填充的药物一般是固体，如粉末、颗粒、小丸、小片、细粒、结晶，或粉末加小片、粉末加小丸等，随着胶囊制备技术和设备的改进，近年也出现了填充药物为油状液体、糊状半固体的硬胶囊剂。

(1)固体药物的处理　剂量极小，尤其含有毒麻药物时，需粉碎成细粉加入稀释剂后填充；剂量小的或细料药等，可直接粉碎成细粉，过六号筛，混匀后直接填充或制粒后填充；剂量较大者可先将部分饮片粉碎成细粉，其余饮片经提取浓缩成稠膏后与细粉混匀，干燥，研细，过筛，混匀后填充；也可将全部饮片经提取浓缩成稠膏后加适当辅料，制成微小颗粒，经干燥混匀后

填充;如处方组成中尚含有结晶性有效成分药物时,亦应先研成细粉再与群药细粉混匀后填充。

(2)液体、半固体药物的处理 硬胶囊填充液体、半固体药物这种技术不仅使硬胶囊成为软胶囊的替代品,而且能改善均匀度,克服粉尘飞扬导致的交叉污染,通过固体溶液或缓释技术控制药物释放。为避免药物泄漏,常用具有触变或熔融性质的配方填料,使药物填料仅在填充过程中因切变力增加或热作用而液化,随后切变力减小或冷却而立即固化。熔融性质配方选用适宜熔点的蜂蜡、液状石蜡等,可使药物固态分散提高溶出度。触变性配方常由 Miglyol 油(辛酸、癸酸和琥珀酸三甘油酯)或 Imwitor 油(辛酸、癸酸和琥珀酸单双甘油酯)加 1%~6%微粉硅胶组成。

2. *药物填充方法*

硬胶囊填充场所环境条件一般应控制温度为 18~24℃,相对湿度为 35%~45%,以保证胶囊壳的含水量不致有大的变化。

一般小量制备时,可手工操作:先将药物粉末置于洁净平面,铺成一定厚度压紧,手持明胶空心胶囊,囊体口向下插入药粉中使粉末嵌入胶囊,反复数次至胶囊填满,称重合格后即可将胶囊帽套上。当制备量稍多时,可借助于胶囊填充器填充。因手工填充效率低,且装量差异不易控制,容易造成微生物污染等,大量生产一般使用胶囊自动填充机,见图 14-1。工作流程为:送囊──→胶囊体、帽分离──→剔除废囊──→填充药物──→锁囊──→出囊。

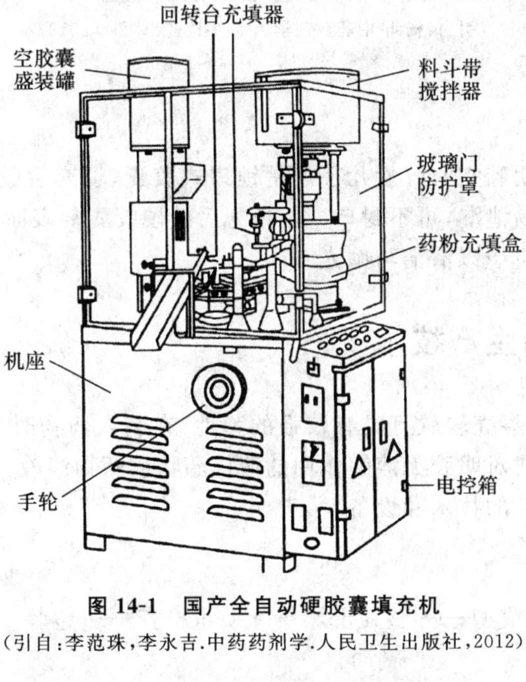

图 14-1 国产全自动硬胶囊填充机

(引自:李范珠,李永吉.中药药剂学.人民卫生出版社,2012)

目前,各类胶囊填充机填充药物的方式主要有以下几种,见图 14-2:(a)和(b)两种方式对药粉要求不高,不易分层即可;(c)适合于自由流动性很好的药粉或颗粒;(d)适用于聚集性较强的结晶(如针状结晶)或易吸湿的药物(如中药浸膏);此外尚有液体、半固体填充机,常利用定量泵填充药物。可根据药粉的流动性、聚集性、吸湿性、粉粒的粗细状态及生产量等选择机器填充方式和型号,以确保填充的质量和生产效率。

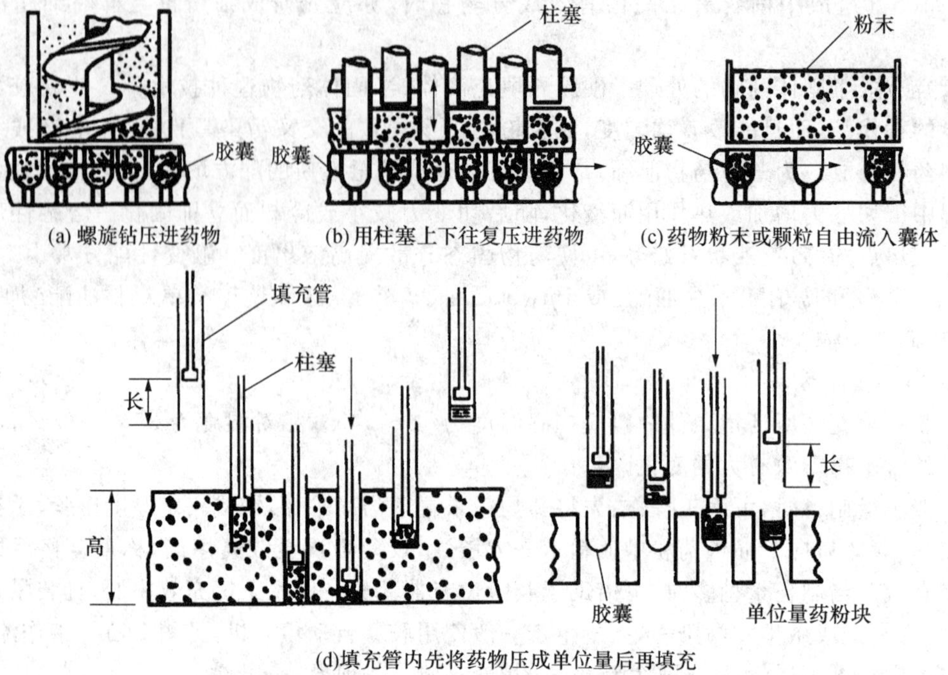

图 14-2　硬胶囊自动填充机类型

（引自：杨明.中药药剂学.中国中医药出版社，2013）

(三)抛光

目前生产上使用的明胶空心胶囊几乎均是锁口式胶囊，填充后胶囊帽与体套合后咬合锁口，其密闭性好，药粉不易泄漏，可不封口。但填充后的硬胶囊剂表面及套合处往往粘有药粉，可使用胶囊(片剂)抛光机予以清洁与抛光。

二、软胶囊剂的生产技术

软胶囊又称胶丸，胶囊壳较软且具有较强的弹性，在装入药物时一次成型，封闭严密。软胶囊中可填充各种油类或对明胶无溶解作用的液体药物或药物溶液。近年来也出现了在软胶囊中填充固体粉末或颗粒的技术和设备。

工艺流程：

囊材的配制、药物的处理 ──→ 成型 ──→ 整丸干燥 ──→ 质量检查 ──→ 包装

(一)囊材配制

软胶囊剂的囊壳材料也主要为明胶，增塑剂如甘油、山梨醇或两者混合物等，其他辅料可加入防腐剂、遮光剂、色素等。软胶囊囊壳弹性大小与明胶、增塑剂和水所占的比例有关，通常干明胶∶干增塑剂∶水为1∶(0.4～0.6)∶1，增塑剂所占比例要比硬胶囊中高。

配制时，称取明胶，加纯化水使之充分吸水膨胀、溶解，加入甘油等辅料，搅拌使其完全溶

解均匀，并加热除去多余水分使黏度达到规定要求。注意甘油量和水量都与软胶囊成品的硬度、弹性和强度有关，必须严格控制。

(二)药物的处理

软胶囊中的药物可以是各种油类或对明胶无溶解作用的液体药物或混悬液，也可以是固体药物。药物含水量超过5%，或含低相对分子质量水溶性或挥发性有机物如乙醇、羧酸、胺类或酯类等，均能使软胶囊软化或溶解，因而此类物质不宜填充。醛类可使明胶变性，也不能填充。液体药物可用磷酸盐、乳酸盐等缓冲液调整，使pH控制在4.5～7.5之间，因强酸性可引起明胶的水解而泄漏，强碱性可引起明胶变性而影响溶解释放。

1. 液体药物和药物溶液

油一般作为分散介质，油或脂溶性药物溶解分散为药物溶液，比混悬液更易包裹，具有较好的物理稳定性和较高的生物利用度。如药物是亲水的，可在药物中保留3%～5%的水分。

2. 混悬液和W/O型乳状液

混悬液是固体粉末(五号筛以下)混悬分散在油状基质(植物油或挥发油)或非油状基质(聚乙二醇、聚山梨酯80、丙二醇和异丙醇等)中，还应加有助悬剂。对于油状基质，通常使用的助悬剂是10%～30%的油蜡混合物(比例为氢化大豆油∶黄蜡∶短链植物油1∶1∶4)；对于非油状基质，则常用1%～15%聚乙二醇4000或聚乙二醇6000。有时还可加入抗氧剂、表面活性剂来提高软胶囊剂的稳定性与生物利用度。软胶囊剂只能填充W/O型乳状液。含油类药物的胶囊尽可能使其含水量降低，防止制备贮藏时影响软胶囊质量，这类药物加入食用纤维素往往能克服水分的影响。

3. 固体药物

多数固体粉末或颗粒也可包成胶丸，药物粉末应通过五号筛并需混合均匀，但需要专用胶丸，一般应用不多。

(三)制备

软胶囊剂的制法可分为压制法和滴制法两种。用压制法制备的为有缝胶丸，用滴制法制备的为无缝胶丸。

1. 压制法

系将胶液制成厚薄均匀的胶片(胶带)，再将药物置于两块胶片之间，用钢板模或旋转模压制成软胶囊的方法。生产上主要采用旋转模压法制备软胶囊，滚模式压囊机工作原理见图14-3。软胶囊的形状由模具决定，常见的有圆形、椭圆形等。本法成品率较高，装量差异小，产量大，可连续化自动生产。

2. 滴制法

系指采用滴丸机制备软胶囊的方法。滴制法工作原理见图14-4。即将配好的胶液与油状药液两相经滴丸机的双层喷头，使两相以不同速度喷出，使一定量的明胶液将定量的药液包裹后，滴入另一种不相混溶的冷却液中，胶液接触冷却液后由于表面张力作用形成球状体，并逐渐凝固成胶丸，取出，整丸干燥，即得。该法具有成品率高、装量差异小、产量大、成本较低的优点。滴制时，明胶液的处方组成比例、胶液的黏度、药液和胶液及冷却液三者的密度、胶液和药液及冷却液的温度、滴头的大小、滴制速度、软胶囊剂的干燥温度等因素均会影响软胶囊的质量。应在实际生产过程中，根据不同的品种特点，经过试验确定最佳的工艺条件。

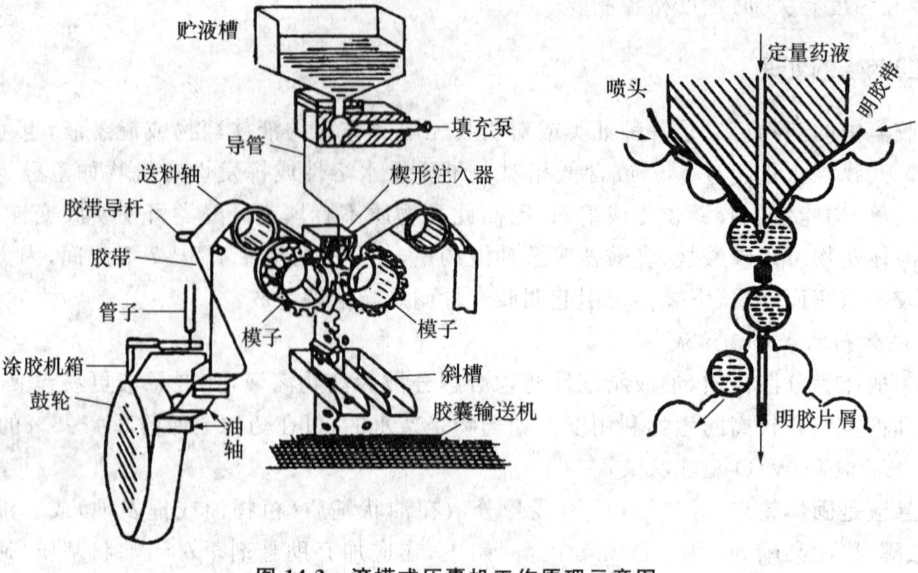

图 14-3　滚模式压囊机工作原理示意图

（引自：李范珠，李永吉.中药药剂学.人民卫生出版社，2012）

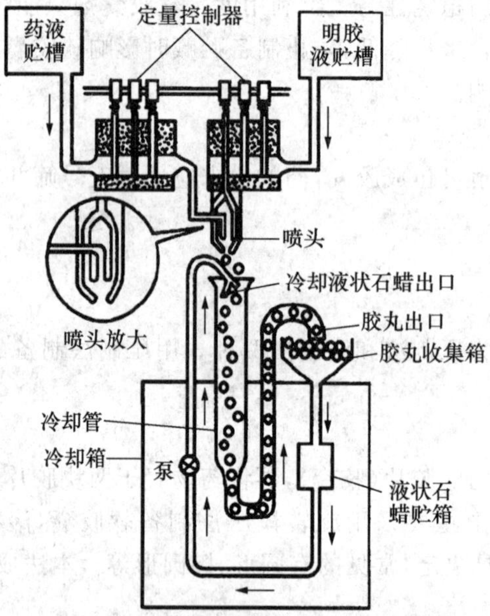

图 14-4　软胶囊滴制法工作原理示意图

（引自：李范珠，李永吉.中药药剂学.人民卫生出版社，2012）

三、肠溶胶囊剂的生产技术

可用适宜的肠溶材料制备而得，也可用经肠溶材料包衣的颗粒或小丸填充胶囊而制成。其囊壳不溶于胃液或囊壳溶于胃液而内容物的包衣层不溶于胃液，但能在肠液中崩解而释放活性成分。适用于一些具有辛臭味、刺激性，或遇酸不稳定，或需在肠内溶解、释放的药物。

目前制备肠溶胶囊的方法主要有以下几种：

1. 在胶囊上包衣

即在明胶囊壳上涂上肠溶材料，如邻苯二甲酸醋酸纤维素(CAP)、虫胶、肠溶型聚丙烯酸树脂等。可用流化床包衣，先将聚维酮(PVP)、CAP溶液喷于胶囊上作为底衣层，以增加其黏附性，然后用CAP、蜂蜡等进行外层包衣，可以改善单用CAP包衣后“脱壳”的缺点。国内已有生产可在不同肠道部位溶解的肠溶明胶空心胶囊，如普通肠溶明胶空心胶囊和结肠肠溶明胶空心胶囊，可将药物填充到肠溶明胶空心胶囊内。

2. 胶囊内容物包衣

将药物(颗粒或小丸等)包上肠溶衣后再装于明胶空心胶囊中。此种胶囊虽在胃中溶解，但内容物在胃中不溶，只能在肠道中溶解释出。

3. 软胶囊包衣

药物先制成软胶囊，再用肠溶材料包衣，包衣后其肠溶性较稳定，抗湿性也好。

四、胶囊剂的质量检查、包装与贮藏

(一)质量检查

胶囊剂应进行外观、性状、水分、装量差异、崩解时限、鉴别、含量测定、微生物限度等检查，均应符合规定。

(二)包装与贮藏

胶囊剂易受温度、湿度的影响。在温度较高，相对湿度大于60%的环境中，胶囊易变软、发黏而膨胀，容易滋长微生物，甚至发生溶化；而过分干燥的贮藏环境可使胶囊壳失去水分而脆裂。因此选择合适的包装材料和贮藏条件非常重要。

胶囊剂可采用密封性好的玻璃瓶、塑料瓶、铝塑泡罩、双铝等包装。

胶囊剂应密封，置阴凉干燥处贮藏。即贮藏环境温度不超过20℃，相对湿度不超过45%，防止发霉、变质。

胶囊剂的制备实例见第十篇技能训练篇实训八“胶囊剂的制备技术”。

复习思考题

1. 试述胶囊剂的含义、特点。
2. 哪些性质的药物不宜制成硬胶囊剂？
3. 简述硬胶囊剂的生产工艺流程。
4. 软胶囊剂的生产技术有哪些？

第十五章

片剂生产技术

知识目标

- 理解片剂辅料的种类与应用。
- 掌握片剂包衣的目的、方法和种类及常用的包衣物料。
- 掌握片剂的含义、特点、生产技术。

技能目标

- 明确片剂辅料的种类和应用。
- 明确包衣的目的、包衣方法、包衣材料的应用。
- 明确片剂的含义、特点。
- 能够解决压片过程中出现的常见问题。
- 会用湿法制颗粒压片、干法制颗粒压片、粉末直接压片。

第一节 概 述

一、片剂的含义

片剂系指提取物、提取物加饮片细粉或饮片细粉与适宜的辅料混匀压制或用其他方法制成的圆片状或异形片状的制剂。

中药片剂的研究和生产始于20世纪50年代，它是在汤剂、丸剂等传统剂型的基础上改进而成。

二、片剂的特点

片剂具有如下特点：①剂量准确。只要处方设计合理、工艺过程理想，片剂的主药含量差异较小。②质量稳定。片剂为固体制剂，且易氧化变质或易潮解的药物可借包衣加以保护。③机械化程度高，产量大，成本低。④运输、携带、贮存、使用方便。⑤能适应临床的不同需求，可通过技术手段达到缓控释或迟释的目的。⑥通常片剂的溶出度及生物利用度较丸剂好。⑦片剂中需加入若干赋形剂，并经过压缩成型，溶出度较散剂、颗粒剂及胶囊剂差，影响其生物利用度。⑧儿童及昏迷病人不易吞服。⑨某些中药片剂易引湿受潮，含有挥发性成分的片剂久贮含量下降。

三、片剂的分类

(一)按给药途径结合制备方法与作用分类

1. 口服片

系指通过口腔吞咽、在胃肠道崩解吸收而发挥疗效的片剂。是应用最广泛的一类片剂，有很多种类。

(1)普通片　又称素片，系指药物与辅料直接混合压制而成的片剂，一般指未包衣的片剂。如银翘解毒片、安胃片等。

(2)包衣片　系指在片芯(普通片)外包上衣膜的片剂。根据包衣膜不同，包衣片又分为糖衣片、薄膜衣片、肠溶衣片。如元胡止痛片(糖衣片)、复方丹参片(薄膜衣片)、龙血竭片(肠溶衣片)等。

(3)多层片　系指由两层或多层组成的片剂。各层可含不同的药物，也可含相同的药物但辅料不同。多层片分为上下两层或多层，内外两层或多层。

(4)泡腾片　系指含有碳酸氢钠和有机酸，遇水可产生气体而呈泡腾状的片剂。泡腾片中的药物应是易溶性的，加水产生气泡后应能迅速溶解，达到速效、高效的目的。可口服，如大山楂泡腾片；也可植入，如避孕片。

(5)咀嚼片　系指于口腔中咀嚼后吞服的片剂。如干酵母片、乐得胃片等。

2. 口腔用片

系指不经胃肠道吸收的片剂。

(1)含片　又称口含片，系指含于口腔中缓慢溶化产生局部或全身作用的片剂。含片中的药物应是易溶性的，主要起局部消炎、杀菌、收敛、止痛或局部麻醉作用。如四季青消炎喉片、银黄含片等。

(2)舌下片　系指置于舌下能迅速溶化，药物经舌下黏膜吸收发挥全身作用的片剂。此类片剂不经胃肠道吸收，呈速效作用，并可避免肝脏的首过作用。如硝酸甘油片、黄杨宁舌下片等。

(3)口腔贴片　系指粘贴于口腔，经黏膜吸收后起局部或全身作用的片剂。如冰硼贴片、口腔溃疡灵贴片等。

3. 外用片及其他片剂

(1)阴道片与阴道泡腾片　系指置于阴道内应用的片剂。主要起局部消炎杀菌作用，也可用于性激素类药物。如灭敌刚片、鱼腥草素泡腾片等。

(2)可溶片　系指临用前能溶解于水的非包衣片或薄膜包衣片剂。可供口服、外用、含漱等。一般供医疗单位漱口、消毒或洗涤伤口使用，故又称调剂用片。如供滴眼用的白内停片、供漱口用的复方硼砂漱口片。

(3)分散片　系指在水中能迅速崩解并均匀分散的片剂。分散片中的药物应是难溶性的。分散片可加水分散后口服，也可将分散片含于口中吮服或吞服。如阿司匹林分散片、罗红霉素分散片等。

(4)肠溶片　系指用肠溶性包衣材料进行包衣的片剂。如吉如心片、痢速宁片等。

(5)缓控释片　缓释片系指在规定的释放介质中缓慢地非恒速释放药物的片剂。如正清风痛宁缓释片、复方丹参缓释片等。

控释片系指在规定的释放介质中缓慢地恒速释放药物的片剂。如大黄控释片、灯盏花素控释片等。

(6)微囊片　系指固体或液体药物利用微囊技术制成干燥的粉粒，经压制而成的片剂。如牡荆油微囊片。

另外还有植入片、皮下注射用片等皮下给药片剂。

(二)按原料特性分类

1. 全粉片

系指将处方中全部饮片粉碎成细粉作为原料，加适宜的辅料制成的片剂。如参茸片、安胃片等。

2. 半浸膏片

系指将部分饮片细粉与稠浸膏混合制成的片剂。如复方丹参片、银翘解毒片等。此类型片剂在中药片剂中占的比例最大。

3. 浸膏片

系指将饮片用适宜的溶剂和方法提取制得浸膏，以全量浸膏制成的片剂。如丹参片、穿心莲片等。

4. 提纯片

系指将处方中饮片经过提取，得到单体或有效部位，以此提纯物细粉作为原料，加适宜的辅料制成的片剂。如北豆根片、正清风痛宁片等。

第二节　片剂的辅料

为了保证片剂的顺利制备和质量，在片剂制备过程中通常需要加入附加剂（亦称辅料）。片剂的辅料系片剂内除主药以外的一切附加物料的总称，可起填充、黏合、润湿、吸收、崩解和润滑等作用。根据需要还可加入矫味剂、芳香剂或着色剂等附加剂，以提高患者的依从性。

根据各种附加剂所起的作用不同，可将附加剂分为四类进行讨论。

一、稀释剂与吸收剂

稀释剂的主要用途是增加片剂的质量或体积，亦称为填充剂。加入稀释剂一是可保证一定的片剂质量，二是可以减小药物成分的剂量偏差，并改善药物的流动性、可压性等。若原料中含有较多的挥发油或其他液体，则需要加入适当的附加剂吸附后再压制成片，此类附加剂又称为吸收剂。常用的稀释剂与吸收剂有以下几种：

1. 淀粉

淀粉有玉蜀黍淀粉、木薯淀粉，其中常用的是玉蜀黍淀粉。淀粉为白色粉末，无臭。在冷水或乙醇中均不溶解。淀粉的性质稳定，可与大多数药物配伍，是片剂中常用的稀释剂。但淀粉的可压性较差，压制的片剂硬度较差，且有膨胀倾向，因此一般不单独使用，常与可压性较好的糖粉、糊精、乳糖等混合使用。某些酸性较强的药物，不适宜用淀粉作填充剂，以免湿颗粒在干燥过程中使淀粉部分水解，而影响片剂质量。

2. 糖粉

系指蔗糖经粉碎而成的白色粉末，味甜。其优点是黏合力强，可用来增加片剂的硬度，使片剂的表面光滑美观。缺点是吸湿性较强，若用量过多，片剂将随贮存时间的推移而变硬，造成崩解或溶出困难。另外遇碱性物质将变为棕色，能使维生素 C 片变黄或使对氨基水杨酸变软等。作为矫味剂，可用于口含片和咀嚼片等，掩盖不良气味；由于其具有较强的黏结力，可用于全粉片和其他疏松或纤维性较强的药物制成的片剂中。

3. 糊精

是由淀粉或部分水解的淀粉，在干燥状态下经加热改性而制得的聚合物。为白色或类白色的无定形粉末，无臭，味微甜。在冷水中溶解较慢，较易溶于热水，不溶于乙醇。糊精具有较强的黏结性，将其混合于处方中，加水、稀醇或淀粉浆混合后，即产生黏合作用。糊精用量过多会使颗粒变硬，造成压制的片剂出现麻点，影响片剂的外观，并能影响崩解时限，因此糊精一般不单独使用，常与糖粉、淀粉配合使用。糊精黏性较糖粉弱，其作用主要是使药物粉末表面黏合，因此不适宜纤维性强和弹性大的药物。

4. 乳糖

为白色结晶性颗粒或粉末，无臭，味微甜，在水中溶解，在乙醇中不溶。乳糖性能优良，无吸湿性，可压性好，压成的片剂光洁美观，对含量测定的影响较小，有良好的药物溶出速率，在贮存时一般不延长成品的崩解时限。乳糖性质稳定，可与大多数药物配伍，是片剂优良的填充剂。由喷雾干燥法制得的乳糖为非结晶性、球形乳糖，流动性、可压性良好，可供粉末直接压片。由于乳糖价格高，在片剂中应用较少，多用淀粉∶糊精∶糖粉(7∶1∶1)代替，其可压性较好，但片剂外观、药物溶出不如乳糖。

5. 预胶化淀粉

亦称为可压性淀粉，是由玉蜀黍淀粉经全部胶化或部分胶化而成。不溶于有机溶剂，微溶于冷水。国产的预胶化淀粉是部分预胶化淀粉，具有良好的流动性、可压性、自身润滑性和干黏合性，弹性复原率小，有一定的冷水可溶性，并有较好的崩解作用。可增加片剂的硬度，减少脆碎度，可用于粉末直接压片。预胶化淀粉还可替代淀粉制备淀粉浆，其黏性略强于一般淀粉浆，而且具有溶于温水，不需煮沸的优点。

6. 微晶纤维素(MCC)

系由纯棉纤维经部分水解制得的晶体粉末,白色,无臭,无味,不溶于水。具有较强的结合力与良好的可压性,且具有良好的崩解作用,是片剂优良的填充剂,可用于粉末直接压片。本品不适用于对水敏感的药物如阿司匹林、青霉素、维生素类等。

7. 其他

碳酸钙、磷酸氢钙、硫酸钙、氢氧化铝凝胶粉、活性炭等均可作为片剂的吸收剂或稀释剂,尤其适用于含挥发油或脂肪油较多的中药片剂。注意不可与酸性药物配伍。

甘露醇在口中溶解时吸热,使口腔清凉有舒适感,因此特别适合于咀嚼片和口含片。山梨醇味甜且清凉,易溶于水,较适于咀嚼片。甘露醇与山梨醇二者常配合使用。

二、润湿剂与黏合剂

润湿剂系指本身没有黏性,但能诱发待制粒物料的黏性,以利于制粒的液体。黏合剂系指对无黏性或黏性不足的物料给予黏性,从而使物料聚结成粒的辅料。常用的润湿剂和黏合剂有以下几种:

1. 纯化水

纯化水是在制粒中较常用的润湿剂,适用于在水中不易溶解,遇水不变质,对热稳定,且能产生一定黏性的药物。注意操作时水要缓缓加入,使物料润湿均匀,以免产生结块现象。

2. 乙醇

乙醇可用于遇水易分解的药物或遇水黏性太大的药物。凡具有较强黏性的药物,如中药浸膏的制粒或生化制品等遇水易结块的药物的制粒常用不同浓度的乙醇溶液作润湿剂。黏性越强的药物,所用乙醇的浓度越高,随着乙醇浓度的增大,润湿后所产生的黏性降低。乙醇的常用浓度为30%～70%。

3. 淀粉浆

本品是淀粉在水中受热后糊化而得,常用浓度为5%～15%。淀粉浆的制法主要有煮浆法和冲浆法两种。煮浆法是将淀粉混悬于全部量的水中,在夹层容器中加热并不断搅拌,直至糊化;冲浆法是将淀粉混悬于少量(1～1.5倍)水中,然后根据浓度要求冲入一定量的沸水,不断搅拌糊化而成。淀粉价廉易得,且黏合性良好,是制粒中比较常用的黏合剂,可用于大多数药物。

4. 甲基纤维素(MC)

本品具有良好的亲水性,在冷水中膨胀可形成黏稠的胶体溶液,应用于水溶性及水不溶性物料的制粒,颗粒的压缩成型性好,且不随时间变硬,可改进片剂的崩解或溶出速率。一般浓度为1%～20%。

5. 羟丙甲纤维素(HPMC)

本品溶于冷水,不溶于热水。作为黏合剂,一般用量为2%～5%。

6. 羧甲基纤维素钠(CMC-Na)

本品溶于水成胶状溶液,不溶于乙醇。作为黏合剂,常用浓度为1%～2%。但制备的片剂崩解时间长,且随时间变硬,常用于可压性较差的药物。

7. 乙基纤维素(EC)

本品不溶于水,溶于乙醇等有机溶剂。本品的黏性较强,常用浓度为 2%～10%。但对片剂的崩解及药物的释放有阻滞作用,目前常用作缓释、控释片剂的黏合剂。

8. 聚维酮 K30

本品能溶于水和乙醇成为黏稠胶状溶液,具有良好的黏结性。对于湿热较敏感的药物,可用聚维酮 K30 3%～15%乙醇溶液作黏合剂。对于疏水性药物,可用聚维酮 K30 10%左右水溶液作黏合剂,有利于药物的崩解和溶出。聚维酮 K30 的无水乙醇溶液可用于泡腾片中酸碱混合粉末的制粒,聚维酮 K30 还可用作直接压片的干燥黏合剂。其缺点是吸湿性强。

9. 阿拉伯胶浆、明胶浆

这两种胶浆黏合力均大,压成的片剂硬度也大。适用于松散药物(如全粉片)或要求硬度比较大的片剂,如口含片。常用浓度阿拉伯胶浆为 10%～20%,明胶浆为 10%～15%。使用时必须注意浓度和用量。当浓度过大或用量过多时,会影响片剂的崩解时限。

10. 糖浆、饴糖、炼蜜、液状葡萄糖

这 4 种液体黏性都很强,适用于纤维性强、质地疏松或弹性较大的药物。糖浆一般浓度为 50%～70%(g/g)。糖浆还可与淀粉浆混合使用,制成混合浆。酸性或碱性较强的药物不宜用糖浆制粒。饴糖俗称麦芽糖,常用浓度为 25%或 75%,本品呈浅棕色稠厚状液体,不宜用于白色片剂,制成的颗粒不易干燥,压成的片子易吸潮。经 105～110℃炼制的蜂蜜是很好的黏合剂,其性质与饴糖大致相似。液状葡萄糖常用浓度有 25%与 50%两种。本品对易氧化药物如亚铁盐等有稳定作用;本类黏合剂有引湿性,颗粒不易干燥,压成的片子也易吸潮。

三、崩解剂

崩解剂是促使片剂在胃肠液中迅速崩解成细小颗粒,增加药物溶出的辅料。由于片剂是在高压下压制而成,因此空隙率小,结合力强,很难迅速溶解。加入崩解剂,可使片剂迅速崩解,除了缓释片、控释片、口含片、咀嚼片、舌下片、植入片等有特殊要求的片剂外,一般均需加入崩解剂。特别是对难溶性药物来说,崩解和溶出是药物在体内吸收的限速阶段,其片剂能否快速崩解成细粉意义重大。

(一)常用的崩解剂

1. 干燥淀粉

是应用最广泛的崩解剂,常用量为处方总量的 5%～20%。干燥淀粉是将淀粉于 100～105℃条件下进行干燥,使含水量在 8%～10%。干燥淀粉的吸水性较强,由于其在片剂中有形成毛细管吸水作用和本身的吸水膨胀作用,而发挥崩解作用。淀粉适用于水不溶性或微溶性药物的片剂,而对易溶性药物的崩解作用较差。

2. 羧甲淀粉钠(CMS-Na)

为白色或类白色粉末,有引湿性。其特点是吸水膨胀作用非常显著,其吸水后体积可膨胀 200%～300%,是一种性能优良和应用广泛的崩解剂。羧甲淀粉钠具有良好的可压性,用它作为崩解剂不仅可加快片剂的崩解,而且可增加片剂的硬度。一般用量为 1%～8%。本品可用于粉末直接压片。

3. 低取代羟丙纤维素(L-HPC)

为白色或类白色结晶性粉末，在水和有机溶剂中不溶，但由于具有很大的表面积和孔隙率，在水中可溶胀，是较常用的一种崩解剂。其一般用量为2%～5%，可内加，也可外加或内外加。此外，L-HPC还具有黏结作用，可增大用量作为填充剂用于湿法制粒，故不仅可促进片剂的崩解，改善其溶出速率，提高药物的生物利用度，也可提高片剂的硬度。

4. 泡腾崩解剂

是专用于泡腾片剂的特殊崩解剂，常用的是由碳酸氢钠或碳酸钠与枸橼酸、酒石酸或富马酸组成的混合物。

此外，交联羧甲基纤维素钠(CCNa)、交联聚维酮(PVPP)、酶类、表面活性剂、饮片细粉、微晶纤维素、海藻酸钠均具有良好的崩解性能。

(二)崩解剂的加入方法

崩解剂的加入方法不同，作用也不同。常见的加入方法有外加法、内加法和内外加法。

1. 外加法

是将崩解剂加到经整粒后的干颗粒中。崩解剂存在于颗粒之外，因而水分易于透过，且崩解迅速。片剂的崩解发生在颗粒之间，不易崩解成粉粒，不利于药物的溶出。

2. 内加法

是在制粒前加入，将崩解剂与其他物料混匀后，制粒。片剂的崩解稍慢，但一经崩解，便成粉粒，有利于药物的溶出。

3. 内外加法

是将崩解剂分成两部分，内加一部分，外加一部分，可使片剂既能迅速崩解又能崩解成粉粒，从而达到良好的崩解和溶出效果。内外加法集中了前两种方法的优点。通常内加崩解剂的量占崩解剂总量的50%～75%，外加崩解剂量占崩解剂总量的25%～50%。

四、润滑剂

压片前，药物干颗粒或粉末中应加入适量的具有润滑作用的物料，以增加粉末或颗粒的流动性，减少其与冲模之间的摩擦力，防止粘冲，以利于将片剂推出模孔，并使片剂剂量准确，片面光洁美观，此类物料称为润滑剂。

润滑剂一般具有或兼有以下作用：①助流性；②抗黏附性；③润滑性。

常用的润滑剂有以下三类：

(一)疏水性及水不溶性润滑剂

1. 硬脂酸、硬脂酸钙和硬脂酸镁

为白色粉末，有良好的附着性，与颗粒混匀后分布均匀而不易分离，仅用少量即能显示良好的润滑作用，且片剂光滑美观，是广泛应用的润滑剂。

硬脂酸镁使用较为广泛，因其为疏水性物质，用量过大时，容易产生裂片或崩解、溶出迟缓，常用量为0.3%～1.0%。另外，由于其具碱性，易造成少数药物如阿司匹林等的不稳定。

2. 滑石粉

本品为白色或类白色的粉末，有较好的润滑性，能增加颗粒润滑性和流动性，减少粘冲现象。本品颗粒细而比重大，附着力较差，在压片过程中可因振动而与颗粒分离并沉在颗粒底部，出现上冲粘冲现象。滑石粉助流性大于润滑性，且有亲水性，常与其他润滑剂混合使用，可克服疏水性润滑剂的不足。

3. 氢化植物油

为植物油经精炼、脱色、氢化及除臭等处理，以喷雾干燥法制得的粉末。本品润滑性好，凡不宜用碱性润滑剂的品种，均可用本品代替。应用时可将其溶于轻质液状石蜡或己烷中，然后喷于干颗粒表面上，混合均匀。

(二)水溶性润滑剂

1. 聚乙二醇(PEG)类

常用 PEG4000 和 PEG6000，为亲水性物质，具有良好的润滑效果，不影响片剂的崩解和溶出。适用于能完全溶解的片剂，溶解后能得到澄明溶液。

2. 十二烷基硫酸镁(钠)

本品为水溶性表面活性剂，具有很好的润滑作用，它能增进片剂的机械强度，并能加速片剂的崩解和药物的溶出。试验证明，在相同条件下压片，十二烷基硫酸镁(钠)的润滑作用好于滑石粉、PEG、硬脂酸镁。

(三)助流剂

助流剂的作用是改善物料的流动性。助流剂可黏附在颗粒或粉末的表面，将粗糙表面的凹陷处填满，并将颗粒分开，降低了颗粒间的摩擦力，改善颗粒流动性。常用的助流剂有以下两种：

1. 微粉硅胶

粉末直接压片时，由于粉末的流动性较差，不易充分填足容量，一般的润滑剂不能达到要求，必须使用助流剂。本品有良好的流动性，且化学性质稳定，与大多数药物不发生反应，是常用的助流剂，用量一般为0.15%～3.0%。

2. 滑石粉

具有良好的润滑性和流动性，与硬脂酸镁合用兼具助流抗粘作用。

不少片剂辅料常兼有几种作用，如淀粉同时可用作稀释剂、吸收剂、崩解剂，加水加热糊化后可作为黏合剂；中药片剂的饮片粉末或浸膏，既起治疗作用也起辅料的作用，如含淀粉较多的饮片细粉可作为稀释剂、吸收剂和崩解剂，饮片的稠膏也可作为黏合剂。故掌握各类辅料和原料药物的特点，在设计片剂处方和制备片剂时合理选用，既可节省辅料，又可提高片剂的质量。

第三节　片剂生产技术

片剂的制法可分颗粒压片法和直接压片法两类。目前，以颗粒压片法应用较多。颗粒压片法又可分为湿法制颗粒压片和干法制颗粒压片；直接压片法可分为结晶直接压片法和粉末直接压片法。如果处方中主药的剂量很小或对湿、热很不稳定时，可先制成不含药的空白干颗粒，将药物用乙醇等有机溶剂溶解后喷洒到干颗粒中，混匀，干燥，压片；或直接将药物细粉与空白干颗粒混合，使药物细粉均匀黏附在空白颗粒上，压片，此法称为空白颗粒法。空白颗粒压片和干法制颗粒压片应用较少，大多数药物以湿法制颗粒压片为主。本节重点介绍湿法制颗粒压片，同时简要介绍干法制颗粒压片和粉末直接压片。

一、湿法制颗粒压片

湿法制颗粒压片是将药物和辅料的粉末混合均匀后加入液体黏合剂或润湿剂制成颗粒进行压片的方法。该法适用于对湿热稳定的药物，湿法制颗粒压片法是一种传统的压片方法，也是目前普遍采用的方法。

工艺流程：

饮片 —粉碎/提取→ {全粉末；部分粉末＋浸膏；全浸膏；提纯物}
化学原料药——→粉碎过筛
（以上）—辅料→ 混合 —润湿剂或黏合剂（崩解剂）→ 制软材——→制颗粒——→
干燥——→整粒 —润滑剂（崩解剂）→ 混合——→压片——→（包衣）——→质量检查——→包装

(一)原辅料的处理与准备

1. 中药原料的处理

中药原料处理的一般原则如下：①选择合格的饮片，备用。②根据饮片性质和用药要求，选择适宜的方法进行提取、纯化，最大限度地保留有效成分。如含淀粉较多的饮片（如淮山药、贝母等），用量较少的贵重饮片（如牛黄、麝香等）、毒性饮片（如雄黄、蟾酥等），某些芳香挥发性成分饮片（如冰片、砂仁等）及某些矿物药（如石膏、炉甘石等），宜粉碎成细粉，可起稀释剂、吸收剂和崩解剂的作用；含挥发性成分较多的饮片（如荆芥、薄荷等）提取挥发油，或采用双提法；含醇溶性有效成分的饮片，可用不同浓度的乙醇进行提取；含水溶性有效成分的饮片，或纤维较多、质地松泡、黏性较大及质地坚硬的饮片，可用水进行提取。提取液浓缩成一定相对密度的稠膏，可起黏合剂或润湿剂的作用，或直接制成干浸膏，备用。

2. 化学原料药和辅料的处理

若处方中含有化学原料药和辅料，一般需经粉碎、过筛、干燥等加工处理后再混合。易受潮结块的原辅料须先干燥后再粉碎过筛。细度以通过五至六号筛为宜，难溶性药物、毒性药物、贵重药物和有色原辅料宜更细些，以便混合均匀，使含量准确，并能避免裂片、粘冲和花斑等现象。

(二)制颗粒

1. 制粒的目的

制粒是药粉与辅料混合均匀后加入中药浸膏或黏合剂或润湿剂，经加工制成具有一定形状与大小的颗粒状物的操作。

制粒的目的：①增加药粉的流动性，改善可压性，使片剂剂量准确；②增大药物松密度，使空气逸出，减少片剂松裂；③减少不同密度成分的分层，使片剂中药物含量准确；④避免粉尘飞扬及黏附于冲头或模孔表面造成粘冲、拉模等现象。

2. 制粒方法

湿法制粒包括制软材、制颗粒、干燥、整粒等过程。

(1)制软材　系指将原辅料与浸膏或适宜黏合剂、润湿剂混匀后制成干湿适度的塑性物料的操作。在挤压过筛制粒过程中，制软材是关键步骤。

小量生产可手工拌和，大量生产则用槽形混合机。软材的软硬程度应适宜，生产中多凭经验掌握，以"手捏成团，轻压即散"为宜。润湿剂或黏合剂的用量应以能制成适宜软材的最少量为原则。润湿剂或黏合剂的用量还应根据物料的性质而定，如粉末粗、质地疏松、干燥及黏性较差的药粉，用量可多些；反之，用量则要少一些。黏合剂的用量及混合条件等对所制得颗粒的硬度有一定的影响，一般黏合剂用量多，混合时的强度大、时间长，则所制得颗粒的硬度大。

中药片剂制备中制软材的类型主要分为：全粉片制软材法、半浸膏片制软材法、浸膏片制软材法及提纯物制软材法等。

①全粉片制软材法　将全部饮片细粉混匀，加适量的黏合剂或润湿剂制成适宜的软材。此法适用于剂量小的贵重细料药、毒性药及几乎不具有纤维性的饮片细粉制片。而一般性饮片不宜全粉制粒，否则服用量太大。本法具有简便、快速且经济的优点等。

②半浸膏片制软材法　将处方中部分饮片制成稠浸膏，另一部分饮片粉碎成细粉，两者混合后若黏性适中可直接制成软材；若两者混合后黏性不足，则需另加适量的黏合剂或润湿剂制粒；若两者混合后黏性太大难以制粒，或制成的颗粒试压时出现花斑、麻点，须将稠浸膏与饮片细粉混匀，干燥，粉碎成细粉，再加润湿剂制软材，制颗粒。此法应用较广，适用于大多数片剂颗粒的制备。此法最大的优点是节省辅料，操作简便。

上述两种方法所用的饮片细粉必须经卫生学检查合格后使用。

③浸膏片制软材法　目前生产上有以下两种情况：一是将干浸膏直接粉碎成颗粒。干浸膏黏性适中，吸湿性不强时，可直接粉碎成通过二至三号筛的颗粒。如采用真空带式干燥机所得浸膏疏松易碎，直接过颗粒机即可。二是用浸膏粉制粒。干浸膏先粉碎成细粉，加润湿剂，制软材。此法适用于干浸膏直接粉碎成颗粒太硬而不适合压片者，可先将干浸膏粉碎成过五至六号筛的细粉，再用乙醇润湿制粒；也可用转动制粒。浸膏粉制粒法颗粒质量较好，压出的药片外观光滑，色泽均匀一致，硬度也易控制，但工序复杂，费工时。

近年来，有将中药水煎液浓缩至相对密度为1.10～1.20(50～60℃)后，用喷雾干燥法制得浸膏颗粒，或得到浸膏细粉进而转动制粒。这些方法可大大提高生产率，防止微生物污染，提高片剂质量。

浸膏片因不含饮片细粉，服用量少，易达到卫生标准，尤其适用于有效成分含量较低的饮片制片。

④提纯物制软材法　系将提纯物细粉即有效成分、有效部位或中西结合组方与适量稀释剂、崩解剂等混匀后，加入黏合剂或润湿剂，制软材。

(2)制颗粒　目前生产中常用的制粒方法有挤压过筛制粒、转动制粒、高速搅拌制粒、流化喷雾制粒、喷雾干燥制粒等。

①挤压过筛制粒　系将软材用手工或机械强制挤压方式通过一定大小孔径的筛网制成湿颗粒的方法。常用的制粒设备有摇摆式颗粒机(图 15-1 和图 15-2)、旋转式制粒机(图 15-3)、螺旋挤压式制粒机(图 15-4)。

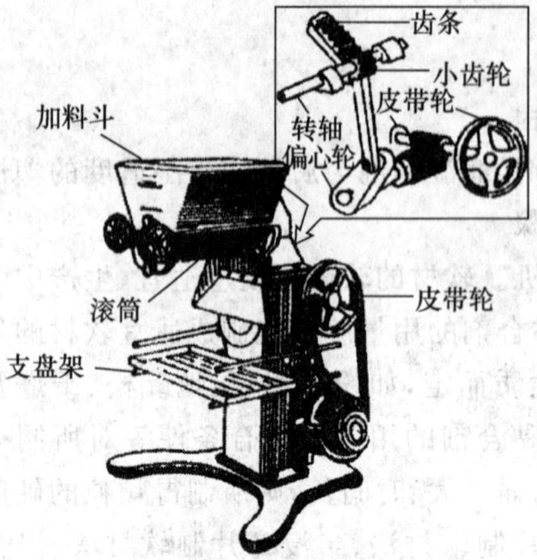

图 15-1　摇摆式颗粒机结构示意图

(引自:杨明. 中药药剂学. 中国中医药出版社,2013)

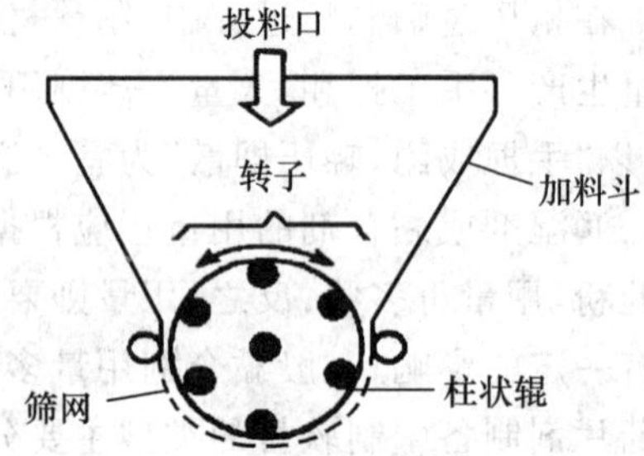

图 15-2　摇摆式颗粒机工作示意图

(引自:杨明. 中药药剂学. 中国中医药出版社,2013)

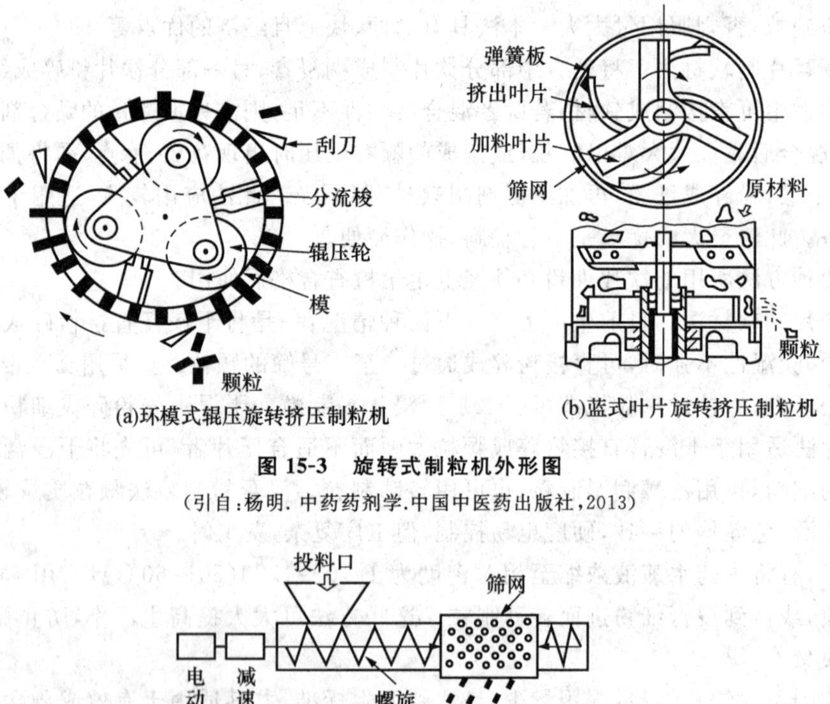

图 15-3　旋转式制粒机外形图

(引自:杨明. 中药药剂学.中国中医药出版社,2013)

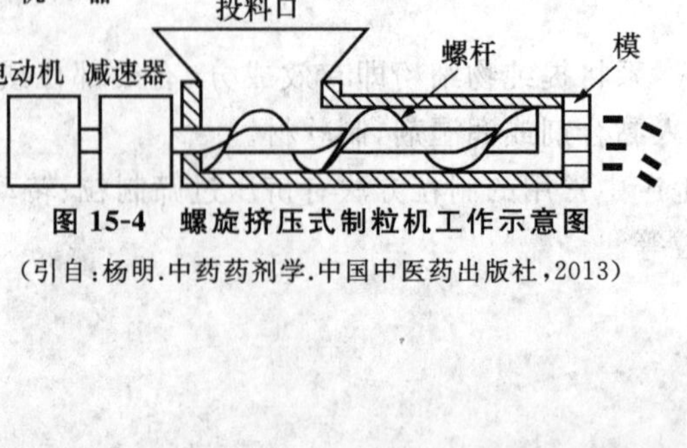

图 15-4　螺旋挤压式制粒机工作示意图

(引自:杨明.中药药剂学.中国中医药出版社,2013)

②转动制粒　系在药物粉末中加入一定量的中药浸膏、黏合剂或润湿剂，在搅拌、振动、摇动等作用下使粉末聚结成球形粒子的方法。常用的设备有圆筒旋转制粒机、倾斜转动锅、糖衣锅、离心滚圆制粒机（图 15-5）等，制出的颗粒呈球形，有较好的流动性。此法适用于中药浸膏粉、半浸膏粉及黏性较强的药物细粉制粒。

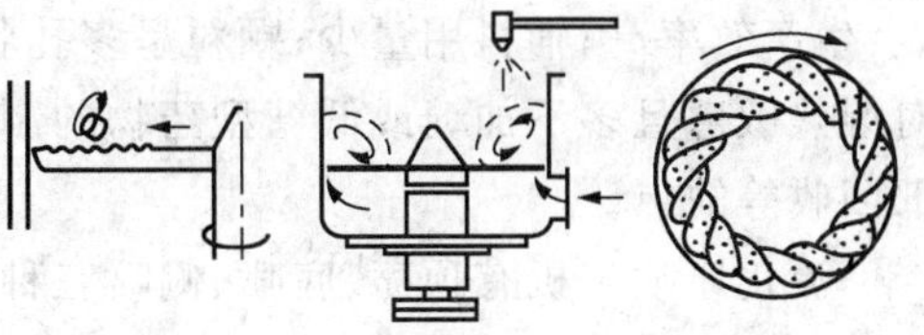

图 15-5　离心滚圆制粒机工作示意图

（引自：杨明.中药药剂学.中国中医药出版社，2013）

③高速搅拌制粒　系将药物粉末、辅料加入高速搅拌制粒机的容器内，搅拌均匀后加入中药浸膏、黏合剂或润湿剂，靠高速旋转的搅拌器的作用迅速完成混合并制成颗粒的方法。常用设备为高速搅拌制粒机，见图 15-6。

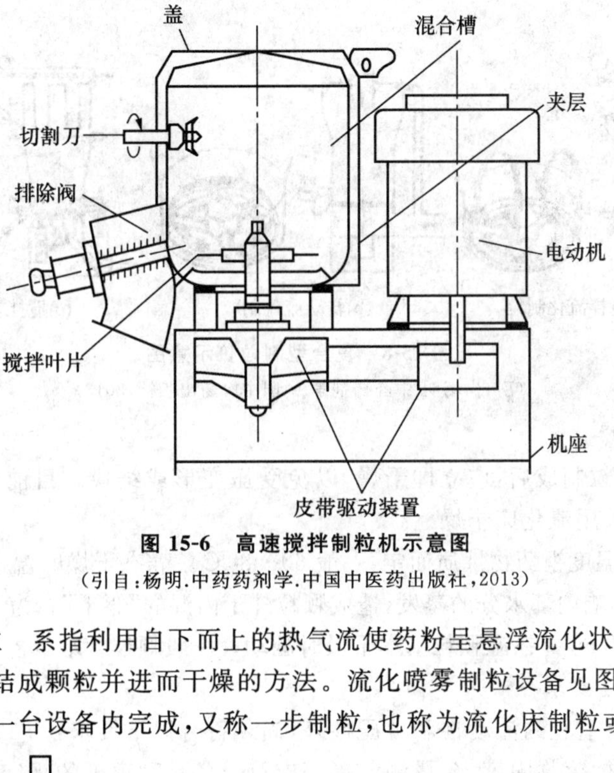

图 15-6　高速搅拌制粒机示意图

（引自：杨明.中药药剂学.中国中医药出版社，2013）

④流化喷雾制粒　系指利用自下而上的热气流使药粉呈悬浮流化状态，再喷入药液或液体黏合剂，使粉末聚结成颗粒并进而干燥的方法。流化喷雾制粒设备见图 15-7。由于混合、制粒、干燥等操作在同一台设备内完成，又称一步制粒，也称为流化床制粒或流化喷雾制粒。特

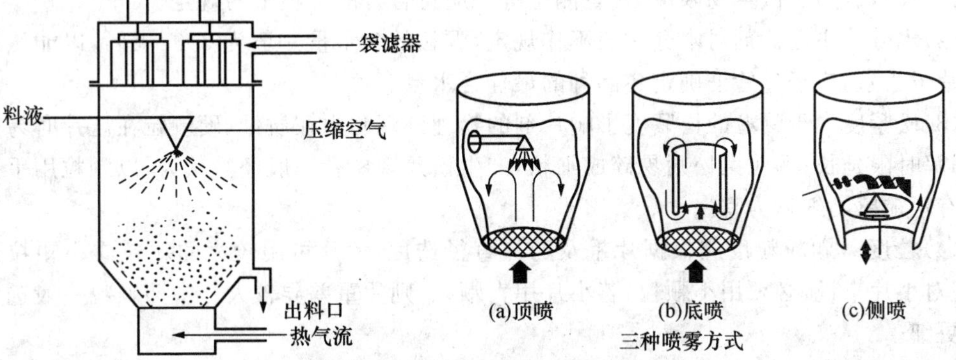

图 15-7　流化喷雾制粒机示意图

（引自：杨明.中药药剂学.上海科学技术出版社，2008）

点：生产效率高；辅料用量少；颗粒呈多孔状，大小均匀，外形圆整，流动性好，工序简化，适用于对湿热敏感且多不加糖或低糖型药物的制粒。但有动力消耗大，药物粉末飞扬，极细粉不易全部回收等缺点。

流化床喷雾机有顶喷、底喷、侧喷三种方式，一般顶喷多用于制粒，底喷多用于包衣，侧喷或切喷多用于制备微丸。

⑤喷雾干燥制粒　系指将药物浓缩液在压缩空气作用下形成雾滴喷入干燥室中，雾滴水分在热气流作用下迅速蒸发而得到球状干燥细颗粒的方法，颗粒可直接压片或再经转动制粒。此法适用于热敏性药液的干燥制粒。喷雾干燥制粒装置见第六章图 6-4。

⑥复合型制粒　是以流化床为母体，采用组合搅拌制粒、转动制粒、离心制粒等各种技术，使混合、捏合、制粒、干燥、包衣、冷却等多个单元操作集合在一个机器内完成的新技术。复合型制粒设备见图 15-8。

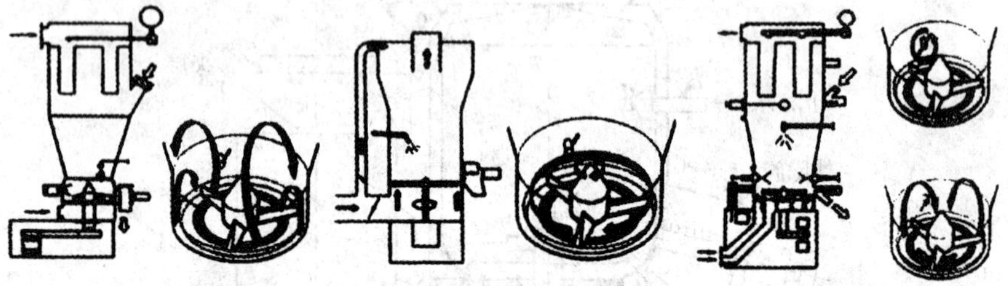

(a)搅拌流化制粒　(b)转动流化制粒　(c)搅拌转动流化制粒

图 15-8　复合型制粒机示意图

（引自：杨明.中药药剂学.中国中医药出版社，2013）

3. 湿颗粒的干燥

干燥设备：湿颗粒制成后，应立即干燥，以免受压变形或结块。目前常用的湿粒干燥设备有烘箱、烘房，亦可采用流化床干燥。

干燥温度：干燥温度视药物性质而定，一般 60～80℃。静态干燥时温度应逐渐升高，以免颗粒表面形成硬壳而影响内部水分的蒸发，造成颗粒外干内湿的“假干”。为了使颗粒受热均匀，颗粒厚度不宜超过 2.5 cm，并在湿颗粒基本干燥时翻动。一般颗粒含水量控制在 3%～5%为宜。

4. 干颗粒的质量要求

颗粒除必须具有适宜的流动性和可压性外，尚须符合以下要求：

(1)性状、鉴别、微生物限度、含量测定等　应符合各品种项下的规定。

(2)水分　中药片剂对水分一般不作规定，颗粒的含水量一般为 3%～5%，以能压制成合格的片子为宜，应经过验证确定各品种的最佳含水量。

(3)松紧度　干颗粒的松紧度影响片剂的物理外观和内在质量，硬颗粒在压片时易产生麻点、崩解时限延长；颗粒太松则易碎成细粉，产生松片现象。一般经验认为，以颗粒用手捻能粉碎成有粗糙感的细粉为宜。

(4)粒度　颗粒粒度应根据片重及药片直径选用，大片可用较大的颗粒或小颗粒进行压片；但对小片来说，必须用小颗粒，若小片用大颗粒，则片重差异较大。中药颗粒一般选用三号筛或更细。

5. 干颗粒压片前的处理

(1)整粒　系将干颗粒再次通过筛网，使条、块状物分散成均匀干颗粒的操作。整粒设备常用摇摆式颗粒机，所用筛网的孔径与制湿粒时相同或稍小些。

(2)加挥发油或挥发性药物　为了减少挥发性药物的损耗，挥发油或挥发性药物应在整粒时加入，具体操作方法如下：①从颗粒中筛出部分细粉，用以吸收挥发油后，再以配研法与全部干粒混匀，以免混合不匀和产生花斑，在有色片剂中更应注意此种现象；②当挥发油量较大时，需先加适量吸收剂吸收后，再与干颗粒混合均匀；③油溶液或挥发性固体(如薄荷脑、冰片等)可先用少量95%乙醇溶解，或与其他成分研磨共熔后，均匀喷入颗粒中。

以上各法最后均应将颗粒置桶内加盖密闭数小时，使挥发性成分在颗粒中均匀渗透和充分吸收，否则由于挥发油吸附于颗粒表面，压片时易产生裂片等现象。近来有将挥发油微囊化，或采用包合方法加入的，如β-环糊精包合物。这样不仅可将挥发油粉末化，便于制粒压片，且可减少其在生产贮藏过程中的挥发损失。

(3)加润滑剂与崩解剂　润滑剂常在整粒后用细筛筛入干颗粒中混匀。有些品种如需外加崩解剂，则需将崩解剂先干燥过筛，在整粒时加入干颗粒中。

(三)压片

1. 片重的计算

(1)处方中规定了每批药料应制的片数及每片重量时，则所得的干颗粒重应恰等于片数与片重之积：

$$干颗粒总重量(主药加辅料)=片数\times片重$$

当干颗粒总重量小于片数与片重的乘积时，应补加淀粉等辅料使两者相等。

(2)药料的片数与片重未定时，可先称出颗粒总重量相当于若干单服重量，再根据单服颗粒重来决定单服的片数，求得每片重量。

$$单服颗粒重(g)=\frac{干颗粒总重量(g)}{单服次数}$$

$$片重(g)=\frac{单服颗粒重(g)}{单服次数}$$

(3)生产中多是部分饮片提取浓缩成膏，与另一部分饮片粉碎成细粉混合制成的半浸膏片，该类片剂的片重，可由下式求得。

$$理论片数=\frac{原饮片总重量(g)}{每片原饮片重量(g)}$$

$$片重=\frac{干颗粒重(g)+压片前加入的辅料重量(g)}{理论片数}$$

$$=\frac{饮片重(g)\times收膏率(\%)\times膏固含量(\%)+原粉重(g)+压片前加入的辅料重量(g)}{理论片数}$$

(4)已知每片主药含量时，可通过测定颗粒中主药含量来确定片重。

$$片重=\frac{每片含主药量(规格)}{干颗粒中主药的百分含量}$$

2. 压片机

常用的压片机有单冲压片机和旋转式压片机两类。

(1)单冲压片机　单冲压片机是由上冲单侧加压,压力分布不均匀,易出现裂片,且噪声大,产量小,现生产上已基本不用。

(2)旋转式压片机　旋转式压片机目前使用较广的是多冲压片机。旋转式压片机的压片过程见图 15-9,冲模结构见图 15-10。压片过程包括填充、压片和推片三个步骤。

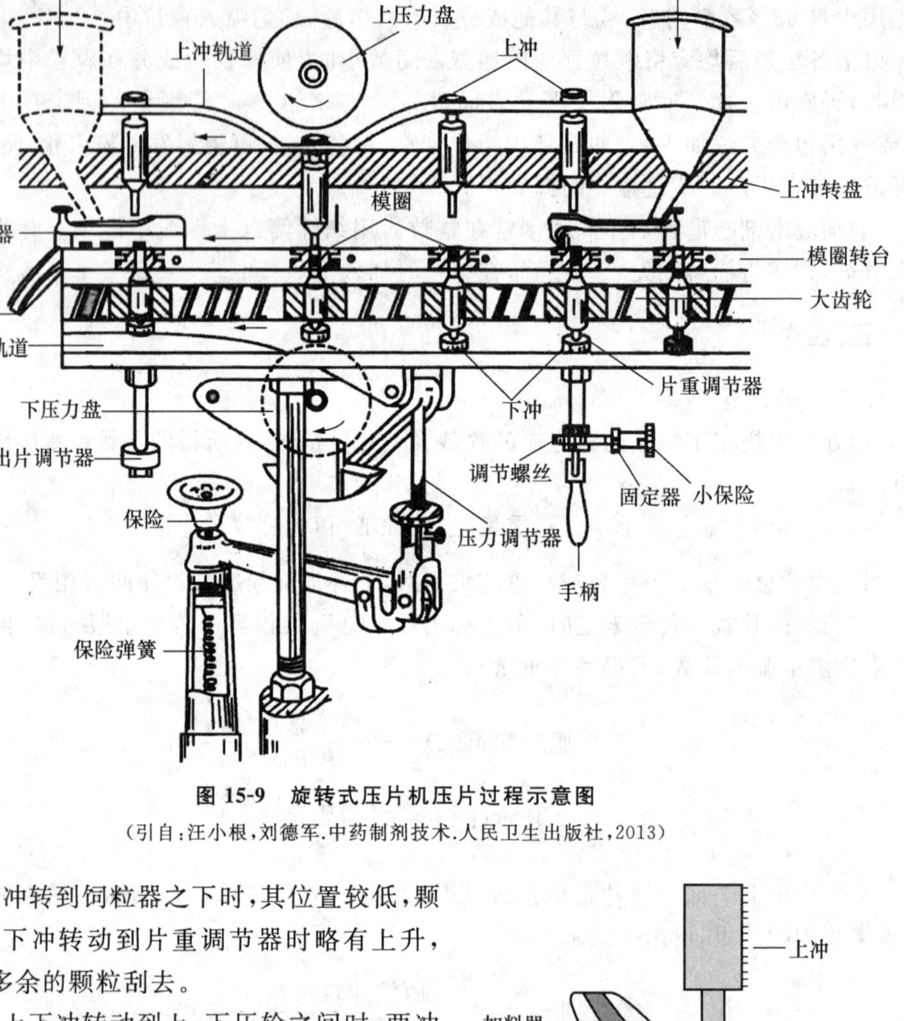

图 15-9　旋转式压片机压片过程示意图

(引自:汪小根,刘德军.中药制剂技术.人民卫生出版社,2013)

填充:下冲转到饲粒器之下时,其位置较低,颗粒流满模孔,下冲转动到片重调节器时略有上升,经刮粒器将多余的颗粒刮去。

压片:当上下冲转动到上、下压轮之间时,两冲之间的距离最近,将颗粒压缩成片。

推片:当下冲继续转动到出片调节器时,下冲抬起并与机台中层的上缘相平,药片被刮粒器推开,如此反复进行,实现片剂连续化生产。

旋转式压片机有多种型号,按冲数来说有 16 冲、19 冲、27 冲、33 冲、55 冲、85 冲等。较适合于中药片剂生产的为 ZP_{19}、ZP_{33} 和 ZP_{35} 型压片机。

旋转式压片机的特点:饲粒方式合理,片重差异较小;由上、下冲两侧加压,压力分布均匀;生产

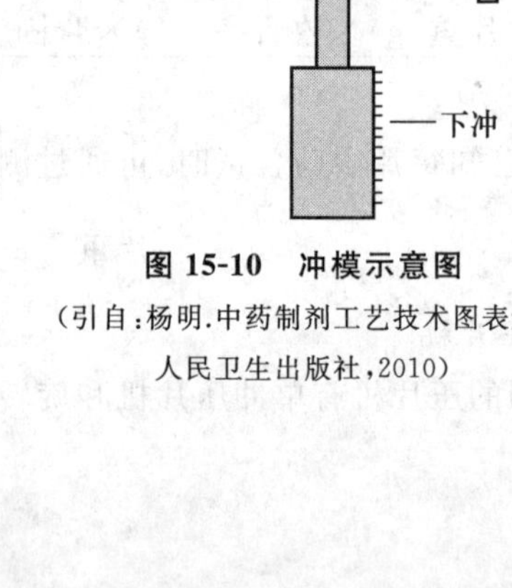

图 15-10　冲模示意图

(引自:杨明.中药制剂工艺技术图表解.人民卫生出版社,2010)

效率较高，是目前生产中广泛使用的压片机。

二、干法压片

某些对湿热不稳定的药物，宜选用干法压片。主要有粉末直接压片法、干法制颗粒压片法及结晶直接压片法。

(一)粉末直接压片

粉末直接压片系指将药物粉末与适宜的辅料混合后，不经制颗粒而直接压片的方法。

当药物粉末具有良好的流动性和可压性，并且主药占处方中比例较大时，可直接压片。但中药粉末一般较少具备上述条件，多数情况下需要添加辅料，当与大量流动性和可压性好的辅料混合后，也可直接压片。常用的辅料如填充剂可用微晶纤维素、喷雾干燥乳糖、无水乳糖、预胶化淀粉、磷酸氢钙等；干燥黏合剂可用糖粉、微晶纤维素、羧甲基纤维素钠等；助流剂可用微粉硅胶和氢氧化铝凝胶干粉等。粉末直接压片的设备常用二次(三次)压片机。

特点：工艺简单，即省去制粒、干燥等工序；节能、省时、成本低；崩解和溶出较快；药物稳定性好。但辅料价格较贵；生产中粉尘较多；片剂的外观稍差；当各成分的粒径或密度差异较大时，在加工过程中易分层。

(二)干法制颗粒压片

干法制颗粒压片系指药物干浸膏粉不用润湿剂或液体黏合剂而用干燥黏合剂制成薄片或大的胚片，再粉碎成颗粒进行压片的方法。常用的干法制粒主要包括滚压法制粒和重压法制粒。

1. 滚压法

又称薄片法，通过特殊滚压机作用可进行滚压、制薄片、碾碎、整粒等连续操作，因其大面积而缓慢地加料，粉层厚薄易于控制，薄片的硬度较均匀，而且加压缓慢，粉末间空气可从容逸出，故此种颗粒压成的片剂没有松片现象，颗粒质量较好。

2. 重压法

又称大片法，将药物与辅料混合均匀后在较大压力下，用较大冲模先压成大片，再碎成适宜大小的颗粒。但由于大片不易制好，大片击碎时又细粉多，需反复重压、击碎，耗费时间多，故目前应用较少。

特点：该法工艺简便，能够避免有效成分受湿热破坏，保证颗粒性状的均一性，提高颗粒的稳定性和溶散性；工时短，辅料少，剂量小，但往往需要多次压制。干法制粒需要特殊的设备和特殊的辅料。

另外，还有结晶性药物直接压片，如某些药物可直接筛选大小适宜的结晶或颗粒(必要时进行干燥)，即可不制颗粒直接压片，如氯化物、溴化物。但能采用这种方法来直接压片的药物为数很少。

三、压片过程中常见的问题与处理措施

在压片过程中有时会产生松片、裂片、叠片、粘冲、崩解迟缓、片重差异超限、变色或表面斑

点、微生物污染等情况，必须及时找出问题，并针对原因进行解决，才能继续压片，保证质量。这些问题产生的原因，归纳起来主要可从3个方面去考虑：①颗粒是否过硬、过松、过湿、过干、大小悬殊、细粉过多等；②空气的湿度是否太高；③压片机是否不正常，如压力过大过小、车速过快和冲模磨损等。然后再根据具体情况进行分析和解决。

（一）松片

片剂的硬度试验不合格。片剂压成后置中指和食指之间，用拇指轻轻加压就碎裂称松片。松片的原因及解决办法如下：

（1）饮片细粉过多，或其中含纤维较多；或含动物角质类、皮类量较大，缺乏黏性，又有弹性；或含矿物类药物较多，黏性差；或颗粒质地疏松，流动性差，常使颗粒填入模孔量不足而产生松片。以上情况可将原料粉碎并去除通过六号筛的细粉，再加适量润湿剂或黏性较强的黏合剂如明胶、饴糖、糖浆等重新制粒克服之。

（2）原料中含较多的挥发油、脂肪油等；或从中药中提取的原油压片，易产生松片。可加适当的吸收剂，如磷酸氢钙、碳酸钙、氢氧化铝凝胶粉等来吸油，亦可采用微囊化或制成包合物等方法，也可增加压片压力或采用二次压缩。

（3）颗粒中含水量不当。完全干燥的颗粒有较大的弹性变形，所压片剂的硬度较差。含适当水分的颗粒可塑性大，所压片剂的硬度较好。如含水分过多亦能减低硬度。故每一种颗粒应控制最适宜的含水量。

（4）制粒时乙醇浓度过高，润滑剂和黏合剂选择不当，颗粒质地疏松、细粉多；浸膏浓缩时温度控制不好，致使部分浸膏炭化，黏性降低；浸膏粉碎过粗，表面积小、黏性小等。解决方法除针对原因解决外，稠膏、黏合剂要趁热与粉料混合，以增加软材、颗粒的黏性，增加片剂的硬度。

（5）冲头长短不齐，片剂压力不同，受压过小者则产生松片；压力不够或车速过快受压时间太短，下冲不能灵活下降，模孔中颗粒填不足亦会产生松片。应调换冲头，适当增加压力，减慢车速、增加受压时间；用小的冲模压较厚的药片比压大而薄的药片硬度好。

此外，片剂压好后露置空气中过久，吸水膨胀也会产生松片，应注意保存。

（二）粘冲

粘冲主要是指在压片时，冲头和模圈上常有细粉黏着，使片剂表面粗糙不平或有凹痕的现象。冲头上刻有文字或横线者尤易发生粘冲现象。粘冲原因及解决办法如下：

（1）颗粒太潮，润滑剂用量不足或分布不均匀，中药片剂尤其是浸膏片，由于浸膏中含有易引湿的成分，以及室内温湿度过高等，均易产生粘冲。处理方法是重新干燥或适当增加润滑剂用量并混匀，室内保持干燥等。

（2）冲模表面粗糙或刻字太深，此种情况可调换冲头，或擦亮使之光滑。

（三）崩解时间超限

片剂崩解时间超过规定时限称为崩解时间超限或崩解迟缓。崩解迟缓的原因及解决办法如下：

（1）在压片过程中，压力、硬度、压片速度、制粒方法及干燥等因素，对崩解速度均有不同程度的影响。影响最大的是压力和硬度。一般是压力增加，崩解时间相应增加，有时压力增加，崩解时间呈对数地增加,因此,在压片时应调节适宜的压力。片剂硬度增加,崩解时间亦增加。若浸膏类制成的颗粒过于坚硬,压成的片子硬度大,可改进浸膏的干燥方法或减少浸膏量,增加饮片细粉或崩解剂解决之。

(2)药物性质与处方组成对崩解时间的影响均较压力因素大。主药的性质和溶解度影响以淀粉为崩解剂的片子的崩解时间,淀粉能使不溶性或疏水性药物较快地崩解,但对水溶性药物作用较差。黏合剂对崩解时间的影响也较大,一般来说,黏合剂的黏结力强、用量多时,能降低崩解速度,如羧甲基纤维素钠及明胶等黏合剂浓度增加时,片剂的崩解时间均延长,这可能是由于胶类物质形成的屏障延缓了水分的透入,影响崩散和溶解的速度。

疏水性润滑剂,影响片子的润湿性与毛细管作用,因而延长片子的崩解时间,用量愈多,影响亦愈大。因此,在设计处方时,应根据主药的性质选择适宜的辅料与用量。

另外,作为崩解剂用的淀粉若未经干燥处理或用量不足,亦影响片子的崩解。此时,除将淀粉干燥,增加用量外,也可用1%的羧甲淀粉钠或疏水性药物加0.1%的表面活性剂,增加润湿性。

(3)片剂的贮存条件不当,也能影响某些片剂的崩解,如含有阿拉伯胶、蔗糖、葡萄糖、浸膏的片子贮存温度较高或引湿后,均能明显地延长崩解时间。

(四)裂片

片剂受到振动或经放置后,从腰间开裂或顶部脱落一层,称裂片。通常取数片置小瓶中轻轻振摇数次,检查是否有裂片现象。裂片的原因及解决方法如下:

(1)制粒时黏合剂或润湿剂选择不当,或用量不足,或细粉过多,或颗粒过粗过细。此时在不影响含量的情况下可筛去部分细粉,或加入干燥黏合剂如CMC等混匀后再压片。

(2)颗粒中油类成分较多,减弱了颗粒间的黏合力;或纤维性成分较多,富有弹性而引起裂片。此时可加入吸收剂或糖粉克服之。

(3)颗粒过分干燥引起裂片,可喷入适量的乙醇,亦可加入含水量较多的颗粒,或在地上洒水使颗粒从空气中吸收适当水分。

(4)由压力过大或车速过快使空气来不及逸出而引起的裂片,可调整压力、减慢车速克服之。

(5)冲模不符合要求。由于冲模使用日久磨损,以致上冲与模圈不吻合;冲头向内卷边,压力不均匀,使片剂部分受压过大而造成顶裂;模圈使用日久时模孔中间因摩擦而变大,致使中间直径大于口部直径,这样在片剂顶出时亦会裂片。可调换冲模解决。

(五)片重差异超限

片剂重量差异超过药典规定的限度。产生的原因及解决办法如下:

(1)颗粒粗细相差悬殊,压片时颗粒的流速不一,以致填入模孔的颗粒量不均匀等原因造成。筛去过多的细粉或重制颗粒即可克服。

(2)加料器不平衡,如双轨压片机前后两只加料器高度不同,加颗粒的速度也不一;加料器堵塞;或下冲塞模时下冲不灵活;黏性和引湿性强的颗粒流动不畅。应停车检查,克服后再压片。

(六)叠片

叠片是指两个药片叠压在一起的现象。其原因有出片调节器调节不当,上冲粘片及加料斗故障等，如不及时处理，因压力过大，易损坏机器，故应立即停机检修。

(七)变色或表面有斑点

产生的原因及解决办法如下：

(1)中药浸膏类制成的颗粒过硬过粗，或所用润滑剂未经过筛混匀，常产生花斑，需返工处理，如粉碎成细粉重新制粒。所用润滑剂经细筛筛过，并与颗粒充分混匀即可改善。

(2)压片时上冲润滑油过多，随着上冲移动而滴于颗粒中产生油点。可在上冲头上装一橡皮圈以防油垢滴入颗粒中，并应经常擦拭冲头和橡皮圈以克服之。

(八)引湿受潮

中药片剂引湿是由于浸膏中含有容易引湿的成分如糖、树胶、蛋白质、鞣质、无机盐等引起的。尤其是浸膏片在制备过程及压成片剂后，如果包装不严，容易引湿受潮和黏结，甚至霉败变质。解决引湿的办法如下：

(1)在干浸膏中加入适量辅料，如磷酸氢钙、氢氧化铝凝胶粉、淀粉、糊精等。

(2)加入部分饮片细粉，一般为原药总量的10%～20%。

(3)提取时加乙醇沉淀，除去部分水溶性杂质。

(4)用5%～15%的玉米朊乙醇溶液、聚乙烯醇溶液喷雾或混匀于浸膏颗粒中，待干燥后再进行压片。

(5)片剂包衣。片剂经包糖衣、薄膜衣后，可大大减少引湿性。

(6)改进包装。选择防潮性能好的包装材料与包装方式。

第四节　片剂包衣技术

一、片剂包衣的目的、种类与要求

为了进一步保证片剂质量和便于服用，有些压制片还需要在表面上包一层物质，使片中的药物与外界隔离，这一层物质称为“衣”或“衣料”，被包的压制片称为片芯，包成的片剂称为包衣片。

(一)包衣的目的

一般不主张片剂包衣，这样既增加了成本，服后又难以崩解吸收。但是由于以下原因可以考虑包衣：

1. 增加药物的稳定性

有些药物如硫酸亚铁、对氨基水杨酸钠等制成片剂后，由于与空气中的O_2、CO_2、湿气等长期接触，特别是在有光线照射时容易起变化；中药浸膏类片剂在空气中极易吸潮，而包衣后可防潮、避光、隔绝空气，增加了药物的稳定性。

2. 掩盖药物的不良气味

如胎盘片有腥气，吞服时易引起恶心、呕吐；盐酸黄连素片味极苦，服药时口中长时间感到不适。

3. 控制药物的释放部位

如对胃有刺激性的药物，能被胃液中酸或酶破坏的药物，或者必须在肠道中吸收的药物都应包肠溶衣。

4. 控制药物的释放速度

如为控释或防止药物发生配伍禁忌，把需在肠内起作用的成分制成片芯，在胃内起作用的成分作为衣层压包于片芯外面，制成多层片。当口服后，外面一层先在胃内崩解，而片芯则到达肠内后崩解。

5. 改善片剂的外观，便于识别

特别是中药片剂，往往包有一定的颜色，不仅使片剂美观，而且便于识别片剂的种类。

(二)包衣的种类及质量要求

目前包衣片主要分为糖衣、薄膜衣、肠溶衣 3 种，有些多层片也起到包衣作用。其质量要求应满足：

1. 片芯要求

除符合一般片剂质量要求外，片芯应为深弧度片（双凸片、拱形片或大鼓面），即片面呈弧形，棱角小，有利于包裹严密。

2. 硬度要求

硬度比一般片剂要大些，以承受包衣过程中的滚动与摩擦。

3. 衣层要求

均匀、牢固，且与片芯不起任何作用；衣料有较好的稳定性，在较长的贮藏时间内保持色泽光亮美观、一致、无裂片。

4. 崩解时限要求

包衣不能影响规定的崩解时限。

二、片剂包衣的方法及设备

常用的包衣方法有：滚转包衣法、流化包衣法及压制包衣法等。

(一)滚转包衣法及设备

滚转包衣法系指片芯在锅内作滚转运动，包衣材料一层层黏附于药片表面上形成包衣的包衣方法，亦称锅包衣法。是目前生产上最常用的包衣方法，其主要设备为普通包衣机、埋管式包衣机、高效包衣机等。

1. 普通包衣机

见图 15-11，包括包衣锅、动力部分、加热器及鼓风设施等。包衣锅形状和大小不一，有荸荠形锅和球形锅，生产上多用荸荠形。

待包衣片在倾斜度为 30°～45°的包衣锅内借助离心力和摩擦力作用，沿锅内壁旋转、上升、滚落，此过程连续不断进行，在包衣锅内口附近形成反复旋涡状运动，通过调整转速产生的离心力使药片呈匀速有效的翻转，使加入的包衣材料分布均匀，开启加热装置干燥药片，开启排风装置，以利于废气和粉尘排出，加速药片的干燥，如此反复多次，直至包衣完成。

普通包衣机存在产尘大，劳动强度大，生产效率低等缺点。近年来，普通包衣机有很多改进，例如在包衣锅内部装设特殊挡板，增加片剂在锅内的翻动，见图 15-12。

普通包衣机适用于片剂或丸剂包糖衣、薄膜衣和肠溶衣，亦可用于泛制法制备丸剂。

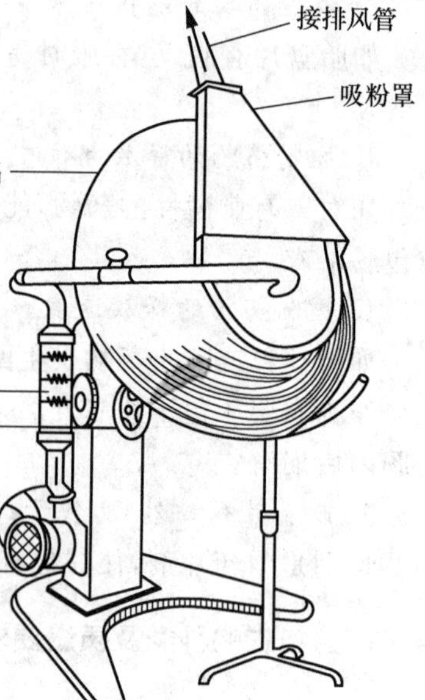

图 15-11　荸荠形包衣机示意图

（引自：杨明.中药药剂学.中国中医药出版社，2013）

2. 埋管式包衣机

见图 15-13，是在普通包衣锅内底部装埋管装置，气流式喷头装在埋管内，插入包衣锅中翻动的片床内，压缩空气与包衣液通过喷头将包衣液直接喷在片芯上，同时干热空气从埋管吹出穿透整个片床进行干燥。埋管喷头插入片床内不仅可防止喷液飞溅，还能加快物料运动和干燥速度。

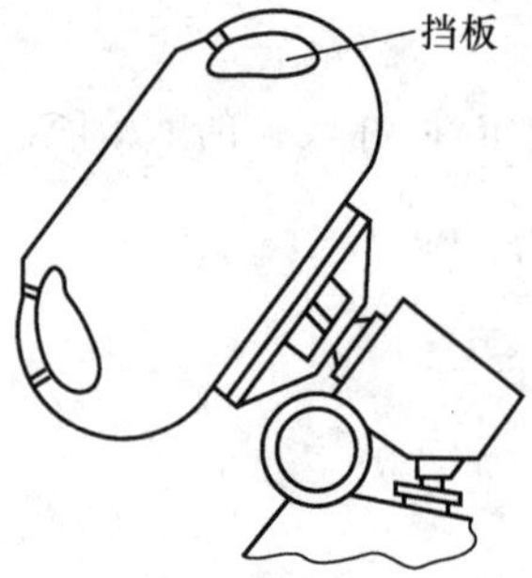

图 15-12　Freund 式包衣锅示意图

（引自：杨明.中药制剂工艺技术图表解.人民卫生出版社，2010）

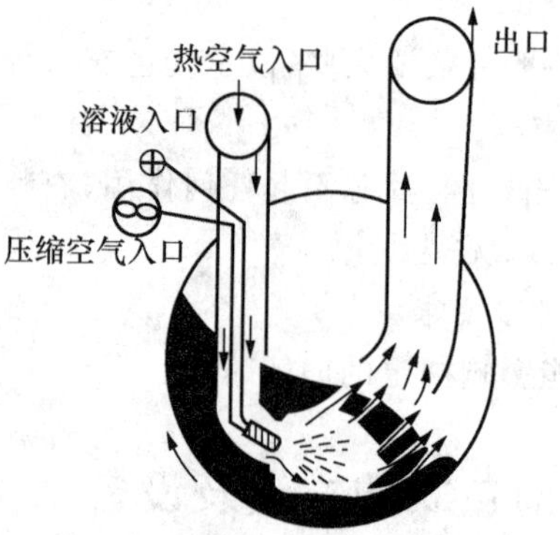

图 15-13　埋管式包衣机示意图

（引自：汪小根，刘德军.中药制剂技术.人民卫生出版社，2013）

3. 高效包衣机

YBJ 型高效包衣机由主机、热风柜、排风柜、电脑控制系统、喷雾装置、控温装置、自动清洗装置及下料装置等部件组成，主机结构见图 15-14。

包衣机的基本工作原理为片芯在有网孔的滚筒内随滚筒旋转作连续复杂的轨迹运动，包衣液经喷枪喷洒在片芯表面，同时热风对药片进行加热干燥。包衣锅为有无数微孔的短圆柱体，并沿水平轴旋转，四周为多孔壁，热风由上方热风柜引入，废气由锅底排风柜排出，药片表面快速干燥形成衣膜。此种包衣机具有防尘、防交叉污染的特点，并可根据不同类型片子的包衣工艺，将参数一次性预先输入微机（也可随时更改之），实现了包衣的自动化、程序化。特别适宜于包薄膜衣和肠溶衣。

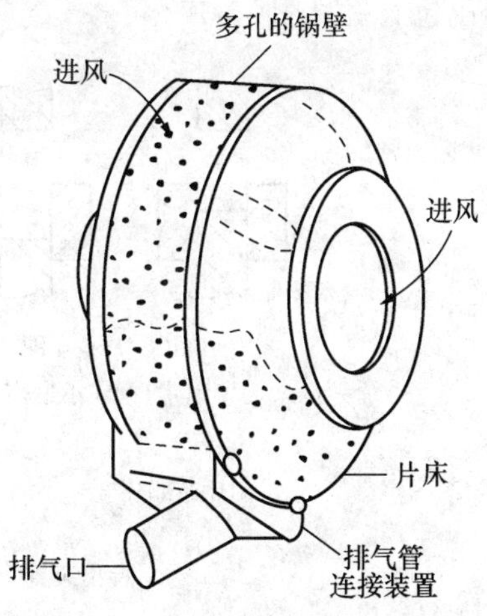

图 15-14 YBJ 型高效包衣机示意图

（引自：杨明.中药制剂工艺技术图表解.人民卫生出版社，2010）

（二）流化包衣法及设备

流化包衣法又称悬浮包衣法，包衣原理与流化制粒相类似，设备见图 15-15。悬浮包衣机（流化包衣机）的工作原理是包衣片芯在急速上升的热气流作用下悬浮在包衣室空气中，上下翻动呈良好的沸腾状态，同时包衣溶液由喷嘴喷出，形成雾状而喷射于片芯上，至需要厚度后，片芯继续沸腾数分钟干燥即成，全过程需时 1～2 h。

（三）压制包衣法及设备

压制包衣法系指将包衣材料制成干颗粒，利用特殊的干压包衣机，把包衣材料的干颗粒压在片芯的外面，形成一层干燥衣的包衣方法。包衣的材料和厚度可按需要选用调整。干压包衣设备有两种类型：一种是压片与包衣在不同机器中进行；另一种是两者在同一机器上进行（联合式干压包衣机），由一台压片机与一台包衣机联合组成，压片机压出的片芯自模孔抛出时立即送至包衣机包衣。压制包衣过程见图 15-16，联合

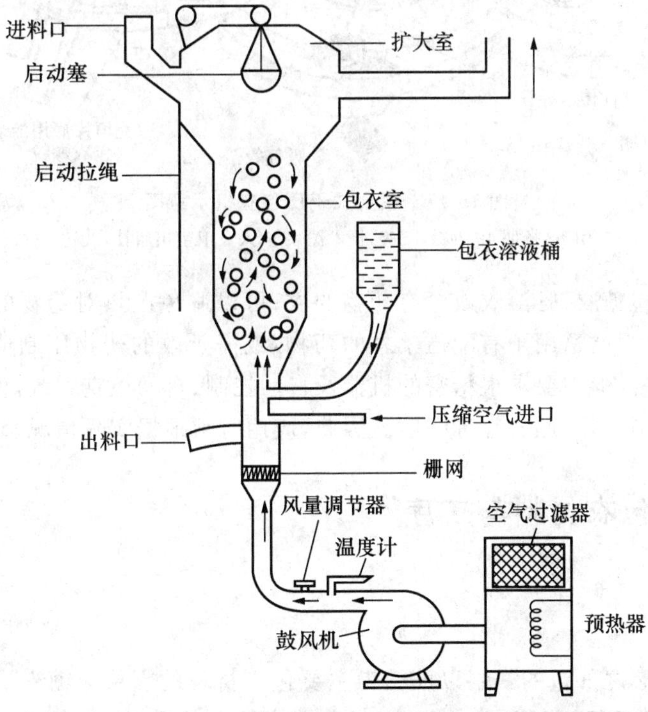

图 15-15 空气悬浮包衣机示意图

（引自：汪小根，刘德军.中药制剂技术.人民卫生出版社，2013）

式干压包衣机见图 15-17。

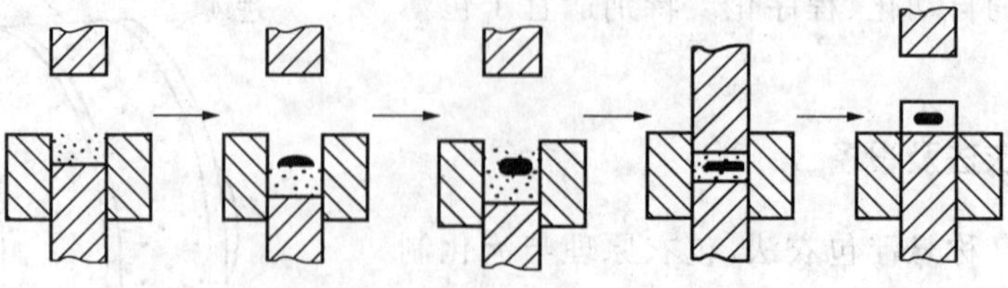

图 15-16　压制包衣过程示意图

（引自：汪小根，刘德军．中药制剂技术．人民卫生出版社，2013）

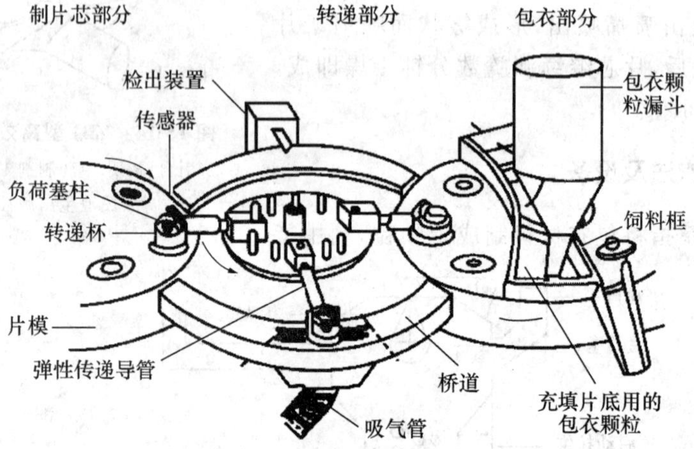

图 15-17　联合式干压包衣机示意图

（引自：杨明．中药制剂工艺技术图表解．人民卫生出版社，2010）

此方法适用于包糖衣、肠溶衣或含有药物的衣；可以避免湿热对药物的影响；包衣物料亦可为各种药物成分，因此适用于有配伍禁忌的药物，或需延效的药物压制成多层片；生产流程很短，劳动条件也好。但它要求很精密的机器及自动控制、自动检查系统，设备很复杂，如果设备不精密就会出现空心片、偏心片等问题。因此，应用时须根据实际情况合理选用。

三、片剂的包衣材料与工序

（一）糖衣

糖衣系指在片芯之外包的一层以蔗糖为主要包衣材料的衣层。糖衣层可迅速溶解，对片剂崩解影响不大，是最早应用的包衣类型，被目前国内外中药片剂、化学药片剂、丸剂等广泛使用。

1. 糖衣的一般包衣方法

（1）包衣材料　常用糖浆、有色糖浆、胶浆、滑石粉、虫白蜡等。

①糖浆　蔗糖的浓水溶液，浓度为 65%～75%(g/g)，用于粉衣层的黏结与糖衣层。因其浓度高，衣层能很快析出蔗糖的结晶，致密地黏附在拉平的片剂表面。本品宜新鲜配制，保温使用。

②有色糖浆　需要包有色糖衣时，则在糖浆中加可溶性食用色素配成，又称色浆，为有色糖衣层材料。目前常用的食用色素有柠檬黄、日落黄、胭脂红、苋菜红、姜黄和靛蓝等，一般用红黄蓝为三原色，用适当比例混合调成不同颜色。

③胶浆　为隔离层材料，常用作黏结剂。如 15％明胶浆、35％阿拉伯胶浆、1％西黄蓍胶浆、4％白及胶浆及 35％桃胶浆等。这些天然胶浆，可增加黏性和塑性，提高衣层的牢固性，多用于包隔离衣，对酸性、易溶或吸潮成分的片芯起保护作用。

④滑石粉　为粉衣层材料，包衣用的滑石粉应为白色或微黄色的细粉，为增加片剂洁白度和对油类成分的吸收，可在滑石粉中加入 10％～20％碳酸钙、碳酸镁或适量的淀粉。不适合酸性成分药物的包衣，因为碳酸钙遇酸会起化学变化。

⑤虫白蜡　为打光剂，又名虫蜡、川蜡、米心蜡，用于包衣应预先处理(80～100℃加热，通过六号筛以除去悬浮杂质，并掺入约 2％的二甲基硅油，冷却备用)，使用时粉碎，过五号筛。其作用主要是包衣打光时增加片衣的亮度，防止片衣吸潮，也能延缓药物的作用。其他如蜂蜡、棕榈蜡等也可应用。

(2)包衣工序　用包衣机包糖衣的工序一般为：隔离层→粉衣层→糖衣层→有色糖衣层→打光，根据具体品种的需要，有的工序可以省去或调整。

①隔离层　指在片芯外包的一层起隔离作用的衣层。对一般片剂，大多数不需包隔离层。但片剂含有酸性、水溶性或吸湿性等成分时，必须包隔离层。其目的是使片芯与粉衣层隔开，以防止药物吸潮而变质。隔离层还能起到增加片芯硬度、牢固性、黏结性等作用。包隔离层的物料大多用胶浆，或用胶糖浆，另加少量滑石粉。

操作时将药片置包衣锅中滚转，加入适宜温度的胶浆或其他包隔离层的液体使均匀黏附于片芯上，吹热风干燥。为防止药片相互粘连或黏附在包衣锅上，可加入少量滑石粉至恰好不粘连为止，热风 40～50℃干燥后，再重复操作若干次，一般包 3～5 层。要求达到对水分的隔绝作用，但又不影响片剂的崩解时限。

②粉衣层　又称粉底层。包粉衣层的目的是使药片原有棱角消失，片面包平，为包糖衣层打基础。不需包隔离层的片剂可直接包粉衣层。

操作时药片在包衣锅中滚转，加入糖浆使表面均匀润湿后，加入滑石粉适量，使黏着在片剂表面，继续滚转加热并吹风干燥，重复数层、层层干燥(一般温度为 30～50℃，15～18 层能达到要求)，至片芯的棱角全部消失、圆整、平滑为止。注意滑石粉的用量层层逐渐减少，以便过渡到糖衣层。

③糖衣层　包糖衣不仅可以矫味，还由于糖浆在片子表面缓慢干燥，蔗糖晶体均匀连接而成坚实、细腻的薄膜，增加衣层的牢固性和美观性。

操作与包粉衣层基本相同，只是操作时物料只用糖浆不用滑石粉，且每次加入糖浆后要先停止吹风，待片子表面略干后再吹热风干燥，一般温度约为 40℃，包 10～15 层。

④有色糖衣层　又称色衣或色层，包衣材料是加了色素的糖浆。其目的是使片子具有不同的颜色，增加美感和便于品种区别，深色糖衣又可保护光敏性药物，避免其见光分解破坏。

其操作是在包糖衣层的基础上继续加不同浓度的有色糖浆，颜色先浅后深，一般 8～15 层。最后几层有色糖浆用量要少，色要浅。这一过程温度控制很重要，温度应先高后低，逐渐降至室温。含挥发油类的片剂，或片芯本身颜色较深的，容易使糖衣变色，一般均应包深色糖衣。

⑤打光　即在包好糖衣层的片子表面擦磨上极薄的一层虫蜡。目的是使片子表面光亮美观，并有防潮作用。

操作在室温下进行，在最后一次有色糖衣完全干燥后，将适量蜡粉撒到片子中，转动摩擦即可产生光亮表面，直至衣面极为光亮为止。取出，移至晾片间或干燥室内室温干燥 12 h 以上，方可包装。蜡粉用量一般每万片不超过 3～5 g。

2. 包糖衣过程中常见的问题与处理措施

(1)糖浆不粘锅或片面摩擦变色　可能是由于锅壁上的蜡未除尽，应洗净锅壁，或在锅壁上先涂一层糖浆，再撒一层滑石粉干燥后再用；其次与加热装置使用过早有关，当包第一层时电炉加热锅壁温度迅速上升，而片子温度却较低，结果使锅壁上受热流动性大的糖浆被温度较低的滚动着的片子完全带走，所以在包第一层时，宜吹热风，勿用加热装置或温度低些，使片子和锅壁温度均匀一致上升；此外，包衣锅角度太小，片子下降速度太快，对锅心部分冲击力太大，致使粘不上糖浆和滑石粉。此时，将包衣锅的角度适当放大，片子运动速度减缓，可收到较好的效果。

(2)花斑或色泽不匀　可能是由于片面粗糙不平，粉衣层和糖衣层未包匀；有色糖浆用量过少，又未搅拌均匀，致使片子未均匀着色；片子过潮就加蜡打光，使片面产生斑状薄膜；中药药片受潮易变色；包糖衣或色衣时温度太高，干燥过快，糖浆在片面析出粗晶，使片面粗糙，或糖浆放置久了析出结晶。处理方法：操作时针对产生花斑的原因进行预防；已发生花斑，浅色的品种，用有色糖浆多包几次，并控制温度；深色品种或花斑严重者洗去蜡料及部分糖衣，重新包糖衣及色衣。

(3)脱壳　可能是由于片芯不干；胶液层或糖浆未充分干燥，水分进入片芯膨胀而致片剂包衣时或包衣后部分衣层脱落。处理方法：片芯一定要符合要求；包糖衣时要注意层层干燥，尤其是初包的几层更为重要；含大量崩解剂的片剂在第一次包隔离衣或粉衣时胶浆和糖浆的量不宜多；发现有轻微脱壳时可洗去衣层重新包衣，严重时洗去衣层后根据具体情况处理。

(4)片面裂纹　可能是由于糖浆与滑石粉的用量不适当，特别是包粉衣层到糖衣层过程中，滑石粉的量减少太快；温度太高，干燥太快，析出糖的粗晶使片面留有裂缝；酸性药物与滑石粉中的碳酸盐反应产生 CO_2。处理方法：注意糖浆和滑石粉的量；在粉衣层过渡到糖衣层时滑石粉应逐渐减少；操作时控制干燥温度与干燥程度；使用符合要求的滑石粉，特别是对酸性药物应使用不含碳酸盐的滑石粉。

(二)薄膜衣

薄膜衣系指在片芯外包的一层比较稳定的高分子聚合物衣膜。由于该衣膜比糖衣薄得多，所以称薄膜衣，又称保护衣。片剂包薄膜衣的目的在于保护片剂不受空气中湿气、O_2 等作用，增加稳定性，并可掩盖不良气味。

薄膜衣具有节省物料，操作简单，工时短而成本低；衣层牢固光滑，衣层薄，增重小(薄膜衣片重仅增加 2%～4%，而糖衣可使片重增加 50%～100%)；对片剂崩解影响小；包衣后仍可显现原有标记等优点。其缺点是若使用有机溶剂溶解分散包衣材料，进行包衣操作时有机溶剂不能完全回收，容易对环境和操作人员造成影响；由于衣层薄，片剂原来的颜色不易完全掩盖，所以不如糖衣美观，特别是中药浸膏类片。为了克服这一缺点，有的在包薄膜衣前先在片芯外包几层粉衣层，使片剂棱角消失和颜色一致后再包薄膜衣，此法为糖衣和薄膜衣两种工艺的结合，俗称“半薄膜衣”法。

1. 薄膜衣的材料

基本要求：①能充分溶解于适当的溶剂或均匀混悬于介质中，易于包衣操作；②必须在要求的 pH 条件下溶解或崩裂；③能形成坚韧连续的薄膜，且美观光洁，对光线、热、湿均稳定；④无毒，无不良气味；⑤能与色素及其他材料混合使用等。

常用的薄膜材料如下：

(1)成膜材料　主要有纤维素类及其衍生物和聚丙烯酸树脂类。

纤维素类及其衍生物　羟丙甲纤维素(HPMC)，是应用很广泛的薄膜包衣材料。本品能溶解于任何 pH 的胃肠液内，以及 70%以下的乙醇、丙酮、异丙醇或异丙醇和二氯甲烷(1∶1)的混合溶剂中，不溶于热水及 60%以上的糖浆；具有极优良的成膜性能，膜透明坚韧，包衣时没有黏结现象。羟丙纤维素(HPC)溶解性能与羟丙甲纤维素相似，用 2%水溶液包衣，但在包衣时易发黏，不易控制，可加入少量滑石粉改善之。此外，还有甲基羟乙基纤维素(MHEC)、羧甲基纤维素钠(CMC-Na)等。

聚丙烯酸树脂类　此类产品有多种型号，其溶解性能各不相同，有胃溶型、肠溶型和不溶型等。国产聚丙烯酸树脂Ⅳ号，其成膜性、在各种 pH 缓冲液中的溶解度和吸湿率试验等均好，是目前较理想的胃溶型薄膜衣材料。

其他　如聚乙二醇 4000～6000、聚维酮(PVP)、聚乙烯缩乙醛二乙胺基醋酸酯(AEA)及玉米朊等都可作为薄膜衣材料。

(2)溶剂　溶解、分散薄膜衣材料的溶剂常用乙醇、丙酮等有机溶剂，溶液黏度低，展性好，且易挥发除去。但由于使用量大、有一定的毒性和易燃等缺点。近年来国内外在以水为溶剂的薄膜包衣的配方、工艺和设备等方面积极进行研究开发，并已经在生产中广泛使用。

水分在包衣过程中蒸发较慢，所以包衣操作和包衣设备均应有利于水分蒸发操作。为此要控制经喷枪口喷出的包衣浆雾滴大小，喷雾面积要适当大些，提高进风温度。喷料期间包衣锅的转动速度应减慢，而包衣片干燥期间，转速可适当提高。这样既能保证包衣浆喷洒均匀，又能使水分较快挥散。

(3)增塑剂　系指能增加成膜材料可塑性的材料。加入增塑剂的目的是使衣层保持较好的柔韧性。

常用的水溶性增塑剂有甘油、聚乙二醇、丙二醇等；水不溶性增塑剂有甘油三醋酸酯、蓖麻油、乙酰化甘油酸酯、邻苯二甲酸酯类等。其用量通过试验确定。

(4)着色剂和掩蔽剂　包薄膜衣时，还需加入着色剂和掩蔽剂。其目的除了易于识别不同类型的片剂及改善产品外观外，还可掩盖某些有色斑的片芯和不同批号的片芯色调差异，这也是有色药物片芯及中药片剂经常出现的问题。着色剂的掩盖能力不强时，可添加一些不溶性的着色剂和色淀(由吸附剂吸附色素制成)，既可防止可溶性色素在干燥过程中迁移，也可作为薄膜衣中色斑片芯的掩盖物。为了提高掩盖作用，还可添加适量二氧化钛。但着色剂特别是不溶性的着色剂和色淀以及掩盖剂二氧化钛等能对衣膜性能产生一些不良影响。如添加量少时，降低水蒸气的透过性，但过量时，反而增加水蒸气的透过性。

2. 薄膜衣的包衣方法

可用普通包衣锅包衣，为便于薄膜衣材料液体在片剂表面均匀分布，应用喷雾法加入；或在普通包衣锅中加装挡板；或以细流加于滚动的片芯中。薄膜衣材料液体在片剂表面均匀分布后，通入热风使溶剂(或分散介质)蒸发，根据需要重复数次。包衣锅应有良好的排气装置，以防有毒、易燃有机溶剂的危害。

当以水为分散介质时，可采用埋管包衣锅以加速水分的蒸发。有些包衣锅有夹层，内壁有很多小孔，热空气由夹层通过小孔进入包衣锅内，可加快干燥速度。

此外，尚有用悬浮包衣法包薄膜衣，其步骤与一般包衣相似。

3. 薄膜包衣片常见的问题与处理措施

有时因包衣浆的配方不当、包衣操作控制不严等各种原因，会造成以下各种外观缺陷：

(1)碎片粘连和剥落　由片剂相互粘连引起，重新分离时从一个片面上剥落下的衣膜碎片粘在另一片面上。轻者为小片即碎片粘连，重者为大片称剥落。原因都是加浆太快，未及时干燥引起。发现个别粘连时即需纠正，将粘连者剔除后继续包衣，否则需洗除、剥落、干燥后重包。

(2)起皱和"橘皮"膜　主要由干燥不当引起，衣膜尚未铺展均匀，已被干燥。滚包时有波纹出现，即有起皱现象，喷雾时高低不平有如"橘皮"样粗糙面。出现这些现象或先兆时应立即控制蒸发速率，并且在前一层包衣的衣层完全干燥前继续添加适量的包衣溶液，以消除这种现象。若由于成膜材料的性质引起，则改换包衣材料。

(3)起泡和桥接　片子表面的起泡或刻字片的衣膜使标志模糊，表明膜材料与片芯表面之间附着力下降，留有空间，前者称为起泡，后者称为桥接。一般通过改进包衣浆配方、增加片芯表面粗糙度或在片芯内添加一些能与衣膜内某些成分形成氢键的物质，如微晶纤维素类，以提高衣膜与片芯表面的黏着力。在衣膜中添加某些增塑剂、降低干燥温度、延长干燥时间，也有利于克服起泡和桥接现象。

(4)色斑和起霜　色斑系指可溶性着色剂在干燥过程中迁移到表面不均匀分布引起的斑纹。起霜系指有些增塑剂或有色物在干燥过程中迁移到包衣表面，使呈灰暗色且不均匀的现象。此外，有色物料在包衣浆内分布不均，也会出现色斑现象。因此，在配料时，必须注意增塑剂或有色物与成膜材料间的亲和性及在溶剂中的溶解性，并缓慢干燥。

(5)出汗　系指衣膜表面有液滴或呈现油状薄膜。原因主要是包衣材料的配方不当，组分间有配伍禁忌。必须调整配方予以克服。

(6)崩边　由于包衣液喷量少、包衣锅转速过快而导致片芯边缘附着包衣液量少造成。可通过提高喷液速率、降低包衣锅转速、提高衣膜强度和附着力予以克服。

(三)肠溶衣

肠溶衣系指用肠溶性包衣材料在片芯表面包的一层高分子聚合物衣膜。此类片剂可在胃液中保持完整，而在肠液中崩解或溶解，并释放出药物。

1. 包肠溶衣的目的

片剂是否包肠溶衣是由药物的性质和使用的目的决定的。凡属在胃中不稳定，会产生变化的药物；对胃刺激性太大的药物；作用于肠道的驱虫药、肠道消毒药；需要延长在肠道的滞留时间以延长作用的药物等均应包肠溶衣。

2. 肠溶衣的材料

肠溶衣材料是利用其在不同 pH 的溶液中溶解度不同的特性。胃液呈较强酸性，小肠液不同肠段 pH 不同，小肠上段呈弱酸性，小肠下段呈弱碱性。所以肠溶衣材料必须能抵抗胃液的酸性侵蚀，而到达小肠时却能迅速崩解或溶解。常用的肠溶衣材料如下：

(1)邻苯二甲酸醋酸纤维素(CAP)　为常用的肠溶衣材料，为白色纤维状粉末，不溶于水和乙醇，但能溶于丙酮或乙醇与丙酮的混合溶剂中。包衣时一般使用10%左右的乙醇丙酮混合液，成膜性能好，操作方便。

(2)聚丙烯酸树脂类　国内产品称Ⅱ号、Ⅲ号聚丙烯酸树脂，国外产品称Eudragit L型和Eudragit S型。L型者可在pH 6以上的肠液中溶解，S型者在pH 7以上的介质中溶解，L型与S型按适当比例混合，可在指定的pH范围溶解。

(3)虫胶　俗称洋干漆，是昆虫分泌出的一种天然树脂。虫胶不溶于胃液，但在pH 6.4以上的溶液中能迅速溶解。使用时将虫胶用无水乙醇制成15%～30%的溶液，再加适量的蓖麻油或硬脂酸等增塑剂以减低其脆裂性。由于新的肠溶衣材料的使用，本品逐渐被淘汰。

3. 肠溶衣的包衣方法

可先将片芯用包糖衣法包到无棱角时，再加入肠溶衣溶液包肠溶衣到适宜厚度，最后再包数层粉衣层及糖衣层；也可直接在片芯上包肠溶性全薄膜衣。

4. 包肠溶衣过程中常见的问题与处理措施

除薄膜衣常见问题外，还存在以下两点问题：

(1)肠溶片不能安全通过胃部　原因是包衣材料选择不当或衣层太薄导致在胃内崩解或溶解，应调整包衣处方或增加包衣层厚度。

(2)肠溶片在肠内不崩解或不溶解　原因是包衣材料选择不当、衣层太厚或贮存后变质导致在肠内也不崩解或不溶解。应调整包衣处方、减少包衣层厚度、考察肠溶片的稳定性。

第五节　片剂的质量检查、包装与贮藏

一、片剂的质量检查

片剂应进行外观、性状、鉴别、重量差异、崩解时限、融变时限、发泡量、硬度、脆碎度、含量均匀度、溶出度和释放度、分散均匀性、微生物限度、含量测定等检查，均应符合规定。

二、片剂的包装与贮藏

(一)包装

片剂生产工序完成及质量检查合格后，要进行包装工序。片剂的包装应做到密封、防潮、使用方便、美观、保证产品质量稳定。如包装不严密可受湿气、温度、日光的作用，片剂发生松碎、裂片、潮解、变色、光泽度降低、霉变、崩解时间延长或含量降低等情况。

片剂的包装一般有多剂量和单剂量两种形式。

1. 单剂量包装

单剂量包装系指将片剂单个隔开包装，每片或一次剂量均处于独立密封状态，提高了对产品的保护作用，杜绝了污染和交叉污染，使用方便，外形美观。主要有泡罩式和窄条式两种包装形式。

(1)泡罩式　是用无毒聚氯乙烯(PVC)硬片经红外加热器加热后，在成型上形成水泡眼，片剂进入水泡眼，与无毒铝箔(背层材料)热压形成泡罩式包装。铝箔背衬材料上可印上药品名称、规格、批号等，便于识别使用。罩泡透明，坚硬而美观。

(2)窄条式　是由两层膜片(铝塑复合膜、双纸铝塑复合膜等)经黏合或加压形成的带状包装。较罩泡式简便价廉。

2. 多剂量包装

系指几十、几百片合装在一个容器中。常用的容器有玻璃瓶、塑料瓶及由软性薄膜、纸塑复合膜、金属箔复合膜等制成的药袋。

(二)贮藏

《中国药典》规定片剂宜密封贮存，防止受潮、发霉、变质。除另有规定外，一般应将包装好的片剂放在阴凉(20℃以下)、通风、干燥处贮存。对光敏感的片剂，应避光保存，受潮后易分解变质的片剂，应在包装容器内放入干燥剂(如干燥硅胶等)。

片剂是一种较稳定的固体制剂，只要包装和贮藏得当，在有效期内能保证产品质量。

片剂的制备实例见第十篇技能训练篇实训九“片剂的制备技术”。

复习思考题

1. 片剂的含义、特点是什么？

2. 举例说明片剂常用辅料(稀释剂与吸收剂、润湿剂与黏合剂、崩解剂、润滑剂)的应用(每类各举3个)。

3. 简述湿法制颗粒压片的生产工艺流程。干颗粒在压片前要做哪些处理？

4. 片剂为什么要包衣？包衣片分为哪几种？如何选用包衣材料？哪些药物适合包肠溶衣？

5. 常用的包衣方法有哪几种？简述糖衣片和薄膜衣片的包衣过程。

第十六章

丸剂和滴丸剂生产技术

知识目标

- 理解丸剂的含义、特点、分类和丸剂包衣的目的。
- 理解蜂蜜的选择、炼制、规格与应用。
- 掌握水丸、蜜丸、水蜜丸、浓缩丸、糊丸、蜡丸、微丸、滴丸的含义、特点。
- 掌握水丸、蜜丸、滴丸的生产技术。

技能目标

- 明确丸剂的含义、特点和丸剂包衣的目的。
- 会选择和炼制蜂蜜,明确其规格与应用。
- 能够解释水丸、蜜丸、水蜜丸、浓缩丸、糊丸、蜡丸、微丸、滴丸的含义和特点。
- 会用泛制法制备水丸、塑制法制备蜜丸、滴制法制备滴丸。

第一节　概　　述

一、丸剂的含义

丸剂系指饮片细粉或提取物加适宜的黏合剂或其他辅料制成的球形或类球形制剂。

二、丸剂的特点

1. 传统丸剂作用迟缓

传统丸剂如蜜丸、浓缩丸、糊丸、蜡丸服用后在胃肠道中溶散缓慢,逐渐释放药物,作用缓和、持久。

2. 现代新型丸剂具有速效作用

如有些滴丸剂、微丸适合一些急症。

3. 可降低某些药物的毒副作用

对毒剧、刺激性药物可因延缓吸收而减少毒性和不良反应。

4. 可掩盖药物不良臭味和提高药物稳定性

包衣丸剂或通过将挥发性及特殊气味的药物泛制在丸芯层，能掩盖药物不良臭味和提高药物稳定性。

5. 适合药物广

丸剂可容纳固体、半固体、液体、挥发性药物，且制备工艺简单，生产成本低。

6. 剂量大、服用困难

丸剂服用量一般较大，服用不方便，小儿吞服尤为困难。

三、丸剂的分类

1. 按制备方法分类

泛制丸如水丸、水蜜丸、部分浓缩丸、糊丸、微丸等；塑制丸如蜜丸、部分浓缩丸、糊丸、蜡丸等；滴制丸如滴丸剂等。

2. 按赋形剂分类

可分为水丸、蜜丸、水蜜丸、浓缩丸、糊丸、蜡丸等。

此外，丸粒直径小于 3.5 mm 的各类丸剂统称微丸或小丸。

第二节　水丸生产技术

一、水丸的含义

水丸系指饮片细粉以水(或根据制法用黄酒、醋、稀药汁、糖液等)为黏合剂制成的丸剂。

二、水丸的特点与规格

(一)特点

水丸具有如下特点：①体积小，表面致密光滑，便于吞服，不易吸潮，有利于保管贮存。②制备时可根据药物性质、气味等分层加入。如可将挥发性成分、有不良臭味的药物泛入内层，防止其芳香成分挥发，掩盖不良气味；也可将缓释药物泛入内层，速释药物泛在外层，达到长效目的。③因赋形剂为水溶性，服后较糊丸、蜡丸等在体内易溶散、吸收，显效较快。④设备简单，易于大量生产。⑤操作繁难，制备时间长，易受微生物污染。⑥不易控制成品的主药含量和溶散时限。

(二)规格

传统习用实物来比拟丸粒大小即水丸的规格，如芥子大、绿豆大、赤小豆大、梧桐子大等。现代统一用重量为标准表示水丸的规格，如《中国药典》一部规定：二十五味珍珠丸每丸重1 g，六应丸每5丸重19 mg。

三、水丸的赋形剂

水丸的赋形剂种类较多，除能润湿饮片细粉，发挥黏合性或增加饮片细粉的黏性外，有的能增加主药中某些有效成分的溶解度，有的本身具有一定的疗效。因此，恰当地选择赋形剂很重要，既有利于成型和控制溶散时限，又有助于提高疗效。水丸常用的赋形剂有：

1. 水

泛丸用水应为纯化水。水本身无黏性，但能引发药物的黏性，即可泛制成丸。如药物含蛋白质、糖类、淀粉较多，其细粉吸水性好，以水为赋形剂则易成型。

2. 酒

常用黄酒(含醇量为12%～15%)和白酒(含醇量为50%～70%)。酒具有引药上行、活血通络、祛风散寒、矫腥除臭等作用。当黄酒和白酒缺乏时，也可以用相当浓度的乙醇代替。酒是一种良好的润湿剂，但酒润湿药粉后产生黏性比水弱，用水为润湿剂致黏合力太强而泛丸困难者常以酒代之。

3. 醋

常用米醋为润湿剂，含醋酸3%～5%。醋能散瘀活血，消肿止痛，入肝经散瘀止痛的处方制丸常以醋作赋形剂，醋可使药物中生物碱变成盐，从而有利于药物中碱性成分的溶解，增强疗效。

4. 药汁

①处方中含有纤维丰富(如大腹皮、丝瓜络)、质地坚硬的矿物(如自然铜、磁石)、树脂类(如乳香、没药)、浸膏类(如儿茶、芦荟)、糖分含量高的饮片(如大枣、熟地)、胶剂(如阿胶、龟胶)等难以制粉的药物、可溶性盐类(如芒硝、青盐)，可取其煎汁、加水烊化或加水溶化作赋形剂；②处方中有乳汁、牛胆汁、竹沥汁等液体药物时，可加适量纯化水稀释作为泛丸的赋形剂；③处方中有生姜、大蒜、芦根等新鲜饮片时，可榨取药汁，作为泛丸的赋形剂。

5. 糖液

常用蔗糖糖浆或液状葡萄糖，既具黏性，又具有还原作用。适用于黏性弱、易氧化药物的制丸。

四、水丸的生产技术

水丸一般采用泛制法制备，也可用塑制法制备。

泛制法生产水丸工艺流程：

药物的处理→起模→成型→盖面→干燥→选丸→包衣→质量检查→包装

(一)药物的处理

将饮片干燥、灭菌,粉碎成细粉。一般泛丸用药粉应过五至六号筛,起模、盖面、包衣用粉应过六至七号筛。需制药汁的饮片应按规定制汁。

(二)起模

起模系指将药粉制成 0.5～1 mm 基本母核(也叫丸模、母子)的操作。起模是泛制法制备丸剂的关键操作,丸模的形状直接影响丸剂的圆整度,丸模的数目和粒径影响成型过程中筛选的次数、丸粒的规格及药物含量均匀度。丸模是泛丸法成型的基础,有手工起模和机械起模两种方法。

1. 手工起模

是传统制丸的起模方法,目前工业生产很少用,只有小量生产或特殊品种制丸才用此法。

2. 机械起模

目前生产中均采用包衣锅进行操作。机械起模的特点有:降低劳动强度,缩短生产时间,提高产量和质量,减少微生物污染。机械起模有以下两种方法:

(1)粉末直接起模　取起模用的水将包衣锅壁润湿均匀,然后撒入少量药粉,使均匀地粘于锅壁上,然后用干刷子在锅内沿转动相反的方向刷下,得到细小的粉粒,继续转动包衣锅,再喷水使粉粒润湿,撒布药粉使之均匀黏附在粉粒上,适当搅拌、搓揉,使黏结的粉粒分开,如此反复操作,直至模粉用完,达到规定的标准,过筛分等,即得丸模。

该法制得的丸模较紧密,但大小不均,操作时间较长。

(2)湿颗粒起模　将起模用的大部分或全部药粉放入包衣锅内喷水,开启机器滚动或搓揉,使粉末均匀润湿,制成“手捏成团,轻压即散”的软材,取出用手工或机器过二号筛制成颗粒,将此颗粒再放入包衣锅内,加少许干粉,充分搅匀,继续使颗粒在锅内旋转摩擦,撞去棱角成为圆形,取出过筛分等,即得丸模。

此法所制得的丸模成型率高,大小均匀,操作时间短,但丸模较松散。

3. 起模用粉量

起模用的药粉量和丸模的数量要适当,以免造成丸模不足或太多。起模用粉量应根据药物的性质和丸粒的规格决定。手工起模用粉量一般为处方总量的 2%～5%,大生产时,起模用粉量可根据下列的经验式计算:

$$C : 0.625 = D : X$$

$$X = \frac{0.625D}{C} \tag{16-1}$$

式中:C 为成品水丸 100 粒干重(g);D 为药粉总重(kg);0.625 为标准模子 100 粒重 0.625 g;X 为一般起模用粉量(kg)。

例 16-1　现有川芎茶调丸 600 kg 原料药粉,要求制成规格为每 20 粒重 1 g 的水丸,求起模的用粉量。

解:已知 $D = 600$ kg,先求出 100 粒成品水丸干重 C:

$$20 : 100 = 1 : C$$

$$C=\frac{100\times 1}{20}=5(\text{g})$$

再求起模用粉量 X：

$$X=\frac{0.625D}{C}=\frac{0.625\times 600}{5}=75(\text{kg})$$

答:需用 75 kg 的药粉起模。

说明:用上述公式计算时,C 为 100 粒成品丸重,0.625 是 100 粒标准模子的湿重,内含 30%～35%的水分,药粉总重 D 和起模用粉量 X 都是干重,故计算出来的量要比实际用粉量多 30%～35%,在实际操作中会有各种消耗,因此,这样计算才具有实际意义。

4. 起模应注意的事项

①起模用粉应黏性适中,黏性太大或无黏性的药粉均不适宜起模,黏性过大,容易黏结,黏性过小,不易成模。处方中药粉黏性太强时,可用适当浓度的乙醇起模,黏性太小可用适当浓度的黏合剂起模。②起模用药粉应过六至七号筛。③起模过程中要注意每次的加水加粉量,每次加水加粉量宜少。④丸模泛成后,需经筛选,使之均一。

(三)成型

成型系指将已筛选均匀的圆球形模子逐渐加大至接近成品的操作。加大的方法和泛制起模相同,即反复加水润湿,上粉滚圆和筛选。操作过程中应注意以下问题:①加水和加粉的量应适当,要逐渐增加。②成型过程中要经常筛选、分档,再分别加大成型。过大的丸粒、团块及细小粉粒,可用水调成稀糊状,再次泛于丸粒上,以免造成浪费。③处方中若含有芳香挥发性或特殊气味以及刺激性较大的药物,最好分别粉碎后,泛于丸粒中层,可避免挥发或掩盖不良气味。④含朱砂、硫黄以及酸性药物的丸剂,不能用铜制泛丸锅起模与加大,以免因化学变化而使丸药表面变色或产生有害成分,此类品种可用不锈钢制的泛丸锅制作。

(四)盖面

盖面系指将已加大、合格、筛选均匀的丸粒,再用盖面材料或清水继续在泛丸锅内滚动操作,使达到成品规定大小标准,丸粒表面致密、光洁、色泽一致。根据所用盖面材料不同,分为干粉盖面、清水盖面、清浆盖面 3 种方式。

(五)干燥

泛制丸含水量大,易发霉,应及时干燥。干燥温度一般应在 80℃以下,含挥发性成分或淀粉较多的水丸,应在 60℃以下进行干燥,不宜加热干燥的应采用其他适宜的方法进行干燥。采用烘房、烘箱静态干燥的过程中应时常翻动,以免丸粒受热不均,出现“阴阳面”或影响溶散时限。也可采用沸腾干燥、微波干燥、螺旋振动干燥等。

(六)选丸

选丸的目的是除去过大、过小及不规则的丸粒,使丸剂成品圆整、大小均匀、剂量准确。大量生产用滚筒筛见图 16-1,检丸器见图 16-2 等。

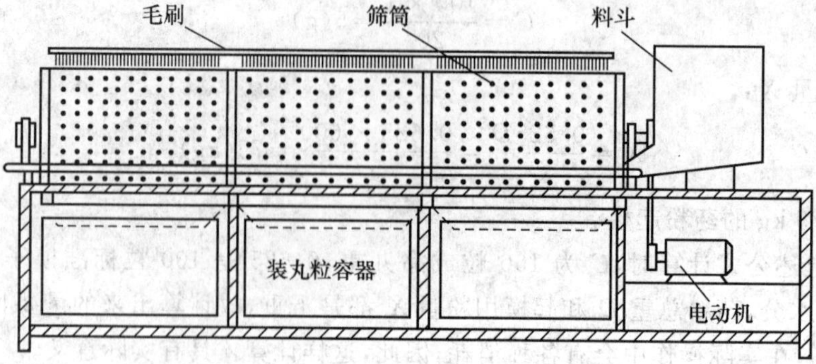

图 16-1 滚筒筛示意图

（引自：李范珠，李永吉.中药药剂学.人民卫生出版社，2012）

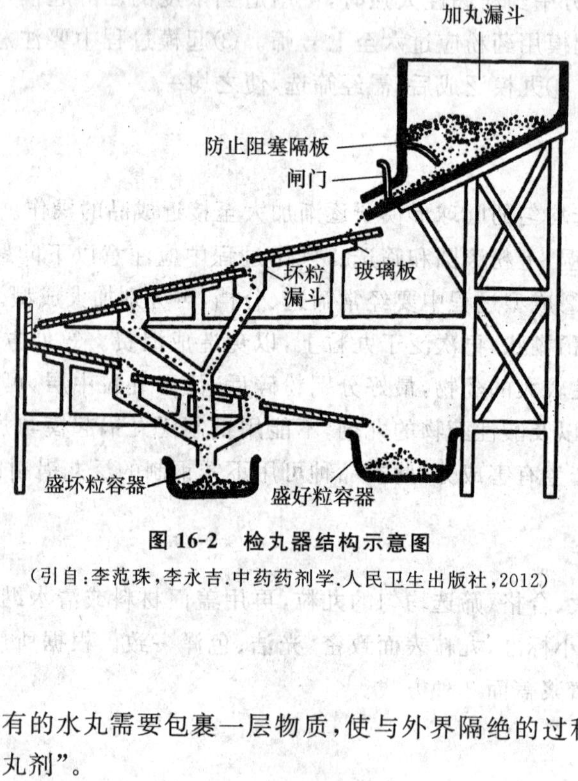

图 16-2 检丸器结构示意图

（引自：李范珠，李永吉.中药药剂学.人民卫生出版社，2012）

（七）丸剂的包衣

根据医疗的需要，有的水丸需要包裹一层物质，使与外界隔绝的过程称为包衣或上衣，包衣后的丸剂称为“包衣丸剂”。

1. 包衣的目的

①增加药物的稳定性；②掩盖药物的不良臭味、减少刺激性；③控制丸剂的溶散度；④改善外观，利于识别。

2. 包衣的种类

(1)药物衣　包衣的材料是丸剂处方的组成部分。常用的有朱砂衣、黄柏衣、雄黄衣、青黛衣、百草衣等。

(2)保护衣　选取处方以外，不具明显药理作用且性质稳定的物质作为包衣材料，使主药与外界隔绝而起保护作用，有的还起到协同作用。如糖衣、薄膜衣、滑石衣、明胶衣等。

(3)肠溶衣　选取适宜的材料将丸剂包衣后使之在胃液中不崩解而在肠液中崩解。

3. 丸剂包衣的方法

方法类似片剂包衣，详见片剂包衣一节。

第三节　蜜丸生产技术

一、蜜丸的含义

蜜丸系指饮片细粉以蜂蜜为黏合剂制成的丸剂。水蜜丸系指饮片细粉以蜂蜜和水为黏合剂制成的丸剂。水蜜丸是在传统蜜丸的基础上根据水泛丸制作的原理而创制的。水蜜丸同蜜丸相比，具有节省蜂蜜、节约成本、便于保存、成丸丸粒小、光滑圆整、易于吞服等优点。

二、蜜丸的特点与规格

(一)特点

蜜丸溶散缓慢、作用持久，多用于镇咳祛痰、补中益气的方药。蜜丸用蜜量大，成本高，且易吸潮、发霉、变质。

(二)规格

蜜丸的规格一般按丸重分大蜜丸和小蜜丸。其中每丸重量在0.5 g(含0.5 g)以上的称大蜜丸，按粒数服用。每丸重量在0.5 g以下的称小蜜丸，多按重量服用。

三、蜂蜜的选择及炼制

(一)蜂蜜的选择

蜂蜜的品种较多，品质各异，优质的蜂蜜可确保蜜丸的质量。从蜜源(花的种类)来看，一般以槐花蜜、荔枝蜜、白荆条蜜等为佳，枣花蜜、油菜花蜜、葵花蜜次之，荞麦蜜、榕树蜜、乌柏蜜更差。蜂蜜应为半透明、带光泽、浓稠的液体，白色至淡黄色或橘黄色至黄褐色，放久或遇冷渐有白色颗粒状结晶析出。气芳香，味极甜。不得有异臭、死蜂、蜡屑等杂质。25℃时相对密度在1.349以上，还原糖不少于64.0%者为佳。但由乌头、曼陀罗、雪上一枝蒿等有毒植物花为蜜源，所酿蜂蜜其色深质稀，味苦麻而有毒，切忌入药。

(二)蜂蜜的炼制

1. 炼蜜的目的

①除杂质，如悬浮物、死蜂、蜡质等；②破坏酶类、杀灭微生物等；③降低水分含量，增加黏

合力；④促进部分糖的转化，增加稳定性。

2. 炼制方法

蜂蜜的炼制是指将蜂蜜加水稀释溶化，过滤，加热熬炼至一定程度的操作。其炼制程度，应根据处方中药物的性质而定。常用夹层锅以蒸汽为热源进行炼制，既可常压炼制，也可减压炼制。

3. 炼制的规格

炼蜜因炼制程度不同分为3种规格，即嫩蜜、中蜜（炼蜜）、老蜜，可根据各丸剂处方的药物性质选用。

（1）嫩蜜　蜂蜜加热至105～115℃，含水量在17%～20%，相对密度为1.35左右，色泽无明显变化，略有黏性。适用于含较多油脂、黏液质、糖类、淀粉、动物组织等黏性较强的饮片细粉制丸。

（2）中蜜（炼蜜）　蜂蜜加热至116～118℃，含水量在14%～16%，相对密度为1.37左右，锅内出现翻腾均匀淡黄色有光泽的细气泡，用手捻之有黏性，但两手指分开无长白丝出现。适用于中等黏性的饮片细粉制丸。大部分蜜丸的制备均选用中蜜。

（3）老蜜　蜂蜜加热至119～122℃，含水量在10%以下，相对密度为1.40左右，锅内出现红棕色光泽的较大气泡，黏性强，手捻之较黏，两手指分开出现长白丝，滴入冷水中成珠状。适用于黏性较差的矿物质、纤维较多的饮片细粉制丸。

蜂蜜的炼制程度应根据饮片的性质、药粉的粗细、水分的高低、环境的温湿度来决定，在其他条件相同情况下，一般冬季用稍嫩蜜，夏季用稍老蜜。

四、蜜丸的生产技术

蜜丸一般用塑制法制备。水蜜丸可用泛制法制备（与水泛丸相同），也可用塑制法制备。用泛制法制备水蜜丸时，炼蜜应用沸水稀释后使用。

塑制法生产蜜丸工艺流程：

物料准备→制丸块→搓丸条→分粒、搓圆→干燥、灭菌→质量检查→包装

（一）物料准备

1. 药物

根据处方中饮片的性质，采用适宜的灭菌方法灭菌、干燥，粉碎成细粉或最细粉，备用。

2. 蜂蜜

根据饮片细粉的性质，将蜂蜜炼制成适宜的规格，备用。

3. 润滑剂

制丸过程中，为防止药物与工具粘连，并使制得的蜜丸表面光滑，需使用适量的润滑剂。机制蜜丸常选用70%乙醇擦拭设备起润滑、消毒作用，而手工制蜜丸则选用麻油与蜂蜡（7：3）的熔合物（方法是将二者加热、熔化、搅匀，冷却即成）。

（二）制丸块

制丸块又称和药、合坨，这是塑制法的关键工序。系将混合均匀的药粉与适宜的炼蜜混合

制成软硬适中、可塑性较大的丸块的操作。生产上采用炼药机制丸块，见图 16-3。

优良的丸块应能随意塑形不开裂，手搓捏不粘手，不黏附器壁。影响丸块质量的因素主要有以下几个方面：

1. 炼蜜规格

应根据处方中药物的性质、粉末的粗细、含水量的高低、当时的温度与湿度等决定炼蜜的规格。否则，蜜过嫩则粉末黏合不好，丸粒搓不光滑；蜜过老则制成的丸块发硬，难于搓丸。

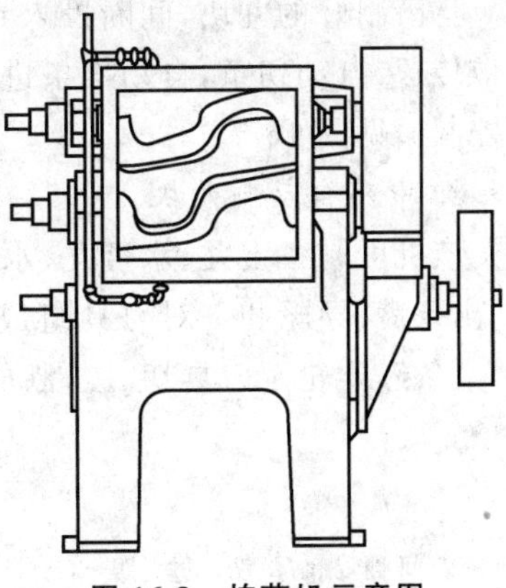

图 16-3　炼药机示意图

（引自：杨明.中药药剂学.中国中医药出版社，2013）

2. 和药的蜜温

根据处方中药物的性质而定，有以下 3 种情况：

(1)热蜜和药　多用于一般性质饮片的处方。

(2)温蜜和药　即 60～80℃温蜜和药。适用于：①含有较多树脂、胶质、糖、黏液质等黏性强饮片（如乳香、没药、血竭、阿胶、熟地等）的处方，蜜温过高易使其熔化，所得丸块黏软，不易成型，冷后变硬不利制丸；②含有冰片、麝香等芳香挥发性药物的处方。

(3)老蜜趁热和药　适用于含有大量叶、茎、全草或矿物类药物、粉末黏性很小的处方。

3. 用蜜量

用蜜量的多少也是影响丸块质量的重要因素。一般药粉与炼蜜的比例是 1∶(1～1.5)，但也有超出此范围的，主要取决于下列三方面因素：①药物性质：含糖类、胶质等黏性强的药粉用蜜量宜少，含纤维较多、质地疏松、黏性极差的药粉用蜜量宜多，可高达 1∶2 以上；②气候季节：夏季用蜜量应少，冬季用蜜量宜多；③和药方法：手工和药，用蜜量较多，机械和药用蜜量较少。

(三)搓丸条、分粒、搓圆

丸块制好后，放置一定时间，使蜜充分湿润药粉后再反复揉搓成可塑性适宜的丸块，即可搓丸条。丸条要求粗细适中，均匀一致，表面光滑，内部充实无空隙。少量制备时一般采用搓丸板，见图 16-4。生产采用机器自动制丸，在一台机器上完成制条、分粒及搓圆，如三辊蜜丸机、中药自动制丸机等。

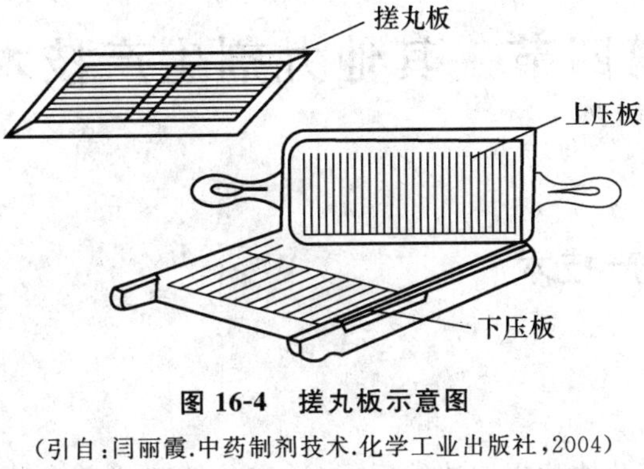

图 16-4　搓丸板示意图

（引自：闫丽霞.中药制剂技术.化学工业出版社，2004）

1. 三辊蜜丸机

将已制好的丸块，间断投入到机器进料斗中，在螺旋推进器的推进下挤出连续药条，经输送带传送，自动切条，自动推条进入模辊切割分粒、搓圆成型。出条、切丸等工序由光电讯号系统控制。见图 16-5。

2. 中药自动制丸机

该机可制备蜜丸、水蜜丸、水丸、浓缩丸等，实现一机多用(图 16-6)。主要由加料斗、推进器、出条嘴、导轮和一对刀具组成。药料在加料斗内经推进器的挤压作用通过出条嘴制成丸条，丸条经导轮至刀具切、搓，制成丸粒。

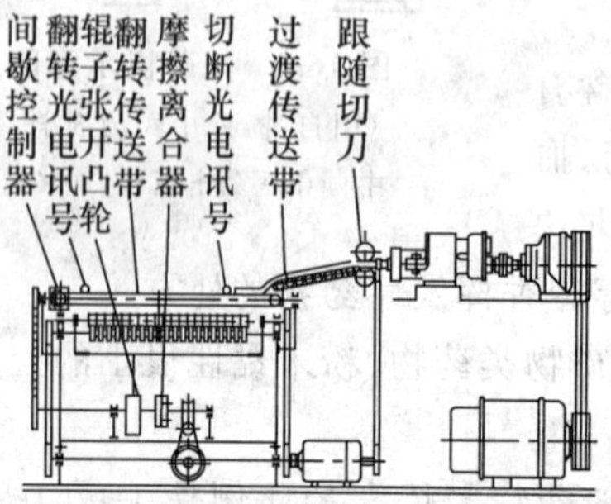

图 16-5　光电自控制丸机示意图

(引自：杨明.中药药剂学.中国中医药出版社，2013)

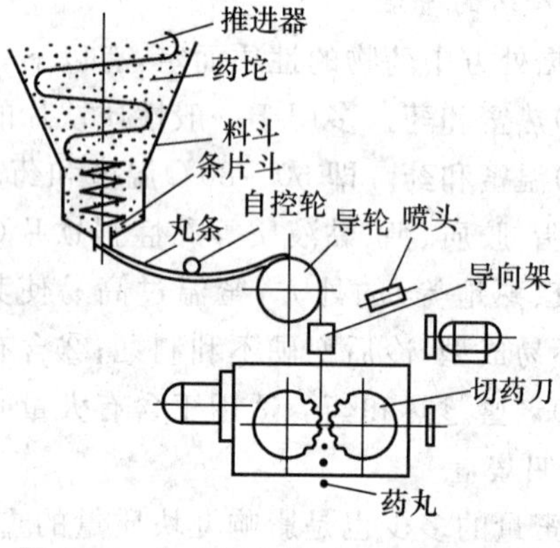

图 16-6　立式制丸机工作原理示意图

(引自：杨明.中药药剂学.中国中医药出版社，2013)

(四)干燥、灭菌

蜜丸一般成丸后不需干燥，但要在洁净环境内摊晾至室温后再分装，以保持丸药的滋润状态。为防止蜜丸霉变，用嫩蜜或偏嫩中蜜制成的蜜丸须在 60～80℃温度下干燥，如处方中含有芳香挥发性或遇热易分解的药物成分，温度应控制在 60℃以下，也可采用微波干燥、远红外线辐射干燥，并可达到灭菌目的。

完整的丸剂生产线包括混合机、炼药机、制丸机、干燥灭菌机、提升机、筛选机、包衣机等。

第四节　其他丸剂生产技术

一、浓缩丸的生产技术

(一)浓缩丸的含义

浓缩丸系指饮片或部分饮片提取浓缩后，与适宜的辅料或其余饮片细粉，以水、蜂蜜或蜂蜜和水为黏合剂制成的丸剂。

(二)浓缩丸的特点

体积小,服用量小,便于服用,增加了疗效,节省了大量的赋形剂,携带和运输方便,但应注意饮片在浸提、浓缩、干燥过程中因受热导致的有效成分损失、破坏。

(三)浓缩丸的分类

根据所用黏合剂的不同,分为浓缩水丸、浓缩蜜丸和浓缩水蜜丸。

(四)浓缩丸的制备

浓缩丸可用塑制法、泛制法或压制法制备。目前较常用的是塑制法。

1. 塑制法

取处方中部分饮片提取浓缩成稠膏(蜜丸型浓缩丸须另加适量炼蜜)作为黏合剂,与另一部分饮片细粉混合均匀,按蜜丸塑制法制成丸剂,干燥,用适当浓度的乙醇、药粉或辅料盖面打光,即得。

2. 泛制法

取处方中部分饮片提取浓缩成稠膏作为黏合剂,与另一部分饮片细粉泛制成丸。或者将稠膏与饮片细粉混合成块状,烘干,磨成细粉,用纯化水或不同浓度的乙醇作润湿剂泛制成丸。

3. 压制法

同片剂的制颗粒工艺,即将颗粒用圆形深凹异型冲模和冲头压制成丸,包薄膜衣,即得。本法具有生产效率高、成本低、质量可控性强、溶散快等优点。

一般说来,方中膏多药粉少时宜用塑制法,膏少药粉多宜用泛制法,膏与药粉相适应可用压制法制丸。

二、微丸的生产技术

(一)微丸的含义

微丸系指药物与适宜的辅料均匀混合,选用适宜的黏合剂或润湿剂以适当的方法制成的直径小于 3.5 mm 的球状或类球状的固体制剂。药典二部称为小丸,粒径应为 0.5～3.5 mm。

(二)微丸的特点

微丸外形美观,流动性好,大小均匀,易于处理(如包衣、分剂量、填充胶囊);可通过包衣提高药物稳定性、掩盖不良气味;可将微丸制成缓控释制剂;微丸比表面积大,溶出快,生物利用度高;适合复方制剂的配伍。

(三)微丸的生产技术

微丸的制备有包衣锅滚动制丸法、流化床喷涂法、挤出-滚圆法、离心造粒法等。

1. 包衣锅滚动制丸法

此法同水丸的泛制法。

2. 流化床喷涂法

将药物与辅料细粉置于流化床中，鼓入气流，使二者混合均匀，再喷入黏合剂，使之成为颗粒，当颗粒大小满足要求时停止喷雾，所得颗粒可直接在沸腾床内干燥，微丸的包衣过程也可同时进行，即制粒、干燥、包衣一步完成。在整个过程中，微丸始终处于流化状态，可有效地防止微丸在包衣过程中发生粘连。

3. 挤出-滚圆法

挤出-滚圆法是指将药物与辅料细粉加入黏合剂混合均匀，通过挤出机将之挤成条柱状，将条柱状物料切割成圆柱形颗粒，再于滚圆机中滚成大小均匀、规整的球形，最后进行干燥、包衣。采用挤出-滚圆机可集混合、挤压过筛、切割、滚圆和干燥于一体，一步制得微丸。

4. 其他方法

如离心造粒法制备微丸、液相中制备微丸、振动喷嘴装置制备微丸、熔融法制备微丸等。

三、糊丸的生产技术

(一)糊丸的含义

糊丸系指饮片细粉以米粉、米糊或面糊等为黏合剂制成的丸剂。

(二)糊丸的特点

糊丸质地较为坚硬，在胃内崩解迟缓，可使药物缓缓释放，延长药效，减少药物对胃肠道的刺激。故一般含有毒性、刺激性较强的药物或需要缓释的丸剂，多制成糊丸。

(三)糊的种类与制法

1. 糊的种类

糊粉有糯米粉、米粉、面粉、神曲粉等。各种糊的黏合力均不同，其中最常用的是糯米粉和面粉。

2. 糊的制法

制糊有调糊法、煮糊法、蒸糊法 3 种，以调糊法应用较多。

(1)调糊法　将糊粉加少量温水，调成匀浆后直接用沸水冲至半透明糊状即可。一般糊丸中糊粉用量为药料量的 30%以下时宜选用此法制糊。

(2)煮糊法　将糊粉加适量冷水混合均匀制成块状，置沸水中煮成半透明状即可。一般糊丸中糊粉用量为药料量的 40%左右时宜选用此法制糊。

(3)蒸糊法　将糊粉加适量冷水混合均匀制成块状，置蒸笼内蒸熟即可。一般糊丸中糊粉用量为药料量的 50%以上时宜选用此法制糊。

(四)糊丸的生产技术

糊丸可采用塑制法和泛制法制备。

1. 塑制法

塑制法制糊丸与制小蜜丸相似，以糊代替炼蜜。制备时先将制好需用的糊稍凉倾入药物细粉中，充分搅拌，揉搓均匀，制成软硬适宜的丸块，搓条，分粒，搓圆，干燥，即可。

2. 泛制法

即用调糊法制得稀糊作为黏合剂，如水丸泛制法制成小丸。

糊丸应在60℃以下进行干燥。

四、蜡丸的生产技术

(一)蜡丸的含义

蜡丸系指饮片细粉以蜂蜡为黏合剂制成的丸剂。

(二)蜡丸的特点

蜡丸在体内释放药物极慢，可延长药效；通过调节用蜡量，使丸药在胃中不溶解而在肠中溶散，可防止药物中毒或对胃的强烈刺激。

(三)蜡丸的生产技术

蜡丸一般采用塑制法制备。取蜂蜡，加热熔化，待冷却至60℃左右，蜡液边沿开始凝固，表面有结膜时，加入药粉，及时搅拌，直至混合均匀，趁热制丸条，分粒，搓圆。操作时应注意以下几点：整个操作过程中要控制温度。下药料时，若温度过高药粉与蜡分层，过低又来不及混合，制不成丸块。搓丸时，丸块温度必须保持在60～70℃，过高过低皆无法分剂量和成型。

第五节　丸剂的质量检查、包装与贮藏

一、丸剂的质量检查

丸剂应进行性状、鉴别、外观、水分、重量差异、装量差异、装量、溶散时限、微生物限度、含量测定等检查，均应符合规定。

二、丸剂的包装与贮藏

(一)丸剂的包装材料

根据各类丸剂的性质不同，包装材料也不同。

1. 玻璃瓶、塑料瓶、瓷瓶

适用于水丸、浓缩丸、微丸等小包装，为了防止运输时振动和碰撞，常用棉花、纸填塞瓶内空隙，再加外盖密封，现在药厂多用高频热封垫密封。

2. 纸盒、铝塑复合袋、铝塑泡罩等

适用于大蜜丸、小蜜丸、水丸、浓缩丸等包装。

3. 蜡壳

适用于含有芳香性药物或含贵重饮片的丸剂包装。

另外，还有用塑料袋、塑料小盒等材料包装丸剂。

(二)丸剂的包装方法

小蜜丸、水蜜丸、水丸、浓缩丸等小丸，常按数量分装，可用数丸板、丸剂定量分装器或丸剂联动包装机分装于瓶子、袋子中。其他包装方法如下：

1. 手工包装

根据各个品种包装的具体要求而定。

2. 机械包装

生产中多采用此方法。用铝塑泡罩热封机包装，材料为药用 PVC 泡罩和铝箔；丸剂(颗粒)分装机自动定量灌装、热封、切袋。

3. 蜡壳包装

蜡壳包装系指先将蜡制成圆形空壳，割开两个相连的半球形蜡壳，装入包好蜡纸的大蜜丸，再密封而成。其特点：蜡壳通透性差，可隔绝空气、水分、光线，防止丸剂吸潮、虫蛀、氧化，同时能保证有效成分不挥发，贮存期内不发霉。但操作复杂，生产效率低，成本高。现生产上使用 LW-1500 型蜡丸壳包装机，既可制蜡壳，又可用于包装。

(三)丸剂的贮藏

除另有规定外，丸剂应密封贮存。蜡丸应密封并置阴凉干燥处贮存，以防受潮、发霉、变质。

水丸、蜜丸的制备实例见第十篇技能训练篇实训十“丸剂的制备技术”。

第六节　滴丸剂生产技术

一、滴丸剂的含义

滴丸剂系指饮片经适宜的方法提取、纯化后与适宜的基质加热熔融混匀，滴入不相混溶的冷凝介质中制成的球形或类球形制剂。滴丸剂是固体分散技术的应用，由于新型基质的应用，滴丸剂有了迅速的发展。目前有缓控释滴丸剂和多种用药途径滴丸剂，不仅供口服，也可在耳、鼻、口腔等局部给药。

二、滴丸剂的特点

(1)滴制法制备滴丸生产条件和劳动保护好。其设备较简单,占地面积小,车间无粉尘,生产工序少,生产周期短,自动化程度高,劳动强度低,生产效率高,成本相对较低。

(2)可使液体药物固体化,方便服用、运输和贮存。

(3)滴丸质量易控制,重量差异小,很少有溶散时限和外观不合格现象。

(4)将易氧化、挥发的药物溶于基质制成滴丸后,可增加其稳定性。

(5)将药物制成高效、速效或长效滴丸,可以提高某些难溶药物的生物利用度。

(6)滴丸用药部位多,可口服、腔道使用及外用。

(7)可供滴丸使用的基质和冷凝介质的品种较少;滴丸的重量一般都小于 100 mg,目前制成大丸还有一定困难;滴丸需用的基质过多,不经济,其发展受到一定限制。

三、滴丸剂的基质要求与选用

滴丸中除主药以外的其他辅料称为基质。

(一)基质要求

(1)熔点较低或加一定量热水(60～100℃)能溶化成液体,而遇骤冷后又能凝结成固体(在室温下仍保持固体状态),且与主药混合后仍能保持上述物理状态。

(2)与主药不发生作用,也不影响主药的疗效,不干扰检测。

(3)对人体无害。

(二)基质种类

1. 水溶性基质

有聚乙二醇 6000、聚乙二醇 4000、泊洛沙姆 188、硬脂酸聚烃氧(40)酯、硬脂酸钠、甘油明胶等。

2. 非水溶性基质

有硬脂酸、单硬脂酸甘油酯、虫蜡、氢化植物油及植物油等。

(三)基质选用

根据主药的性质,选择适宜的基质。

四、滴丸剂的冷凝介质要求与选用

用来冷却滴出的液滴,使之冷凝成固体药丸的液体,称为冷凝介质。

(一)冷凝介质要求

(1)安全无害,不溶解主药和基质,也不与主药和基质发生化学反应,不影响疗效。

(2)有适宜的相对密度,即冷凝介质密度与液滴密度相近,使滴丸在冷凝介质中缓缓下沉或上浮,充分凝固,使丸形圆整。

(3)黏度适当,即液滴与冷凝介质间的黏附力小于液滴的内聚力,促使液滴收缩凝固成丸。

(二)冷凝介质选用

1. 水溶性基质的滴丸剂

可用液状石蜡、植物油、甲基硅油等作冷凝介质。

2. 非水溶性基质的滴丸剂

可用水、不同浓度的乙醇、无机盐溶液等作冷凝介质。

五、滴丸剂的生产技术

(一)滴丸剂的生产设备

滴丸剂的生产设备常用滴丸机(图 16-7),主要由药物调剂供应系统、动态调制收集系统、循环制冷系统、计算机控制系统、在线清洗系统等构成。

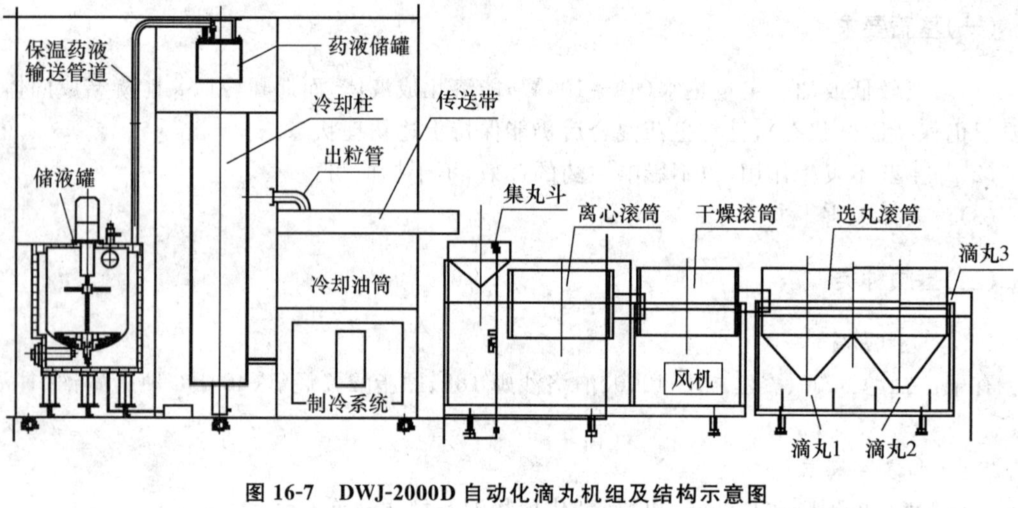

图 16-7 DWJ-2000D 自动化滴丸机组及结构示意图

(引自:杨明.中药药剂学.中国中医药出版社,2013)

(二)滴丸剂的生产技术

工艺流程:

药物处理→滴制液的配制→滴制→冷凝→洗丸→干燥→选丸→质量检查→包装

1. 药物处理

①根据饮片性质采用适宜的方法提取、纯化制得提取物(如川芎提取纯化得川芎碱);②化学纯品(如冰片、薄荷脑等)可直接兑入滴制液。

2. 滴制液的配制

将选择好的基质加热熔融,然后将上述提取物或化学纯品溶解,乳化或混悬于熔融的基质中得滴制液，保持恒定的温度(80～100℃)。

3. 滴制与冷凝

①选择适当的冷凝介质装入冷却柱，调节冷凝介质温度；②将滴制液加入滴丸机的恒温贮液罐中(保温 80～100℃)；③调节滴头的滴速、药液温度及滴头与冷凝柱距离，将药液滴入冷凝介质中，凝固形成丸粒，在冷凝介质中徐徐下沉(滴丸密度大于冷凝介质时)或上浮(滴丸密度小于冷凝介质时)。

4. 洗丸

从冷凝介质中捞出的丸粒，拣去废丸，先用纱布擦去冷凝介质，然后用适宜的溶液洗去或除去冷凝介质。

5. 干燥、选丸

用冷风吹干后，在室温下晾 4 h，除去残次丸。

六、滴丸剂的质量检查、包装与贮藏

滴丸剂应进行性状、鉴别、外观、重量差异、溶散时限、微生物限度、含量测定等检查，均应符合规定。

检查合格的滴丸剂应选择适宜的包装材料进行包装。除另有规定外，滴丸剂应密封贮藏。

滴丸剂的制备实例见第十篇技能训练篇实训十一“滴丸剂的制备技术”。

复习思考题

1. 丸剂的含义、分类及各类丸剂的特点如何？
2. 水丸的赋形剂有哪些？如何选用？
3. 简述机械泛制水丸的操作方法。
4. 炼蜜的规格有哪几种？如何根据药物性质选用？
5. 简述塑制法制备蜜丸的操作方法。
6. 简述滴丸剂基质和冷凝介质的要求、选用及滴丸剂的制备过程。

第八篇

其他制剂生产技术篇

第十七章

胶剂生产技术

知识目标

- 理解胶剂辅料的选择与应用。
- 掌握胶剂的含义、特点与生产技术。

技能目标

- 能识别各类胶剂,会选择与应用胶剂的辅料。
- 明确胶剂的含义、特点,会制备胶剂。

第一节　概　　述

一、胶剂的含义与特点

胶剂系指动物皮、骨、甲或角用水煎取胶质,浓缩成稠胶状,经干燥后制成的固体块状内服制剂。

胶剂的主要成分为动物胶原蛋白及其水解产物,含有多种微量元素。胶剂主要用于补血、祛风以及妇科调经,以治疗虚劳、羸瘦、吐血、衄血、崩漏、腰腿酸软等症。胶剂在常温时呈半透明状固体,溶于水后呈胶体和乳状液的混合体。胶剂服用时需加水或黄酒慢慢烊化后服用,使用不便。

二、胶剂的分类

胶剂按其原料不同可分为以下几类。

1. 皮胶类

以动物皮为原料制胶,用驴皮制成的胶称阿胶。早期阿胶原料用皮是以牛皮为主的多种皮类，自宋代起，阿胶原料用皮全部被驴皮所替代，并一直沿用至今。而牛皮制成的胶现称黄明胶，猪皮制成的胶称新阿胶。新阿胶是因驴皮紧缺，阿胶产品供应不足而开发的。

2. 骨胶类

用动物的骨骼为原料制胶，常用的有豹骨胶、狗骨胶、鱼骨胶等。

3. 甲胶类

用龟科动物乌龟的背甲及腹甲或鳖科动物的背甲为原料制胶，如龟甲胶、鳖甲胶等。

4. 角胶类

主要指鹿角胶。其原料为雄鹿骨化的角。提取胶质后的角渣，称为鹿角霜，也可供药用。

5. 其他胶类

凡含蛋白质的动物类中药均可制成胶剂，如以牛肉为原料制成的霞天胶，以龟甲和鹿角为原料制成的龟鹿二仙胶等。

第二节 胶剂生产技术

胶剂的生产工艺流程：

原辅料的选择与处理→煎取胶液→滤过澄清→浓缩收胶→凝胶与切胶→干燥→质量检查→包装

一、原料的选择与处理

胶剂原料的优劣直接影响产品的质量和出胶率，各种原料均应选自健康强壮的动物，原料上附有毛、脂肪、筋、膜、血及其他不洁之物，必须处理除去，才能用于熬胶。

1. 皮类

驴皮以张大、毛色灰黑、质地肥厚、伤小无病为好。尤以冬季宰杀者为佳，称冬板；春秋剥取的驴皮称春秋板，质量次之；夏季剥取的驴皮称伏皮，质量最差。制备黄明胶所用的牛皮，以毛色黄、皮张厚大、无病的北方黄牛为佳。制备新阿胶所用猪皮，以质地肥厚、新鲜者为佳。

皮类原料处理：首先须用水浸泡数日（夏季 3 d，春秋季 4～5 d，冬季 6 d），每日换水一次，待皮质柔软后用刀刮去腐肉、脂肪、油膜、毛等。工业生产用蛋白分解酶除毛。将皮切成适宜的小块，置洗皮机中洗去泥沙，再置蒸球中，加 2%碳酸钠水溶液或 2%皂角水，用量约为皮重的 3 倍，加热至皮膨胀卷缩，用水冲洗至中性，以除去脂肪及可能存在的腐败产物，如三甲胺、尸胺、酪胺、色胺、甲基吲哚等小分子碱性含氮物质，降低挥发性盐基氮的含量，消除腥臭气味。

2. 角类

鹿角分砍角（人工锯下）与脱角两种。以砍角为佳。春季鹿自脱之角称脱角，其质轻，质量较次。野外自然脱落之角，经受风霜侵蚀，质白有裂纹者习称霜脱角，其质最差，不宜采用。

3. 骨类

豹骨、狗骨等以骨骼粗大、质地坚实、质润色黄之新品为佳，陈久者产胶量低。

4. 龟甲与鳖甲

龟甲为乌龟的背甲及腹甲。其腹甲称龟板，板大质厚、颜色鲜明者称血板，其质佳；而以产于洞庭湖一带者最为著名，俗称汉板，对光照之微呈透明，色粉红，又称血片。鳖甲以个大、质厚、未经水煮者为佳。

角骨甲类原料处理：可用水浸洗，除去腐肉、筋膜和毛血（夏季 20 d，春秋 30 d，冬季 45 d），每日换水一次，取出后用皂角水或碱水洗除油脂，再用水反复清洗干净。豹骨、狗骨等因附筋肉较多，可先将其放入沸水中稍煮捞出，用刀刮净筋肉。角中常有血质，应用水反复冲洗干净。

二、辅料的选择

胶剂制备过程中常加入糖、油、酒、明矾等辅料，既有矫味及成型作用，也有一定的治疗作用。辅料质量的优劣也直接影响到胶剂的质量。

1. 冰糖

以色白、洁净、无杂质者为佳。加入冰糖的目的是增加胶剂的透明度、硬度，并有矫味作用。如无冰糖，也可用白糖代替。

2. 油类

以纯净、新鲜油为佳，常用花生油、豆油、麻油。加油的目的是降低胶的黏度，便于切胶，且在浓缩收胶时可使锅内气泡易于逸散。

3. 酒类

多用黄酒，又以绍兴酒为佳。无黄酒时，也可用白酒代替。加酒的目的主要是矫味矫臭；同时，胶液经浓缩至出胶前，在搅拌下喷入黄酒，有利于气泡逸散。

4. 明矾

以色白洁净者为佳。加明矾的目的是沉淀胶液中泥沙杂质，提高透明度。

5. 阿胶

某些胶剂在浓缩收胶时，常加入少量阿胶，使之黏度增加，易于凝固成型，并在药理上发挥协同作用。

6. 水

熬胶用水有一定选择，阿胶以山东“东平郡”阿井之水制胶而得名。现代生产胶剂一般选用饮用水或纯化水进行熬炼胶汁。

三、煎取胶液

煎取胶液的方法有两种，即直火煎煮法和蒸球加压煎煮法。前者劳动强度较大，卫生条件差，生产周期较长，目前较少应用；后者由于加压煎煮，能耗降低，可大大提高生产效率和出胶率，目前生产胶剂普遍采用。

蒸球加压提取工艺的操作关键是控制适宜的压力、时间和水量。压力一般以 0.08 MPa 蒸汽压力为佳，若压力过大，温度过高，胶原蛋白的水解产物氨基酸可部分发生分解反应，使臭味增加，挥发性盐基氮的含量增高；另外，若温度过高，水解时间短，胶原蛋白水解程度受到影响，平均相对分子质量偏高，使黏性增大，凝胶切块时发生粘刀现象；温度过高，使胶液中混有较多的大质点颗粒，胶的网状结构失去均衡性，干燥后易破裂成不规则的小胶块。煎提时间和加水量随胶剂原料的种类而定，一般加水量以浸没原料为度，煎提8～48 h，反复3～7次，至煎出液中胶质甚少为止，最后一次可将原料残渣压榨，收集全部煎液。为了降低挥发性盐基氮的含量，生产中除应严格控制原料的质量、煎提蒸汽压力和加水量外，还应定期减压排气。如用0.08 MPa蒸汽压力煎煮驴皮，每隔1 h排气1次。

四、滤过澄清

每次煎出的胶液，应趁热用六号筛滤过，否则冷却后因凝胶黏度增大而滤过困难。由于胶液黏度较大，杂质不易沉降，一般在胶液中加0.05%～0.1%明矾(先用水将其溶解后加入)沉淀杂质，搅拌后静置数小时，分取上层胶液，再用板框压滤机滤过，或用碟片式离心机分离。

明矾的加入量不宜过大，否则易使胶液变涩、变苦，生产上可将明矾沉降法改为自然沉降法，或采用离心过滤法滤过。

五、浓缩收胶

浓缩是使胶原蛋白继续水解和进一步除去杂质和水分的过程。取澄清胶液，加热浓缩，并不断搅拌，及时除去浮沫。浓缩至胶液不透纸(将胶液滴于滤纸上，四周不见水迹)，使含水量26%～30%，相对密度1.25左右时，加入豆油，搅匀，再加入糖，搅拌使全部溶解，减弱火力，继续浓缩至“挂旗”(蜂蜜炼制或胶剂制备中判断被浓缩液体浓缩程度的俗语，是指用棒挑起被浓缩液体后，以片状缓慢脱落而不滴落的状态)时，在强力搅拌下加入黄酒，此时锅底产生大气泡，俗称“发锅”，直至胶液无水蒸气逸出。

各种胶剂的浓缩程度要适当，如鹿角胶应防止“过老”，否则不易凝成胶块；浓缩程度不够，含水量过高，成品胶块在干燥后常出现四周高、中间低的“塌顶”现象。浓缩过程应不断打沫，就是除去水不溶性杂质，以提高胶剂的质量。

六、凝胶与切胶

胶液浓缩至适宜的程度后，趁热倾入已涂有少量麻油的凝胶盘内，8～12℃静置12～24 h，胶液即凝固成凝胶，俗称胶坨。大批量生产时用自动切胶机切胶，将凝胶切成一定规格的小片，此过程俗称“开片”。若用手工切胶，要求刀口平，一刀切过，以防出现刀口痕迹。

七、干燥

胶片切成后，摊放在干燥防尘的晾胶室的晾胶床上，在微风阴凉的条件下干燥。一般每隔48 h或3～5 d翻面1次，使两面水分均匀散发，以免成品弯曲变形。数日之后(一般7～10 d)，待干燥至胶片表面干硬，装入木箱内，密闭闷之，使内部水分向胶片表面扩散，称为“闷胶”，也称“伏胶”。2～3 d后，将胶片取出，再放到晾胶床上晾之。数日后，再将胶片置木箱中闷胶2～3 d，如此反复操作2～3次至胶片充分干燥。为缩短干燥时间，也可用烘房设备通风晾胶。

八、胶剂的质量检查、包装与贮藏

胶片充分干燥后，应进行性状、鉴别、外观、总灰分、重金属、砷盐、水分、微生物限度、含量测定等检查，合格后才能包装。包装前用酒精微湿的布擦拭胶片表面至光亮，晾干后，用紫外线消毒，再用朱砂或金箔印上品名，装盒，密闭贮存，防止受潮。

胶剂制备实例见第十篇技能训练篇实训十二“胶剂的制备技术”。

复习思考题

1. 什么是胶剂？分哪几类？
2. 简述胶剂的生产工艺流程。

第十八章

气雾剂与喷雾剂生产技术

知识目标

- 理解气雾剂与喷雾剂的含义、特点与分类，了解气雾剂的组成。
- 掌握气雾剂的生产技术。

技能目标

- 能够解释气雾剂与喷雾剂的含义、特点、分类。
- 能够阐述气雾剂的组成。
- 明确气雾剂的生产技术。

第一节　气雾剂生产技术

一、气雾剂的含义

气雾剂系指提取物、饮片细粉与适宜的抛射剂共同封装在具有特制阀门装置的耐压容器中，使用时借助抛射剂的压力将内容物喷出呈雾状、泡沫状或其他形态的制剂。其中以泡沫形态喷出的可称泡沫剂。可用于呼吸道吸入、皮肤、黏膜或腔道给药等。

气雾剂主要用于心绞痛、哮喘、上呼吸道感染等急症治疗。中药气雾剂的出现，改变了中药制剂只能治疗慢性疾病的传统观点。气雾剂应用于外科和皮肤黏膜时，可减轻患者频繁用药的痛苦。此外，气雾剂也是腔道给药治疗疾病的理想剂型，在定量给药的同时，能在鼻黏膜和耳道内表面形成药物薄膜，有利于发挥药效。

目前中药气雾剂临床应用品种较少，原因是气雾剂工艺条件要求高，而中药组方药味多，剂量大，活性成分复杂，提取、纯化困难，药液色泽深，味道苦，制备气雾剂难度大。因此，开发剂量小、药效强、色泽浅、气味好的中药气雾剂是药剂工作者努力的方向。

二、气雾剂的特点

(1)具有速效和定位作用　喷出物为雾粒或雾滴,可直接喷于作用部位,药物分布均匀且与作用部位接触面积大,奏效迅速。尤其经肺吸收气雾剂,由于肺部巨大的面积($200\ m^2$)、丰富的毛细血管和极小($0.5\sim1\ \mu m$)的转运距离,因此,经肺吸收速度很快,不亚于静脉给药。

(2)提高药物稳定性　药物严封于密闭、遮光容器,避免与空气接触,不易被微生物污染,提高了药物的稳定性。

(3)减少给药刺激　药物以雾滴等较温和的方式作用于给药部位,对作用部位机械刺激小,尤适合创面给药。

(4)可避免胃肠道给药副作用　由于不通过胃肠道给药,不经胃肠道吸收,避免对胃肠道的副作用及肝脏首过效应。

(5)使用方便,剂量准确　药物单元包装即为给药器械,给药时无需其他用具,使用方便;由于通过定量阀门控制剂量,喷出的雾粒微小且分布均匀,用药剂量较准确。

(6)生产成本高　气雾剂的包装需耐压容器和阀门系统,制备需冷却和灌装的特殊机械设备,生产成本较高。

(7)安全性差　具有一定的内压,遇热或受撞击易发生爆炸。

(8)药物泄漏　抛射剂具有很高的蒸气压,若封装不严密,药物随抛射剂的逸散全部渗漏。

(9)引起不适与刺激　抛射剂因高度挥发性而具有较强的制冷效应,多次使用于受伤皮肤上可引起不适与刺激。

(10)应用受限　中药气雾剂因成分复杂,提取、纯化较困难,含量测定难以实施,可能影响给药剂量的准确性。吸入气雾剂,因肺部吸收干扰因素较多,往往吸收不完全。

三、气雾剂的分类

(1)按内容物分散系统分类　可分为溶液型气雾剂、乳状液型气雾剂和混悬液型气雾剂。

(2)按用药途径分类　可分为吸入气雾剂、非吸入气雾剂和外用气雾剂。

(3)按相的组成分类　可分为二相气雾剂(气相与液相)和三相气雾剂(气相、液相、固相或液相)。

(4)按给药定量与否分类　可分为定量气雾剂和非定量气雾剂。

四、气雾剂的组成

气雾剂由药物与附加剂、抛射剂、耐压容器和阀门系统组成。

1. 药物与附加剂

(1)药物　用于制备气雾剂的中药,一般应进行预处理。除另有规定外,饮片应按各品种项下规定的方法进行提取、纯化、浓缩，制成处方规定量的药液，可以是提取物、有效部位或有效成分，一般不使用饮片细粉。

（2）附加剂　可按药物的性质添加适宜的溶剂、增溶剂、抗氧剂、表面活性剂、防腐剂等附加剂。吸入气雾剂中所用附加剂均应对呼吸道黏膜和纤毛无刺激性、无毒性。非吸入气雾剂及外用气雾剂中所用附加剂均应对皮肤或黏膜无刺激性。

2. 抛射剂

抛射剂主要是指一些低沸点的液化气体，在气雾剂耐压容器中负责产生压力，也兼作药物的溶剂和稀释剂。抛射剂的沸点低于室温，常温下蒸气压大于大气压。当阀门打开时，容器内压力骤然降低，抛射剂急剧气化，克服了液体分子间引力，将药物分散成微粒，通过阀门系统抛射出来。

抛射剂必须满足两个基本条件：①抛射剂的沸点应低于室温；②在常温下蒸气压应大于大气压。目前常用的抛射剂主要有以下几类：

（1）氢氟烷烃类　氢氟烷烃（HFA）类抛射剂为氯氟烷烃类（CFCs）的代替品，常用的有四氟乙烷（HFA-134a）、二氟乙烷（HFA-152a）、七氟丙烷（HFA-227ea）等。

HFA 作为一种新型抛射剂不破坏大气臭氧层，在人体内残留少，毒性小，它对许多化合物具有很好的溶解性，作为抛射剂的应用前景广阔。

（2）碳氢化合物类　有丙烷、正丁烷、异丁烷，国内不常用。此类抛射剂虽然稳定、毒性小、密度低，但易燃、易爆。

（3）压缩气体类　主要有 CO_2、N_2、N_2O 等。其特点是价廉易得，不污染环境，化学性质稳定，不与药物发生反应，不燃烧，毒性低微。缺点是蒸气压过高，对容器耐压性要求较高。若充入非液化压缩气体，则压力会迅速降低，不能稳定持久喷射，因而在吸入气雾剂中基本不用，主要用于喷雾剂。

3. 耐压容器

气雾剂的容器必须不与药物、抛射剂或附加剂发生作用，性质稳定，能耐受工作压力，并有一定的安全系数和冲击耐力。耐压容器有金属容器、玻璃容器和塑料容器。生产上应选用化学稳定性好、耐腐蚀、耐压、耐撞击、价廉以及外形美观的容器。

4. 阀门系统

阀门系统是气雾剂的重要组成部分，其作用是在密封条件下控制药物的喷射剂量。目前使用的有非定量的一般阀门系统和定量阀门系统。

（1）一般阀门系统　由封帽、阀门杆（含有内孔和膨胀室）、推动钮、橡胶封圈、弹簧、浸入管等组成。见图 18-1。

（2）定量阀门系统　定量吸入气雾剂的阀门系统与一般阀门系统的构造相仿，所不同的是多了一个定量室，亦称定量小杯，起定量喷雾的作用。由塑料或金属制成，其容量一般为 0.05～0.2 mL，决定了气雾剂一次给药剂量的大小。由上下封圈控制药液不外溢，使喷出准确的剂量。适用于剂量小、作用强烈或含毒性药物的气雾剂。

定量阀门系统分为有浸入管与无浸入管两种，见图 18-2、图 18-3。国产常用的吸入气雾剂不用浸入管，而用有引液槽的阀门杆，使用时需将容器倒置，使药液通过阀门杆上的引液槽进入阀门系统的定量室，按下推动钮即可喷出雾液。

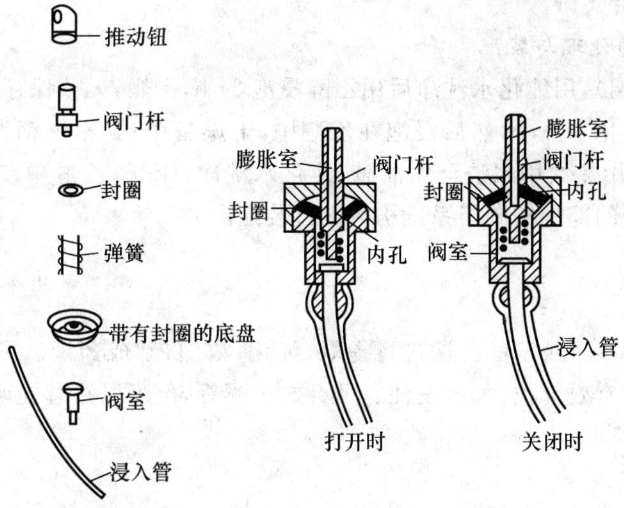

(a)阀门的配件　　(b)阀门的构造

图 18-1　一般阀门示意图

(引自:杨明.中药药剂学.中国中医药出版社,2013)

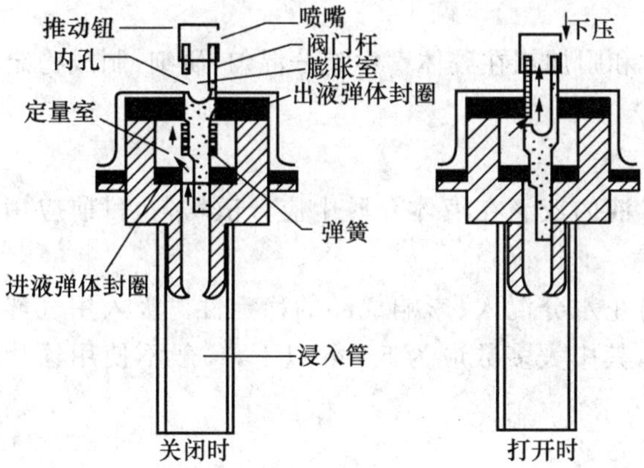

图 18-2　有浸入管的定量阀门示意图

(引自:杨明.中药药剂学.中国中医药出版社,2013)

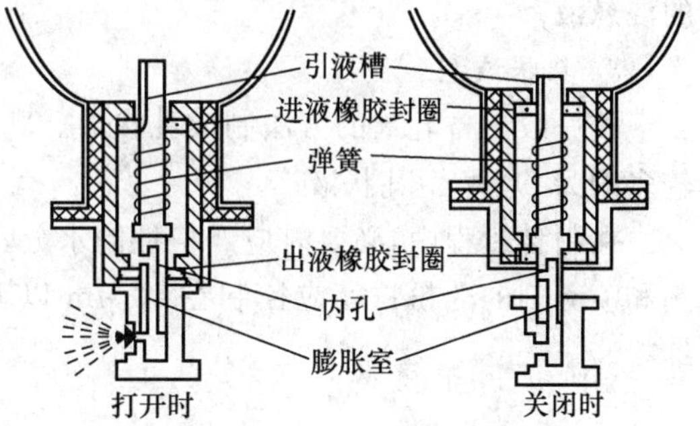

图 18-3　无浸入管的定量阀门示意图

(引自:杨明.中药药剂学.中国中医药出版社,2013)

五、气雾剂的生产技术

工艺流程:

容器和阀门系统的处理与装配→药物的处理→药液的配制→药液的分装与抛射剂的充填→质量检查→包装

(一)容器和阀门系统的处理与装配

1. 容器的处理

将洗净烘干并预热至 120～130℃的玻璃瓶浸入搪塑液中,使瓶颈以下黏附一层浆液,倒置,于 150～170℃烘干,备用。对塑料涂层的要求是:外表平整、美观,能均匀紧密地包裹玻璃瓶，万一爆瓶不致玻片飞溅。

2. 阀门各部件的处理与装配

①橡胶部件(垫圈)，用纯化水洗净后用乙醇浸泡24 h，干燥，无菌保存备用；②塑料及尼龙部件，先用饮用水、纯化水洗净，然后浸泡在乙醇中，干燥备用；③不锈钢弹簧，用1%～3%碱液煮沸10～30 min，用热饮用水洗至无油腻，纯化水洗净，干燥，乙醇中浸泡，干燥，无菌保存备用。将上述处理好的部件按阀门系统构造进行装配。

(二)药物的处理

饮片应按各品种项下规定的方法进行提取、纯化、浓缩，制成药液。可选择适宜的溶剂和方法制成有效成分或有效部位，如挥发油、生物碱、黄酮等，也可以是总提取物。

(三)药液的配制

按照溶液型、混悬液型、乳状液型气雾剂的要求，选择适宜的附加剂进行配制。

1. 溶液型

将提取物与附加剂溶解于抛射剂中，或溶解在潜溶剂中，制成澄清均匀的溶液，备用。

2. 混悬液型

将粉碎至5 μm或10 μm以下的药物微粒和附加剂在胶体磨中充分混匀、研细，制成稳定的混悬液。

3. 乳状液型

按一般制备乳剂的方法制成乳状液。乳状液的液滴在液体介质中应分散均匀，目前应用较多的为O/W型乳状液。

在制备过程中，必要时应严格控制水分，防止水分混入、影响成品的稳定性。吸入用气雾剂和喷雾剂的药粉粒度应控制在10 μm以下，其中大多数应为5 μm以下，一般不使用饮片细粉。

(四)药液的分装与抛射剂的充填

1. 压灌法

目前为国内的主要制法。将预先制备好的药液在室温下灌入容器内，然后装上阀门并轧紧，抽去容器内部空气，然后以压缩空气为动力源，通过压力灌装机将定量的抛射剂压灌于容器内。目前生产上使用的是旋转式联动压装机，见图18-4。

优点：设备简单，不需低温操作，抛射剂损耗较少。缺点：抛射剂需经阀门进入容器，生产速度稍慢；受阀门影响，抛射剂进入容器后，同体积的空气无法排出，使成品压力较高，且在使用过程中压力的变化幅度较大。目前国外气雾剂的生产主要采用高速旋转压装抛射剂的工艺，产品质量稳定，生产效率高。对水不稳定的药物也可用此法。

2. 冷灌法

首先制备药液，将冷却的药液(－30～－50℃)灌入容器后，随即加入已冷却的液化抛射剂，也可将药液和抛射剂同时冷却后灌入。灌入之后，立即装阀并轧紧。全部操作过程均在低温下进行。

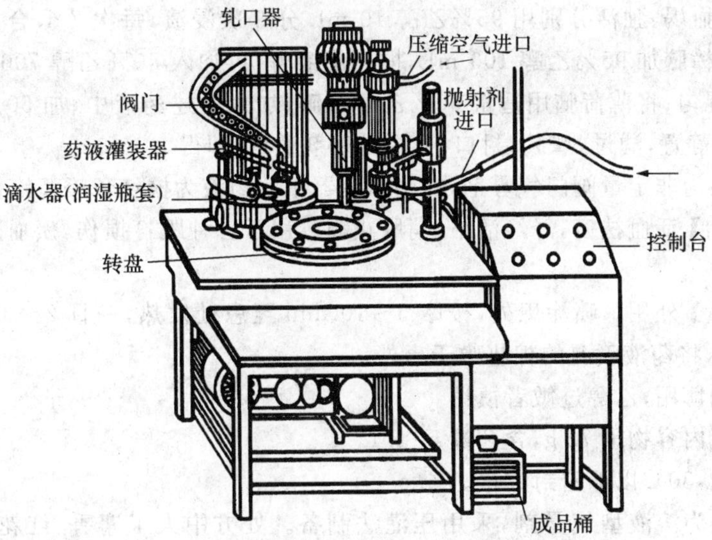

图 18-4 气雾剂旋转式联动压装机示意图

（引自：杨明.中药药剂学.中国中医药出版社，2013）

优点：抛射剂直接灌入容器，速度快，对阀门无影响。因为抛射剂在敞开情况下进入容器，容器中的空气易于排出，成品压力较稳定。缺点：需制冷设备及低温操作，抛射剂损耗较多，操作需迅速完成，以减少抛射剂的损失。乳状液型药液或含水药液不宜采用此法。

六、气雾剂的质量检查、包装与贮藏

(一)质量检查

气雾剂须用适宜方法进行泄漏和爆破检查，以确保安全使用。气雾剂应进行性状，鉴别，非定量阀门气雾剂的喷射速率和喷出总量，定量阀门气雾剂的每瓶总揿次、每揿喷量或每揿主药含量检查(检查每揿主药含量的品种，不再进行每揿喷量检查)，吸入用混悬液型气雾剂的粒度，无菌，微生物限度，含量测定等检查，均应符合规定。

(二)包装与贮藏

气雾剂的内包装即为耐压容器。气雾剂标签和说明书上应标明每瓶的装量和主药含量或药液、提取物的重量，具定量阀门的气雾剂还应标明每瓶的总揿次和每揿喷量或主药含量。

除另有规定外，气雾剂应置凉暗处贮存，并避免曝晒、受热、撞击。

(三)举例

例 麝香祛痛气雾剂

【处方】人工麝香 0.33 g，红花 1 g，樟脑 30 g，独活 1 g，冰片 20 g，龙血竭 0.33 g，薄荷脑 10 g，地黄 20 g，三七 0.33 g，95%乙醇适量，50%乙醇适量，抛射剂适量。

【制法】以上九味，取人工麝香、三七、红花，分别用 50%乙醇 10 mL 分 3 次浸渍，每次 7 d，合并浸渍液，滤过，滤液备用；地黄用 50%乙醇 100 mL 分 3 次浸渍，每次 7 d，合并浸渍液，滤过，滤液备用；龙血竭、独活分别用95%乙醇10 mL分3次浸渍，每次7 d，合并浸渍液，滤过，滤液备用；冰片、樟脑加95%乙醇100 mL，搅拌使溶解，再加入50%乙醇700 mL，混匀；加入上述各浸渍液，混匀；将薄荷脑用适量50%乙醇溶解，加入上述药液中，加50%乙醇至总量为1 000 mL，混匀，静置，滤过，灌装，封口，充入抛射剂适量，即得。

【性状】本品为非定量阀门气雾剂，在耐压容器中的药液为橙红色澄清液体，气芳香。

【功能与主治】活血祛瘀，舒经活络，消肿止痛。用于各种跌打损伤，瘀血肿痛，风湿瘀阻，关节疼痛。

【用法与用量】外用。喷涂患处，按摩5～10 min至患处发热，一日2～3次；软组织扭伤严重或有出血者，将药液喷湿的棉垫敷于患处。

【注意】孕妇慎用；乙醇过敏者慎用。

【规格】每瓶内容物重72 g，含药液56 mL

【贮藏】遮光，30℃以下密封贮存。

【注解】本品为溶液型气雾剂，采用压灌法制备。处方中人工麝香、红花、樟脑、独活、冰片、龙血竭、薄荷脑、地黄、三七为主药，乙醇为浸提溶剂或配制溶剂。

第二节　喷雾剂生产技术

一、喷雾剂的含义

喷雾剂系指提取物、饮片细粉填充于特制的装置中，不含抛射剂，借助手动泵的压力或其他方法将内容物以雾状等形态喷出的制剂。可用于呼吸道吸入，皮肤、黏膜或腔道给药等。喷雾剂可在一定范围作为气雾剂的替代形式，具有很好的应用前景。

二、喷雾剂的特点

(1)具有剂量小，药物分散均匀，吸收快，起效迅速，使用方便的特点，并有靶向定位作用，适用于治疗上呼吸道疾病、各种腔道疾病、外伤、内伤及全身性疾病，有较好的临床疗效，是中医治疗急症的一条新途径。

(2)喷雾剂采用惰性气体为动力，减少了副作用和刺激性，增加药物的稳定性。

(3)生产处方与工艺较气雾剂简单，成本低，安全性强。

(4)喷雾剂随着使用次数的增加，内容物减少，容器压力也随之下降，喷出的雾滴大小及喷射量不能维持恒定。所以药效强、安全指数小的药物和需要发挥全身治疗作用的药物不宜制成喷雾剂。喷雾剂与外界隔绝方面不如气雾剂。

(5)传统的喷雾剂有喷出雾滴大、喷出剂量小等缺点，用于肺部吸入有一定的局限。近年出现的超临界CO_2辅助喷雾剂与超声波喷雾剂，可有效地克服传统喷雾剂的不足。

超临界CO_2辅助喷雾剂几乎所有雾化粒子的粒径均小于3 μm，经空气稀释后可直接用于肺部给药。超声波喷雾剂，采用高振动强度和低通风水平，能有效地将药物送入肺深部，其制备过程使用耦合液传导超声振动至溶液，溶液温度不升高，尤适用于热敏性药物。

三、喷雾剂的分类

(1)按内容物分散系统分类　可分为溶液型喷雾剂、乳状液型喷雾剂和混悬液型喷雾剂。

(2)按用药途径分类　可分为吸入喷雾剂、非吸入喷雾剂及外用喷雾剂。

(3)按给药定量与否分类　可分为定量喷雾剂和非定量喷雾剂。

(4)按使用方法分类　可分为单剂量喷雾剂与多剂量喷雾剂。

(5)按雾化原理分类　可分为喷射喷雾剂、超临界 CO_2 辅助喷雾剂和超声波喷雾剂。

四、喷雾剂的生产技术

(1)药物的处理　喷雾剂的剂量较小，因而应根据饮片有效成分的性质采用适当的方法提取与纯化，以有效成分或有效部位为原料较适宜。对于难溶性药物应粉碎成 5 μm 或 10 μm 以下的微粉，供配制成混悬液型喷雾剂使用。

(2)压缩气体的选择　喷雾剂常用的压缩气体有 CO_2、N_2、N_2O 等。吸入用喷雾剂大都采用 N_2 或 CO_2 等压缩气体为抛射药液动力。其中 N_2 的溶解度小，化学性质稳定，无异臭；CO_2 的溶解度较高，但能改变药剂的 pH，使其应用受到一定的限制。

(3)附加剂　喷雾剂的附加剂包括增溶剂、助溶剂、防腐剂及 pH 调节剂等，凡使用的附加剂均应符合药用规格，必要时经过精制后使用。

(4)喷雾器　喷雾器主要由容器和喷射用阀门系统(手动泵或雾化装置)等组成。常用的有手动泵喷雾器、超临界 CO_2 辅助喷雾器、超声雾化器等。

喷雾器阀门系统与气雾剂相同，但阀门杆的内孔一般有 3 个，且比较大，以便于物质的流动。图 18-5 为国产喷雾剂的非定量阀门系统示意图。有的也装有定量阀门系统。阀门系统的处理和安装方法同气雾剂。

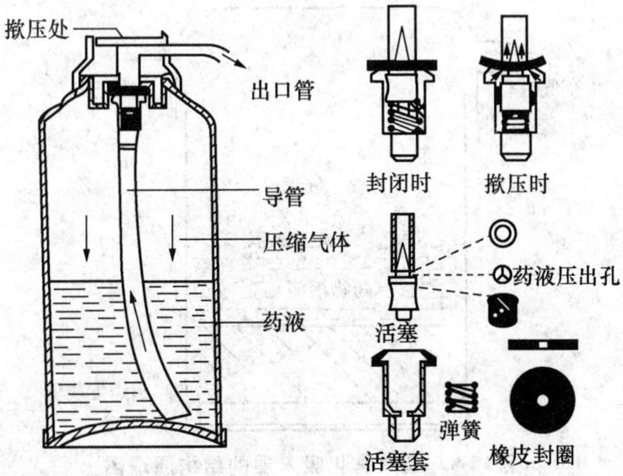

图 18-5　喷雾器及阀门系统示意图

(引自：杨明.中药药剂学.中国中医药出版社，2013)

目前常用的喷雾剂是利用机械或电子装置制成的手动泵进行喷雾给药的。这些喷雾给药装置一般由手动泵和容器两部分组成。手动泵是借助手压触动器产生压力，将喷雾器内药液以雾滴、乳滴或凝胶等形式释放的装置。使用方便，适应范围广，仅需很小的触动力即可达到全喷量。该装置中各组成部件均应采用无毒、无刺激性、性质稳定、与药物不起反应的惰性材料制造。图 18-6 所示为带密封圈的手动泵装置，图 18-7 所示为用于凝胶的手动泵装置。图 18-8 所示是超声雾化吸入器的结构原理图，它利用高频振动的盘片产生的超声波使药液雾化供吸入。

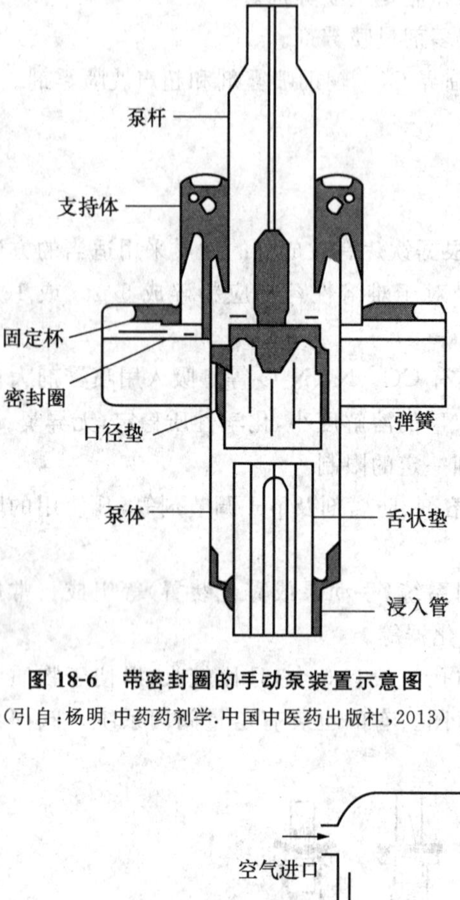

图 18-6 带密封圈的手动泵装置示意图

(引自：杨明.中药药剂学.中国中医药出版社，2013)

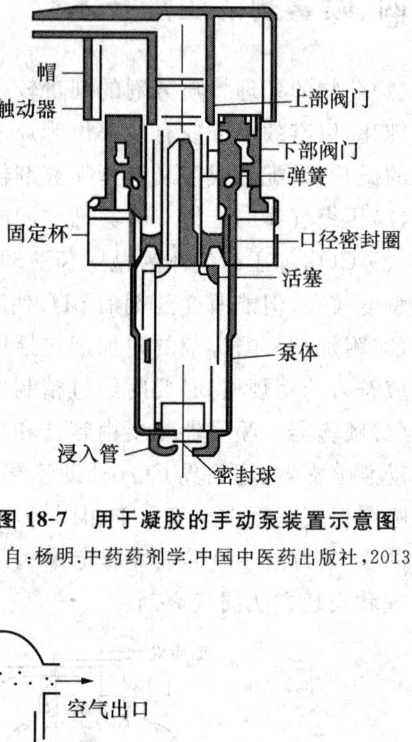

图 18-7 用于凝胶的手动泵装置示意图

(引自：杨明.中药药剂学.中国中医药出版社，2013)

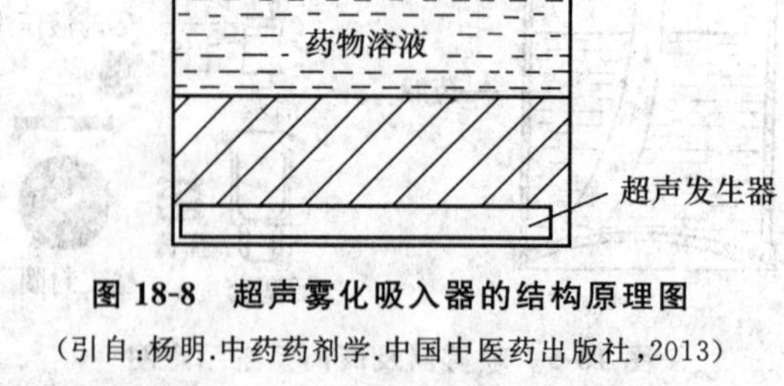

图 18-8 超声雾化吸入器的结构原理图

(引自：杨明.中药药剂学.中国中医药出版社，2013)

(五)药液的配制与灌封

1. 配制

根据药物或提取物的性质及临床用药的要求，喷雾剂的内容物(药物或提取物加附加剂)可配制成溶液、乳状液、混悬液等不同类型。超声雾化吸入用药物多配制成溶液形式，其浓度可与治疗用浓度一致，也可采用浓溶液，临用前稀释。

2. 灌封

配制完成后，将药液及时分装于洁净、干燥、灭菌的喷雾器容器中，然后装上阀门系统(雾化装置)及帽盖，压入压缩气体，即可。目前生产中，喷雾剂可用全自动喷雾剂灌装生产线进行灌封。

五、喷雾剂的质量检查、包装与贮藏

(一)质量检查

喷雾剂应进行性状、鉴别、吸入用混悬液型喷雾剂的粒度、喷射试验、装量、无菌、微生物限度、含量测定等检查，均应符合规定。

(二)包装与贮藏

喷雾剂的内包装即为喷雾器。喷雾剂标签和说明书上应标明每瓶的装量和主药含量或药液、提取物的重量。除另有规定外，喷雾剂应置凉暗处贮藏，并避免曝晒、受热、撞击。

复习思考题

1. 气雾剂的含义、特点是什么？气雾剂由哪几部分组成？
2. 抛射剂有何作用？常用的有哪些？
3. 气雾剂生产技术有哪些？各有何优缺点？

第十九章 其他制剂生产技术

知识目标

- 理解锭剂、丹剂、糕剂、钉剂、线剂、条剂、灸剂、烟熏剂、熨剂、棒剂的含义和应用。
- 掌握膜剂的含义、特点和制备，膜剂常用的成膜材料。

技能目标

- 明确锭剂、丹剂、糕剂、钉剂、线剂、条剂、灸剂、烟熏剂、熨剂、棒剂的含义和应用。
- 明确膜剂的含义与特点。
- 会制备膜剂。

第一节 膜剂生产技术

一、膜剂的含义

膜剂系指药物与适宜的成膜材料经加工制成的膜状制剂。膜剂厚度一般为 0.1～1 mm。其大小和形状可根据临床需要及用药部位而定。膜剂可供口服、口腔、舌下、鼻腔、阴道、眼结膜囊、体内植入、皮肤和黏膜创伤、烧伤及炎症表面覆盖等多种给药途径应用。膜剂主要作局部治疗，但随着透皮给药系统的发展，一些膜剂尤其是鼻腔、皮肤用膜剂亦可起到全身治疗作用。

二、膜剂的特点

膜剂具有以下优点：①制备工艺简单，制备过程无粉尘飞扬；②含量准确，质量稳定，使用方便；③适合多种给药途径；④采用不同的成膜材料可制成不同释药速度的膜剂；⑤多层复方膜剂可避免药物间的配伍禁忌和分析时药物成分的相互干扰；⑥重量轻，体积小，便于携带、运输和贮存。

膜剂的主要缺点是载药量小，不适用于剂量较大的药物，其厚度一般不得超过 1 mm，应用品种受到一定的限制。

三、膜剂的分类

（一）按结构类型分类

1. 单层膜剂

单层药物膜制剂均属此类。

2. 多层膜剂

系由多层药膜叠合而成，旨在避免药物间的配伍禁忌、避免分析干扰或掩盖药物的不良气味。

3. 夹心膜剂

属于控释给药系统，系由两层不溶性的高分子膜分别作为背衬膜和控释膜，中间夹着含药膜（药库）。眼用膜、阴道避孕膜均可制成夹心膜剂。

（二）按给药途径分类

1. 口服膜剂

通过口服经胃肠道吸收的膜剂。

2. 口腔用膜剂

近年来，口腔黏膜给药逐渐引起人们的重视，是继皮肤给药后又一条值得深入研究的全身给药途径。如用于治疗口腔溃疡的复方青黛散复合膜。

3. 眼用膜剂

用于眼结膜囊内，治疗眼睑炎、眼结膜炎等。眼用膜剂可克服滴眼剂药物保留率低，眼膏剂使眼部不适的缺点，并可使药效维持较长时间。

4. 鼻用膜剂

如治疗干性鼻炎出血的白及麻黄药膜。

5. 阴道用药膜

如治疗阴道炎、宫颈炎的博性康药膜。

6. 植入膜剂

为植入机体的无菌控释膜剂。药物作用时间长，治疗完成或因故终止治疗可取出弃去。

7. 皮肤、黏膜外用膜剂

用于皮肤创伤、烧伤及炎症表面覆盖与治疗。有抗菌、消炎、吸收渗出液、止痛和促进创面愈合等作用。

（三）按外观分类

分为透明和不透明两种。

四、膜剂的成膜材料

(一)成膜材料的要求

理想的成膜材料应符合:①无毒、无刺激、无过敏,不妨碍组织愈合,不影响机体正常的生理功能,长期使用无致癌、致畸、致突变等不良反应;②性质稳定,无不良气味,不影响药效;③成膜性和脱膜性良好,成膜后具有一定的机械强度、柔性和弹性;④能在用药后迅速溶解、降解、吸收、代谢和排泄;⑤价廉易得。

(二)常用的成膜材料

1. 聚乙烯醇(PVA)

本品为聚乙酸乙烯酯的甲醇溶液中加碱液醇解(降解的程度称为醇解度)反应制得的高分子物质,为白色至微黄色粉末或半透明状颗粒。PVA 的性质,主要由其聚合度和醇解度来决定。国内采用的 PVA 有 05-88 和 17-88 等规格,醇解度均为 88%±2%,平均聚合度分别为 500～600 和 1 700～1 800。二者均能溶于水,但 PVA05-88 聚合度小,水溶性大而柔韧性差;PVA17-88 聚合度大,水溶性小而柔韧性好。二者以适当比例(如 1∶3)混合使用则能制得性能优良的膜剂。

PVA 对眼黏膜和皮肤无毒、无刺激,是一种安全的外用辅料。口服后在消化道中很少被吸收,80%的 PVA 在 48 h 内随大便排出。PVA 为工业用规格时需经过精制,即用 85%乙醇浸泡过夜,滤过,压干,再同法浸泡一次,滤过,压干后,烘干即可。

2. 乙烯-醋酸乙烯共聚物(EVA)

是乙烯和醋酸乙烯在过氧化物或偶氮异丁腈引发下共聚而成的高分子聚合物。本品不溶于水,可溶于有机溶剂,为热塑性高分子材料,主要用于控释膜材料。EVA 的性能与其相对分子质量及醋酸乙烯含量有很大关系,随着相对分子质量的增加,共聚物玻璃化温度和机械强度也增大。在相对分子质量相同时,醋酸乙烯比例越大,材料的溶解性、柔韧性、透明度、弹性越好。选用不同规格的 EVA,可获得不同释药速率的药膜,常用于制备复合膜的外膜。

3. 聚维酮(PVP)

本品安全无毒、无刺激,可溶于水,黏度随相对分子质量增加而增加,一般与其他成膜材料配合使用。

4. 羟丙甲纤维素(HPMC)

本品在无水乙醇、乙醚、丙酮中几乎不溶,在冷水中可溶胀成澄清或微浑浊的胶体溶液。成膜性好,坚韧而透明,与药物有较好的亲和性。口服不吸收,高温下不黏着,是抗湿抗热的优良材料。

此外,还有羧甲基纤维素钠(CMC-Na)、甲基纤维素(MC)、乙基纤维素(EC)、醋酸纤维素(CA)、羟丙纤维素(HPC)等纤维素衍生物。

五、膜剂的生产技术

膜剂的制备环境应与用药途径所要求的洁净级别相适应,注意防止微生物污染。所用器具等须用适当的方法清洁、灭菌，膜剂也应根据药物及成膜材料的性质选用适宜方法灭菌。

药物如为水溶性，应与成膜材料制成具有一定黏度的溶液；药物如为水不溶性，应粉碎成极细粉，并与成膜材料等混合均匀。处方中用量较大的饮片应选用水提醇沉法、渗漉法等方法提取与纯化，再浓缩成稠膏或制成细粉后备用。含芳香性成分的饮片一般采用双提法提取，备用。

(一)膜剂的处方组成

膜剂除主药和成膜材料外常还含有一些附加剂，其处方组成如下：

主药	≤70%(g/g)
成膜材料(PVA 等)	≥30%
增塑剂(甘油等)	≤20%
着色剂(色素)	≤2%
遮光剂(TiO_2 等)	≤2%
填充剂($CaCO_3$ 等)	≤20%
表面活性剂(聚山梨酯 80 等)	1%～2%
矫味剂(甜菊素)	适量
脱膜剂(液状石蜡等)	适量

1. 增塑剂

在膜剂中加入一定量的增塑剂可以改善膜材的成膜性、可塑性以及与药物的亲和性等。水溶性增塑剂主要是多元醇类化合物，如丙二醇、聚乙二醇 200、聚乙二醇 400、聚乙二醇 600、甘油等；脂溶性增塑剂主要是有机羧酸酯类化合物，如邻苯二甲酸酯、枸橼酸酯、癸二酸二丁酯、三醋酸甘油酯、蓖麻油、油酸等。

膜剂中增塑剂的选择取决于膜材和药物性质，水溶性膜材和水溶性药物一般选用水溶性增塑剂，而脂溶性膜材和脂溶性药物应选用脂溶性增塑剂，两者均能制得透明状药膜。脂溶性膜材和水溶性药物一般采用脂溶性增塑剂或脂溶性和水溶性复合增塑剂，制成透明、半透明或不透明药膜。

在制备膜剂时应注意膜材与增塑剂之间的限量，防止出现相分离现象，导致难以制备合格的膜剂。例如，PEG400、PEG600 和 PVA，在 HPMC 中的相容限量分别为 20%、15%和 40%，若超越限量，则不易成膜。

2. 着色剂、遮光剂

内服膜剂应选用食用色素为着色剂，不透明的膜剂可用 TiO_2 为遮光剂。

3. 填充剂

用于调节浆料的稠度，常用的有 $CaCO_3$、SiO_2、淀粉、糊精等。

4. 表面活性剂

可作为膜剂的增塑剂，还能够增加药物与膜材的亲和性。在内服和腔道用膜剂中，可选用两性离子型和非离子型表面活性剂；皮肤外用膜剂，可选非离子型表面活性剂。常用的有聚山梨酯 80、十二烷基硫酸钠、豆磷脂等。

5. 矫味剂

内服膜剂，可适当添加矫味剂掩盖异味，可用甜菊素、蔗糖。

6. 脱膜剂

常用的有滑石粉、液状石蜡、甘油、硬脂酸、聚山梨酯 80 等。

(二)膜剂的生产技术

膜剂的制备方法主要有涂膜法、热塑法、挤出法及延压法等,目前生产上主要采用涂膜法。

涂膜法工艺流程:

溶浆→加药、匀浆(脱气泡)→涂膜→干燥、灭菌→脱膜→质量检查→分剂量→包装

1. 溶浆

取成膜材料加水或其他适宜的溶剂浸泡使溶解,必要时于水浴上加热,溶解,滤过。

2. 加药、匀浆

药物为水溶性者可直接与着色剂、增塑剂及表面活性剂等一起加入上述浆液中,搅拌使溶解;药物为非水溶性者,须研成极细粉或制成微晶,再与甘油或聚山梨酯 80 研匀,与浆液搅匀,静置一定时间,或采用加醇消泡法、减压法、超声波法或热匀法,除去气泡。

3. 涂膜

将除去气泡的药物浆液加入涂膜机的料斗中,见图 19-1,浆液经流液嘴流出,涂布在预先涂有少量液状石蜡的不锈钢平板循环带上,使成厚度和宽度一致的涂层。

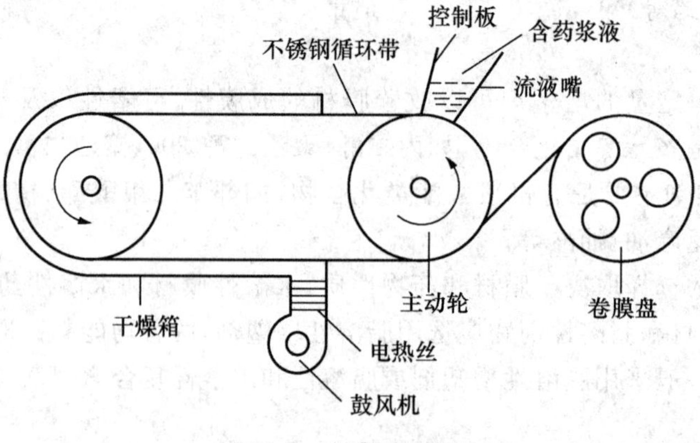

图 19-1　涂膜机示意图

(引自:李范珠,李永吉.中药药剂学.人民卫生出版社,2012)

4. 干燥、灭菌、脱膜

涂层经热风(80～100℃)干燥,迅速成膜,到达主动轮后,药膜从循环带剥落,进而被卷入卷膜盘上。可同时用紫外线进行在线灭菌。

少量手工制备可同法溶浆、加药、匀浆,再将浆液倾倒于经计算面积并涂有液状石蜡的洁净玻璃平板或不锈钢平板的一端,用适宜推杆推制成宽度一致、厚薄均匀的薄层。根据药物和其他材料的性质选用适宜方法干燥、灭菌,脱膜,即得。

5. 分剂量与包装

干燥后的药膜经含量测定,计算单剂量的药膜面积。按单剂量面积分割、包装,即得。大生产时,由卷膜盘将药膜带入并烫封在聚乙烯薄膜或涂塑铝箔、金属箔等包装材料中,按剂量热压或冷压划痕成单剂量的分格,再进行包装,即得。膜剂宜密封保存,防止受潮、发霉、变质。

六、膜剂的质量检查

膜剂应进行性状、鉴别、外观、重量差异、微生物限度、含量测定等检查，均应符合规定。

膜剂的制备实例见第十篇技能训练篇实训十三“膜剂的制备技术”。

第二节　其他传统中药制剂生产技术

一、锭剂的生产技术

(一)概述

锭剂系指饮片细粉与适宜黏合剂(或利用药粉本身的黏性)制成不同形状的固体制剂，是我国古代传统剂型之一。使用时加液体研磨或粉碎后与液体混匀供内服或外用，也有整粒吞服者，如万应锭。

锭剂的常见形状有长方形、圆柱形、纺锤形、棒形、片形、不规则形等。

(二)锭剂的生产技术

作为锭剂黏合剂使用的蜂蜜、糯米粉等应按规定方法进行处理。应按各品种制法项下规定的黏合剂或利用药材本身的黏性合坨，以模制法或捏搓法成型，整修，阴干；也可用泛制法制备锭剂。需包衣或打光的锭剂，应用制法项下规定的包衣材料进行包衣或打光。

锭剂应平整光滑、色泽一致，无皱缩、飞边、裂隙、变形及空心。

二、丹药的生产技术

(一)丹药的含义

丹药系指汞与某些矿物类药物，在高温条件下经烧炼制成的不同结晶形状的无机汞化合物。我国是炼丹术出现最早的国家，由炼丹术发展起来的丹药一直沿用至今，已有 2 000 多年的历史。

(二)丹药的特点

丹药的特点是用量少、药效确切、用法多样化，但毒性较强，使用不当易引起重金属中毒，且炼制过程中会产生有毒有刺激性气体，不利于环境保护。

(三)丹药的分类

丹药按其制备方法不同可分为升丹和降丹。按其色泽分为红丹与白丹。升丹及红丹的典型代表为红升丹(HgO)。降丹及白丹的典型代表为白降丹($HgCl_2$)。

(四)丹药的生产技术

丹药的传统生产技术主要有升法、降法、半升半降法,现也可采用研磨法和化学合成法等。

(1)升法　装置见图19-2。系指药料经高温反应,生成物凝附在上覆盖物内侧面得到结晶状化合物的炼制法。

工艺流程:

配料→结胎→封口(覆盖物在上,其口向下)→烧炼→收丹→去火毒

(2)降法　装置见图19-3。系指药料经高温反应,生成物降至下方接受器中,冷却析出结晶状化合物的炼制法。

工艺流程:

配料→结胎(溜胎)→封口(接受器在下,其口向上)→烧炼→收丹→去火毒

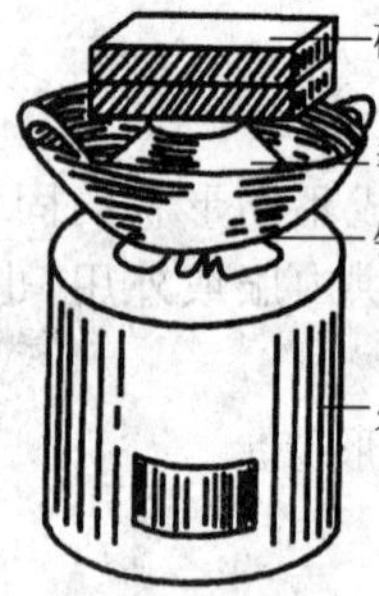

图19-2　升丹装置示意图
(引自:杨明.中药药剂学.中国中医药出版社,2013)

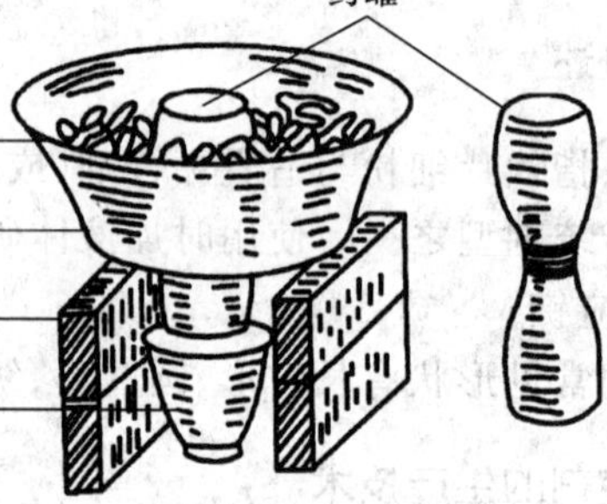

图19-3　降丹装置示意图
(引自:杨明.中药药剂学.中国中医药出版社,2013)

(五)举例

例19-1　红升丹

【处方】水银30 g,明矾30 g,火硝30 g。

【制法】

1. 配料

按处方量准确称取药料,除水银外,其他均需粉碎成粗粉,备用。

2. 结胎

可分为冷胎法和热胎法,操作时可任取一种。

(1)冷胎法　先将火硝、明矾粗粉置于乳钵内,加入水银共研至混合均匀,不见水银珠为度,铺于锅底,用瓷碗覆盖,碗口与锅要严密吻合。或将火硝、明矾的粗粉混匀,放锅中央摊平,再将水银均匀洒布在药料上面,覆盖瓷碗。

(2)热胎法　将火硝、明矾置于乳钵内研细,移入锅中央摊平,微火加热至有水溢出,待其表面呈现蜂窝状时,将锅取下,放冷。再将水银均匀洒布于表面(或采用竹签穿若干小孔,将水银注入孔中),然后用瓷碗覆盖。

3. 封口

盖碗后要及时封口。取约 4 cm 宽的牛皮纸条用盐水润湿后，将锅与碗接触处的缝隙封 2～3 层，以严密为准。再将盐泥涂于纸上约 6 cm 厚，按平压紧，涂严无隙，再用干沙壅至碗的 2/3 部位，使与锅口齐平。碗底中放大米数粒，以观察火候。碗底可压重物以避免烧炼时因气体作用而浮动。

4. 烧炼

升丹装置完毕，移置火焰上加热。先用文火烧炼约 1 h 后再逐渐加大火力，以武火烧炼至大米呈老黄色，再以文火继续烧炼至大米呈黑色，共需烧炼 5～10 h，停火，放冷。

5. 收丹

丹锅自然冷却后，轻轻除去封口物，将碗小心取出，刮下碗内壁的红色升华物，即为丹药。

6. 去火毒

丹药在密闭条件下经高温炼制，其中杂质甚多，临床使用时有副作用。为了纠正此缺点，习惯上采用去火毒的方法进行处理。常用的方法有以下几种，操作时采用其中一种即可。

(1)将丹药用细布包扎好，投入沸水中煮 4 h，取出，沥干水分，低温干燥，研细，备用。

(2)将丹药以盘、碗装好入甑内，蒸 6 h，取出，低温干燥，研细，备用。

(3)将丹药用油纸或细布包好，置潮湿地上，露放 3 昼夜，再低温干燥，研细，备用。在水中微溶的丹剂，宜用露置法。

【性状】本品为橙红色片状或粉状结晶，体重，质硬，性脆，无臭。

【功能与主治】拔毒，排脓，去腐。用于溃疡疮口不敛，肉芽暗滞，腐肉不净。

【用法与用量】外用。用时研成极细粉用或遵医嘱。

【注解】

(1)本品的主要成分为氧化汞(HgO)，采用升法制备。

(2)炼制升丹残存锅底的残渣叫升底。其主要成分为硫酸铝、硫酸钾等，可作为牲畜皮肤病的治疗药。如若弃之，需经处理，以免污染环境。

(3)本品制得物有粉末状和片状两种。习称厚片者为精红粉，粉末状者为红粉。

(4)传统的炭火烧炼法温度难以控制，可采用带有温度自动控制仪的电炉控制加热，温度由 200℃升至 800℃，约 16 h 即可炼成红升丹。

(5)遇光颜色逐渐变深，片状者为佳。

例 19-2　白降丹

【处方】水银 30 g，火硝 45 g，皂矾 45 g，食盐 45 g，硼砂 15 g，雄黄 6 g，朱砂 6 g。

【制法】

1. 配料

按处方量称取药料，除水银外，其他均需粉碎成细粉，过筛。先将火硝、皂矾、食盐三味细粉与水银共研至不见水银珠为度，再将朱砂、雄黄、硼砂按“打底套色法”混合均匀，再与上述火硝等混匀。

2. 结胎

将研匀的药料装入瓦罐内，用文火加热熔融。用抱钳夹住罐颈使之转动，让熔融物均匀黏附于罐下部 1/3～1/2 壁上，称为结胎(溜胎)。

3. 封口及烧炼

将已经结胎的罐子倒覆于另一罐上，罐与罐的连接处用湿桑皮纸封固，卡在带孔的瓷盆中间，罐与盆之间，用泥固定连接，然后壅砂至罐口上 4 cm 处，下罐置冷水碗中，水淹至下罐高度的 2/3。在上罐四周架燃炭，逐渐加至上罐底，加热 3～5 h(罐底应烧红)后停火。待次日卸下装置，取丹($HgCl_2$)，去火毒，置棕色瓶内，密封保存。

【性状】本品为白色针状结晶，有光泽。

【功能与主治】拔毒消肿。用于痈疽发背及疔毒等症。

【用法与用量】外用，用时研末，每次 0.09～0.15 g，撒于疮面上。

【注解】

(1)本品的主要成分为氯化汞($HgCl_2$)，采用降法制备。

(2)注意结胎不能太厚。将药罐于小火上缓缓干燥，直至胎子里外皆坚硬而且颜色由黄绿色变至全红黄为度，称为烤胎。烤胎是降丹制备的关键。胎子干燥程度应恰当，以罐底朝上不掉落为度。否则胎嫩则下流，胎老则脱落，都会影响丹药的质量和产量。

(3)本品以不具异色者为佳，若呈黄色、黑色及有落胎、水银析出等情况，不能供药用，均需重新炼制。

三、糕剂的生产技术

糕剂系指饮片细粉与米粉、蔗糖等加冷水揉成松散状，置模具中蒸熟制成的块状剂型。临床主要用于治疗小儿脾胃虚弱、面黄肌瘦、慢性消化不良等症。

工艺流程：

粉碎→制软材→蒸制→切割成型→包装

四、钉剂的生产技术

钉剂系指将饮片细粉与糯米粉混匀后，加水蒸制成软材，分剂量后，搓成细长而两端尖锐如钉(锥形)的外用固体制剂。

工艺流程：

粉碎→制软材→分剂量→搓圆成型→包装

钉剂的制法类似糊丸，用法类似栓剂。它与线剂、条剂都是中医肛肠科用于治疗瘘管及溃疡性病变的一类固体制剂，如用来治疗痔疮、颈淋巴结核、骨髓炎及疮疡等。近年来，临床上也有用钉剂治疗早期宫颈癌等的报道。

五、线剂的生产技术

线剂系指将丝线或棉线，置于药液中，先浸后煮，然后干燥制成的一种外用制剂。线剂是利用所含药物的轻微腐蚀作用和药线的机械扎紧作用，切断痔核瘘管，使引流畅通，以利疮口愈合，可用于治疗瘘管和痔疮等疾病。

线剂在我国外科医疗上早有应用，始载于清代《医宗金鉴》。近年来，有以线剂结扎治疗法为主，辅以适当的药膏来治疗毛细血管瘤的报道，是线剂新的应用和发展。线剂的制备方法较为简单，又可免除手术的痛苦，故常用于中西医结合治疗中。

六、条剂的生产技术

条剂又称捻，系指将饮片细粉与适宜的辅料混合均匀，用桑皮纸粘药粉后搓捻成细条，或用桑皮纸搓捻成条后，粘一薄层面糊，再黏附药粉而成。

条剂常用于中医外科，临床使用时插入疮口或瘘管内，以引流脓液，拔毒去腐，生肌敛口。如清代《医宗金鉴》中就有以红升丹和白降丹制成捻条，用来治疗痈疽、蛇毒等的记载。目前，条剂的临床应用主要是采用中西医结合治疗弯曲或分岔瘘管，效果较好。条剂一般多由外科医生自制，未见大量生产，故其制备方法尚无统一的论述。近年来中西医结合不断发展，有用羧甲基纤维素钠、聚乙烯醇、海藻酸钠等可溶性多聚物为基质制备条剂的，制成的条剂具有可溶性和适宜的韧性，并能克服纸捻异物残留的缺点，使条剂的制备和应用有了新的发展。

钉剂、线剂和条剂是我国古代用来治疗痔疮等瘘管疾病的常用剂型，疗效可靠。

七、灸剂的生产技术

灸剂系指将艾叶捣成绒状或另加其他药料捻制成卷烟状或其他形状，供熏灼穴位或其他患部的外用制剂。灸治是中医传统的治病方法，灸剂最早见于《黄帝内经》，是利用“温热刺激”的一种物理疗法。

灸剂按其形状可分为艾头、艾柱、艾条3种，均是以艾绒为原料制得；按加药与否分为艾条与含药艾条；此外尚有以其他饮片为原料制成的，如桑枝灸、硫黄灸、烟草灸和火筷灸等。

八、烟熏剂的生产技术

(一)概述

烟熏剂系指借助某些易燃物质，经燃烧产生大量的烟雾以达到杀虫、灭菌和预防、治疗疾病的目的；也有利用穴位灸燃产生的温度和热量来治疗疾病的，如艾条、艾柱等。烟熏剂应用历史悠久，药物多含有挥发性有效成分。由于烟熏剂的制备方法简单，简便实用，故在民间沿用至今，并有新的发展。

(二)烟熏剂的生产技术

1. 杀虫、灭菌烟熏剂的制备

这类制剂的处方组成包括三部分：①药物：具有杀虫、灭菌作用的饮片；②燃料：有些饮片本身具有燃烧性，也有的必须加入燃料，如木屑、纸屑等；③助燃物质：如氯酸盐、硝酸盐、过氯酸盐等氧化剂。燃料和助燃剂混合，经点燃后，开始发生低温的、不冒火焰的燃烧，所产生的热传导给药物使之升华或导致有效物质的挥发，它们的综合作用是产生一种烘熏现象，所以一般也将其称为烘熏剂。除上述主要成分外，还可以加入稀释剂和冷却剂，其目的是使燃烧缓和，防止药物燃烧过猛导致有效成分的分解破坏。常用的稀释剂有硅藻土、硅胶、氧化镁等。有些物质如碳酸盐，既可以起稀释剂作用，又可以在燃烧中起到降温的作用，并能在中和反应时产生 CO_2 而增大烟雾的体积，有利于药物分子的扩散。氯化铵由于升华时要吸收热量，故在烟熏剂中起冷却剂的作用。

2. 燃香烟熏剂的制备

燃香是民间广泛沿用的常备烟熏剂，如蚊香、含药香、卫生香等。以饮片细粉和木粉为主，选用适宜的黏合剂经加工制成盘卷状或直条状，点燃发烟，用于驱除蚊蝇、杀虫、灭菌和预防疾病。如含有大黄的“辟疫香”点燃后，可以消毒空气。

主要原料有：①木粉：大多是木材经粉碎后的粉末，常用的燃香木粉有松木粉、柏木粉、杉木粉等。②药物：多为含有挥发性成分的饮片，因它们均有不同程度的抑菌作用，故能预防感冒和上呼吸道传染性疾病。常用的燃香中药有苏叶、檀香、艾叶、沉香、桂枝、香薷、茵陈、贯众、苍术、防风、木香、荆芥等。③黏合剂：常用的有甲基纤维素、羧甲基纤维素、桃胶等。④助燃剂：饮片粉末本身具有助燃性，只有以某些不具备燃烧性的饮片制作燃香时，才需要加入适量的助燃剂，常用的有氯酸盐、硝酸盐等。⑤其他：色素和香料等。

工艺流程：

粉碎→制软材→压制成型→干燥→包装

九、熨剂的生产技术

熨剂系指用经煅烧后的铁砂来吸收提取液与某些辅料，制得的一种趁热贴在患处的外用制剂，是我国民间习用的一种物理疗法的制剂。其作用类似灸剂，但所用药物与方法略异。具有活血通络，发散风寒的作用，并配合一些治风寒湿痹的药物。制法简单，价廉，易于保存，无其他毒副作用。

熨剂最早见于《黄帝内经》，熨剂可使热气入内，宣通经络，驱散邪气。熨剂适用于体质较强的患者。

十、棒剂的生产技术

棒剂系指将药物制成小棒状的外用固体制剂。直接施用于皮肤或黏膜上，以起消毒、腐蚀、收敛等作用，通常用于眼科较多。如以海螵蛸、黄连等制成的海螵蛸棒，具有抗菌收敛作用，主要用于治疗沙眼。近年来，也有不少棒剂用于牙周袋内，如以明胶和硬脂酸为赋形剂制成的甲硝唑棒剂，插入牙周袋内，可以延缓药物的释放，起长效、减少给药次数、降低不良反应的作用，常用于外科创伤面的消毒等。

复习思考题

1. 简述膜剂的含义、特点和生产技术。
2. 常见的成膜材料有哪些？举例说明膜剂附加剂的作用。
3. 简述锭剂、丹药、糕剂、钉剂、线剂、条剂等其他传统中药制剂的含义与应用。

第九篇

知识拓展篇

第二十章

药物制剂新技术

知识目标

- 理解缓控释制剂、靶向制剂的含义、特点。
- 理解脂质体的含义、分类、结构特点和脂质体的生产技术。
- 掌握环糊精包合技术、固体分散技术、微囊技术的含义、特点。
- 掌握环糊精包合物、微囊、固体分散体的生产技术。

技能目标

- 能够解释环糊精包合技术、固体分散技术、微囊技术、脂质体技术、缓控释制剂、靶向制剂的含义。
- 明确各种新技术新剂型的特点、脂质体的生产技术。
- 会应用环糊精包合技术、固体分散技术、微囊技术。

第一节　环糊精包合技术

一、环糊精包合技术的含义

环糊精包合技术系指采用适宜的方法，将某些小分子物质（又称为客分子）包藏于环糊精分子（又称为主分子）的空穴结构内，形成环糊精包合物的技术。该技术在药物制剂制备中，常以β-环糊精作为主分子，用于包合挥发性、难溶性成分或油状液体。

二、环糊精包合物的特点

1. 提高药物的稳定性

容易氧化、水解、挥发的药物制成包合物，可防止其氧化、水解、挥发。如愈创木酚，性质极不稳定，经环糊精包合后，可长期保存。

2. 增加难溶性药物的溶解度

难溶性药物与环糊精混合可制成水溶性的包合物，故能增加难溶性药物的溶解度。如齐墩果酸经环糊精包合后，溶解度提高 12 倍，累积溶出速度增加 6 倍。

3. 液体药物粉末化

液体药物包合使成固态粉末，便于加工成其他剂型，如片剂、胶囊剂、散剂、栓剂等。例如桉叶油、薄荷油等挥发油，不仅能形成固体粉末状物，而且可防止药物的挥发，解决了挥发油类药物制剂困难的问题。

4. 掩盖药物不良气味，减少刺激性及毒副作用

如大蒜油不仅有特异臭味，对胃肠道也有刺激性，用β-环糊精包合后，不良臭味消失，刺激性减小，同时也使半数致死量(LD_{50})有所降低。

5. 提高药物的生物利用度

如丹皮酚具有明显的降压、镇痛等药理作用，但因其水溶性小，服用后不易分散，影响吸收。用β-环糊精包合后，通过溶出度试验证明，包合物水溶性增加，从而使释药速率加快，生物利用度提高。

三、环糊精的结构与性质

1. 结构

环糊精系指 6～12 个 *D*-葡萄糖分子以 α-1,4-糖苷键连接而成的环状低聚糖化合物，是淀粉经微生物发酵、转化而成的具有环状结构的化合物。常见的环糊精是由 6、7、8 个 *D*-葡萄糖分子通过 α-1,4-糖苷键连接而成，分别称为 α-环糊精、β-环糊精、γ-环糊精。

环糊精呈两端开口、环状中空的圆筒状，两端直径大小不等，筒体两端的开口处为葡萄糖的伯醇羟基和仲醇羟基，呈相当强的亲水性，筒体的内部由碳氢键和醚键构成，呈疏水性。这种内腔疏水而上下两端开口处亲水的结构，正是环糊精包合物形成的基础。因此环糊精水溶液与具有亲油性基团的药物共存时，亲油性基团进入空腔，从而形成各种包合物。环糊精的结构见图 20-1。

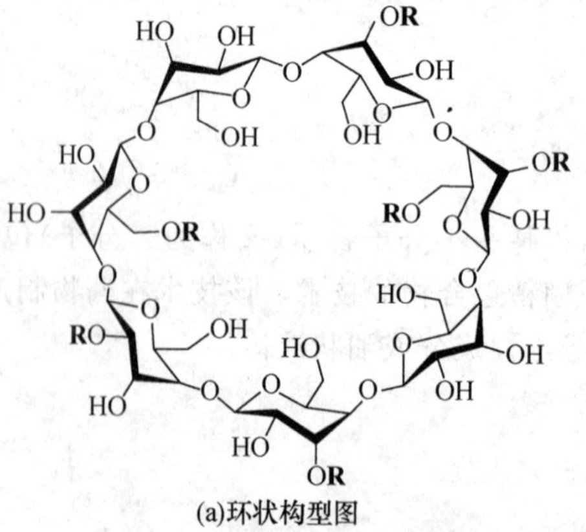

(a)环状构型图

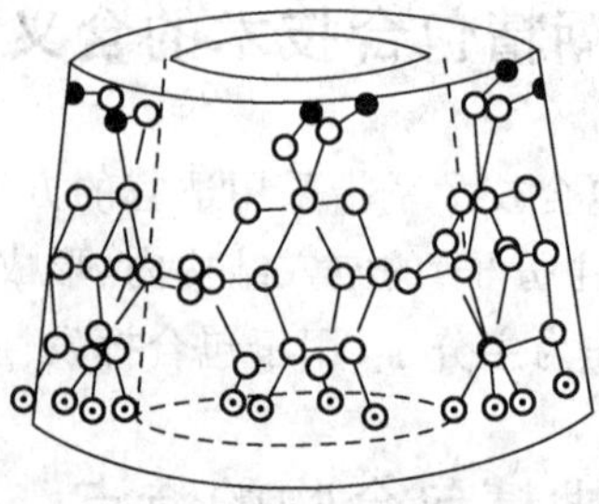

(b)立体结构图

图 20-1 β-环糊精环状构型图与立体结构图

(引自：李范珠，李永吉. 中药药剂学. 人民卫生出版社，2012)

2. 性质

环糊精为水溶性的非还原性白色结晶性粉末，对酸不太稳定，易发生酸解而破坏圆筒形结构，对碱、热和机械作用较稳定。在水溶液和醇水溶液中能很好地结晶，能与多种无机、有机化合物形成结晶性包合物。α-环糊精、β-环糊精、γ-环糊精三种环糊精的立体结构、空洞大小和物理性质有较大差异，其中β-环糊精具大小适中，水中溶解度较小，易析出，随温度升高溶解度增大，毒性低等优点，故目前以β-环糊精应用最为广泛。

四、β-环糊精包合物的生产技术

β-环糊精包合物的制备方法有饱和水溶液法、研磨法、超声波法、冷冻干燥法、喷雾干燥法等。

1. 饱和水溶液法

也称重结晶法或共沉淀法，是最常用的包合方法。系将β-环糊精制成饱和水溶液，加入药物，在适当温度下搅拌一定时间，冷藏使包合物析出，过滤，根据药物的性质选择适当的溶剂洗涤，干燥，即得β-环糊精包合物。这种包合作用往往不可能达到完全，一些药物特别是水溶性较大的药物仍溶解于水性介质中，此时，可加入某些有机溶剂促使包合物析出。影响该法包合效率的主要因素有主客分子投料比例、包合温度、包合时间、搅拌方式、干燥方法等。

2. 研磨法

将β-环糊精与2～5倍量水研匀，加入药物（水难溶性者，先溶于少量有机溶剂中），研磨成糊状，低温干燥，用有机溶剂洗净，干燥，即得。适用于小量生产，工业化生产多用胶体磨。此法操作简单，但研磨程度难以控制，包合率重复性较差。

3. 超声波法

将β-环糊精制成饱和水溶液，加入药物溶解后，立即用一定强度的超声仪超声一定时间（代替饱和水溶液法中的搅拌力），使客分子被包合，冷藏，析出沉淀，经溶剂洗涤、干燥，即得包合物。此法操作简便、快捷。

4. 冷冻干燥法

将β-环糊精制成饱和水溶液，加入药物溶解，搅拌一定时间使形成包合物，通过冷冻干燥法进行干燥，得粉末状包合物。适用于制得的包合物易溶于水、不易析出或在高温干燥条件下易分解、变质的药物包合物的制备。能得到理想的包合物，成品较疏松，溶解性能好，一般常用于制备注射用无菌粉末。

5. 喷雾干燥法

系将β-环糊精制成饱和水溶液，加入药物溶解，搅拌一定时间使药物被β-环糊精包合，然后用喷雾干燥法干燥，即得。本法适用于对热稳定、所制得的包合物溶于水的药物包合物的制备。

此外，制备包合物的方法还有中和法、混合溶剂法、液-液包合法、气-液包合法等。

β-环糊精包合物的制备实例见第十篇技能训练篇实训十四“β-环糊精包合物的制备技术”。

第二节 固体分散技术

一、固体分散体的含义

固体分散体系指药物与载体混合制成的高度分散的固体分散物，药物在载体材料中以分子、胶态、微晶或无定形状态分散。制备固体分散体的技术称为固体分散技术。固体分散体主要作为制剂的中间体，可根据需要进一步制成片剂、胶囊剂、软膏剂、栓剂等，也可直接制成滴丸剂。

二、固体分散体的特点

1. 调整药物的溶出特性

以水溶性材料为载体的固体分散体可增加难溶性药物溶解度和溶出速率，促进药物的吸收，提高生物利用度。以难溶性材料为载体的固体分散体可延缓和控制水溶性药物的溶出和吸收，用于制备缓释、控释制剂。如果药物以肠溶性材料为载体，可制备供肠道定位释放而吸收的迟释制剂。

2. 增加药物的化学稳定性

通过载体材料对药物分子的包蔽作用，可减缓药物在生产、贮存过程中的水解和氧化作用。

3. 液体药物固体化

将液体药物与载体材料混合后可制得固态的固体分散体。根据临床需要，可将固体分散体进一步制成胶囊剂、片剂、栓剂、软膏剂、丸剂等普通剂型。

4. 不适合大剂量药物

固体分散体中载体材料与药物的重量比一般在1∶(5～20)，液体药物通常不超过10%。因此，该技术仅适用于剂量较小的药物。

5. 易老化

老化系指固体分散体发生凝聚的现象。固体分散体出现老化，会使溶出速率减慢。

三、固体分散体的载体材料

固体分散体的溶出速率在很大程度上取决于所用载体材料的特性。载体材料应具备以下特性：无毒、无致癌性；不与药物发生化学变化，不影响主药的化学稳定性，不影响药物的疗效；不干扰检验；能使药物得到最佳分散状态或缓释效果；价廉易得。常用的载体材料可分为水溶性、难溶性和肠溶性三大类。几种载体材料可联合应用，以达到要求的速释、缓释或肠溶效果。

（一）水溶性载体材料

常用高分子聚合物、表面活性剂、有机酸以及糖类等。

1. 聚乙二醇(PEG)类

具有良好的水溶性[1∶(2～3)],亦能溶于多种有机溶剂,可使某些药物以分子状态分散,可阻止药物聚集。最常用的 PEG4000 和 PEG6000,它们的熔点低(55～65℃),毒性较小,化学性质稳定(但 180℃以上分解),能与多种药物配伍。药物为油类时,宜用相对分子质量更高的 PEG 类作载体,如用 PEG12000 或 PEG6000 与 PEG20000 的混合物作载体。

2. 聚维酮(PVP)类

本品为无定形高分子聚合物,熔点较高,对热稳定(150℃变色),易溶于水和多种有机溶剂。由于熔点高不宜采用熔融法,而宜采用溶剂法制备固体分散体。PVP 对许多药物有较强的抑晶作用,用 PVP 制成固体分散体,其体外溶出度有明显提高,在体内起效快,生物利用度也有显著改善。但 PVP 易吸湿,制成的固体分散体对湿的稳定性差,贮存过程中易吸湿而析出药物结晶。

3. 表面活性剂类

作为载体材料的表面活性剂大多含聚氧乙烯基,其特点是溶于水或有机溶剂,载药量大,在蒸发过程中可阻滞药物产生结晶,是较理想的速效载体材料。常用的有泊洛沙姆 188(poloxamer 188,即 pluronic F68)、聚氧乙烯(PEO)、聚羧乙烯(CP)等。

4. 有机酸类

常用的有枸橼酸、琥珀酸、酒石酸、胆酸、去氧胆酸等。此类载体材料的相对分子质量较小,易溶于水而不溶于有机溶剂。本类不适用于对酸敏感的药物。

5. 糖类与醇类

糖类常用的有壳聚糖、右旋糖酐、半乳糖和蔗糖等,醇类常用的有甘露醇、山梨醇、木糖醇等。它们的特点是水溶性强,毒性小,因分子中有多个羟基,可同药物以氢键结合生成固体分散体,适用于剂量小、熔点高的药物,以甘露醇为最佳。

6. 纤维素衍生物

如羟丙纤维素(HPC)、羟丙甲纤维素(HPMC)等,它们与药物制成的固体分散体难以研磨,需加入适量乳糖、微晶纤维素等加以改善。

(二)难溶性载体材料

主要起延缓药物释放的作用,包括纤维素类、聚丙烯酸树脂类、脂质类等。

1. 纤维素类

常用的如乙基纤维素(EC),无毒、无药理活性,是一种理想的不溶性载体材料。EC 能溶于乙醇、苯、丙酮、四氯化碳等多种有机溶剂,含有的羟基能与药物形成氢键,有较大的黏性,作为载体材料其载药量大、稳定性好、不易老化。

2. 聚丙烯酸树脂类

此类载体材料为含季铵基的聚丙烯酸树脂 Eudragit(包括 E、RL 和 RS 等)。此类产品在胃液中可溶胀,在肠液中不溶,广泛用于制备缓释固体分散体的材料。此类固体分散体中加入 PEG 或 PVP 等可调节释药速率。

3. 脂质类

常用的有胆固醇、β-谷甾醇、棕榈酸甘油酯、胆固醇硬脂酸酯、蜂蜡、巴西棕榈蜡及氢化蓖麻油、蓖麻油蜡等脂质材料,均可作为载体制备缓释固体分散体。这类固体分散体常采用熔融法制备。脂质类载体降低了药物溶出速率，延缓了药物释放。可加入表面活性剂、糖类、PVP等水溶性材料，以调节其释放速率，达到满意的缓释效果。

（三）肠溶性载体材料

用于制备肠溶性固体分散体。常用的有纤维素类和聚丙烯酸树脂类。

1. 纤维素类

常用的有醋酸纤维素酞酸酯（CAP）、羟丙甲纤维素酞酸酯（HPMCP，其商品有两种规格，分别为 HP-50、HP-55）以及羧甲乙纤维素（CMEC）等，均能溶于肠液中，可用于制备胃中不稳定需要在肠道释放和吸收的药物固体分散体。

2. 聚丙烯酸树脂类

常用 Eudragit L-100 及 Eudragit S-100，分别相当于国产Ⅱ号及Ⅲ号聚丙烯酸树脂。前者在 pH 6 以上的介质中溶解，后者在 pH 7 以上的介质中溶解，有时两者联合使用，可制成缓释速率较理想的固体分散体。

四、固体分散体的生产技术

1. 熔融法

系指将药物与载体材料混合，加热至熔融，在剧烈搅拌下迅速冷却成固体，或将熔融物倾倒在不锈钢板上成薄层，用冷空气或冰水使骤冷成固体，即得。也可将熔融物滴入冷凝介质中使之迅速收缩、凝固而成滴丸。此法适用于对热稳定的药物。操作时冷却必须迅速，以达到较高的饱和状态，使多个胶态晶核迅速形成，避免形成粗晶。

2. 溶剂法

又称共沉淀法，系指将药物与载体材料共同溶解于有机溶剂中，蒸去有机溶剂后使药物与载体材料同时析出，可得到药物与载体材料混合而成的共沉淀物，经干燥，即得。本法的优点是可避免高热，适用于对热不稳定的或挥发性药物。由于使用有机溶剂，成本高且不易完全除尽；当固体分散体中含有少量有机溶剂时，不但对人体有害，且易引起药物的重结晶而降低药物的分散度。

3. 溶剂-熔融法

系指将药物先溶于适当溶剂中，将此溶液直接加入已熔融的载体材料中均匀混合后，蒸去有机溶剂，冷却固化，即得。本法适用于液态药物，如鱼肝油、维生素 A、维生素 D、维生素 E 等。但只适用于剂量小于 50 mg 的药物。

4. 溶剂喷雾（或冷冻）干燥法

系指将药物与载体材料共溶于溶剂中，然后喷雾干燥或冷冻干燥，除尽溶剂，即得。溶剂喷雾干燥法可连续生产，溶剂常用 $C_1 \sim C_4$ 的低级醇或其他混合物。溶剂冷冻干燥法适用于易分解或氧化、对热不稳定的药物。

5. 研磨法

系指将药物与较大比例的载体材料混合后，强力持久地研磨一定时间，不需加溶剂而借助机械力降低药物的粒度，或使药物与载体材料以氢键相结合，形成固体分散体。

6. 双螺旋挤压法

系指将药物与载体材料置于双螺旋挤压机内，经混合、捏制而成固体分散体，无需有机溶剂，同时可用两种以上的载体材料，制备温度可低于药物熔点和载体材料的软化点。因此药物不易破坏，制得的固体分散体稳定。

第三节 微囊技术

一、微囊技术的含义

微囊系指固体或液体药物被辅料包封成的微小胶囊。通常粒径在1～250 μm之间的称微囊，而粒径在0.1～1 μm之间的称亚微囊，粒径在10～100 nm之间的称纳米囊。

制备微囊的过程称微囊化，制备微囊的技术称微囊技术。

二、微囊的特点

1. 掩盖药物的不良气味

如大蒜油微囊，可掩盖大蒜油的臭味，并可减少刺激。

2. 提高药物的稳定性

囊膜有隔离药物与外界接触的作用，从而防止药物氧化、水解，提高药物的稳定性，如中药挥发油等。

3. 防止药物胃内失活或减少对胃的刺激性

如黄连素、大蒜油等制成微囊可减少对胃肠道的刺激性；某些碱性药物在胃酸中容易被破坏或失活，可通过使囊膜肠溶衣化，制成肠溶微囊，以保证其药效。

4. 使液态药物固态化，便于贮存或加工成其他剂型

如挥发油类、油脂类微囊成固体后，既便于贮存又方便加工成片剂、胶囊剂、注射剂（混悬液型）、植入剂等。

5. 减少复方制剂中某些药物的配伍禁忌

如山楂泡腾片中的酸性有效成分与碱性泡腾剂 $NaHCO_3$ 易发生反应，影响疗效，而将 $NaHCO_3$ 制成微囊后，就可以减少这种配伍变化。

6. 可制成缓释或控释制剂

采用难溶性载体材料、亲水性凝胶等制备微囊可延缓药物释放，再制成控释或缓释制剂，避免血药浓度的波动，提高药物疗效，降低毒副作用。

7. 使药物浓集于靶区，降低毒性

如斑蝥素、三尖杉酯碱等制成微囊，可将药物浓集于肝、肺等靶区，从而提高疗效，降低毒副作用。

三、微囊的囊心物与囊材

(一)囊心物

微囊的囊心物可以是固体也可以是液体，除主药外可以包括提高微囊化质量而加入的附加剂，如稳定剂，稀释剂，控制释放速率的阻滞剂、促进剂，改善囊膜可塑性的增塑剂等。

(二)囊材

用于包裹药物的材料称为囊材，又称囊膜、包料、壁壳等。

它的种类很多，在很大程度上决定着微囊产品的理化性质。常用的囊材可分为天然的、半合成的及合成的高分子材料。

1. 天然高分子囊材

为最常用的囊材，性质稳定，无毒，成膜性好。在体内生物相容和生物降解的有明胶、阿拉伯胶、蛋白质、淀粉、海藻酸盐、壳聚糖等。

2. 半合成高分子囊材

毒性小，黏度大，成盐后溶解度增加，分为生物不降解囊材和生物可降解囊材。在体内生物降解的有聚乙二醇-二硬脂酰磷脂酰乙醇胺等，生物不降解囊材有乙基纤维素、甲基纤维素、羟丙甲纤维素、羧甲基纤维素盐、邻苯二甲酸醋酸纤维素(CAP)等。由于这类囊材易水解，故不宜高温处理。

3. 合成高分子囊材

可分为生物不降解囊材和生物可降解囊材。生物可降解囊材应用较广，常用的有聚乳酸、聚氨基酸、丙交酯乙交酯共聚物、聚碳酯等。生物不降解囊材包括：①不受 pH 影响的囊材，如聚酰胺、硅橡胶等；②可在一定 pH 条件下溶解的囊材，如聚丙烯酸树脂类、聚乙烯醇等。

四、微囊的生产技术

微囊的制备方法可归纳为物理化学法、化学法和物理机械法三大类。根据药物、囊材的性质和微囊的粒径、释放及靶向要求，选择不同的制备方法。

(一)物理化学法

本法在液相中进行，通过改变条件使溶解状态的囊材从溶液中凝聚析出，并将囊心物包裹形成微囊。由于这一过程药物与囊材形成了新相析出，故又称相分离法。其微囊化步骤大体包括囊心物的分散、囊材的加入、囊材的沉积和囊材的固化四步。此法制得的微囊一般粒径范围为 2～250 μm。

根据形成新相的方法不同，相分离法又分为单凝聚法、复凝聚法、溶剂-非溶剂法、改变温度法和液中干燥法。

1. 单凝聚法

系指将药物分散于高分子囊材的水溶液中，然后加入凝聚剂，由于脱水作用使囊材溶解度降低而凝聚包封于药物表面形成微囊。凝聚是可逆的，加入固化剂，使成不可逆囊。

以明胶为囊材单凝聚法的工艺流程：

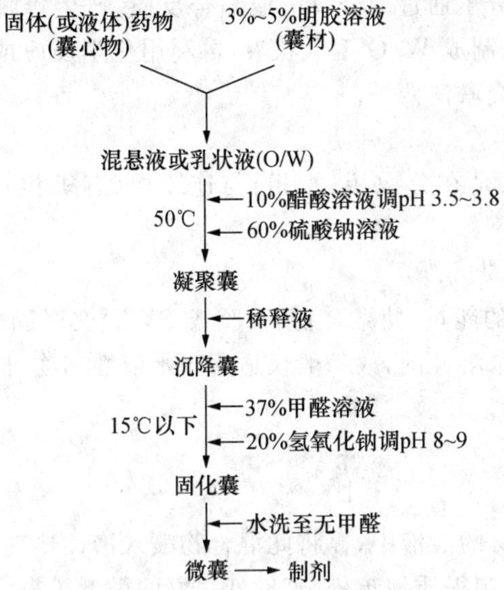

稀释液即硫酸钠溶液，其浓度由凝聚囊系统中的硫酸钠浓度(如为 a%)加 1.5%[得(a+1.5)%]，稀释液体积为凝聚囊系统总体积的 3 倍，液温为 15℃。所用稀释液浓度过高或过低，可使凝聚囊粘连成团或溶解。

2. 复凝聚法

系指以两种带相反电荷的高分子材料作为复合囊材，将囊心物分散(混悬或乳化)于囊材的水溶液中，在一定条件下，相反电荷的囊材相互交联后，溶解度降低凝聚析出成囊。

以明胶与阿拉伯胶为复合囊材的复凝聚法工艺流程：

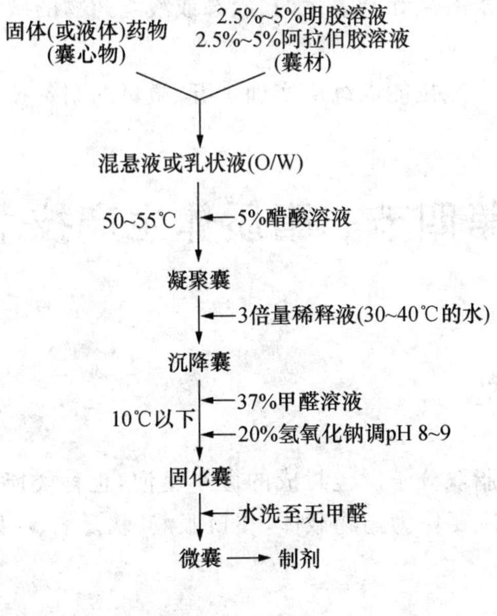

(二)化学法

利用溶液中单体或高分子通过聚合反应或缩合反应,产生囊膜而制成微囊的方法。本法的特点是不加凝聚剂,常先制成 W/O 型乳状液,再利用化学反应或用射线辐照交联固化。主要分为界面缩聚法和辐射交联法两种。

1. 界面缩聚法

亦称界面聚合法,本法是在分散相(水相)与连续相(有机相)的界面上发生单体的缩聚反应。

2. 辐射交联法

利用^{60}Co产生 γ 射线的能量,使聚合物(明胶或 PVA)交联固化,形成微囊。该法工艺简单,成型容易,由于囊材是水溶性的,故一般仅适用于水溶性药物,但受辐射条件的限制。

(三)物理机械法

1. 喷雾干燥法

系将囊心物分散在囊材的溶液中,再将此混合物喷入惰性热气流中,使液滴溶剂蒸发囊材收缩成膜并包裹囊心物,可制得质地疏松、流动性很好的微囊粉末。

2. 喷雾冻凝法

系将囊心物分散于熔融的囊材中,再喷于冷气流中凝聚成囊的方法。常用的囊材有蜡类、脂肪酸和脂肪醇等,它们均是在室温为固体,而在较高温度能熔融的囊材。

3. 空气悬浮法

亦称流化床包衣法,系利用垂直强气流使囊心物悬浮在包衣室中,囊材溶液通过喷嘴射洒于囊心物表面,使囊心物悬浮的热气流将溶剂挥干,囊心物表面便形成囊材薄膜而得微囊。

物理机械法均可用于水溶性和脂溶性的、固态或液态药物的微囊化,其中以喷雾干燥法最常用。

微囊的制备实例见第十篇技能训练篇实训十五“微囊的制备技术”。

第四节　脂质体生产技术

一、脂质体的含义

脂质体系指药物被类脂双分子层包封成的微小囊泡,也称类脂小球或液晶微囊。一般直径为 30～200 nm,脂质体主要作为药物载体,在口服液、软膏剂、注射剂等剂型中应用。

二、脂质体的特点

1. 靶向性和淋巴定向性

脂质体有药物“导弹”的美称。载药脂质体进入机体后主要被单核巨噬细胞吞噬，使药物选择性地分布于肝、脾等淋巴比较丰富的组织器官。

2. 长效作用

脂质体可延缓或控制药物的释放，降低药物血浆清除率，延长药物有效作用时间。

3. 细胞亲和性与组织相容性

脂质体具有类似生物膜的结构，具有良好的细胞亲和性与组织相容性，可增加被包裹药物穿透细胞膜的能力，增强疗效。

4. 避免耐药性

脂质体改变了药物与细胞作用机制，显著提高药物对耐药肿瘤细胞和致病菌的抑杀作用。

5. 降低不良反应

将对心、肾及对正常细胞有毒性的抗癌药物制成脂质体，可明显降低药物的不良反应。

6. 提高稳定性

某些不稳定的药物被脂质体包封后受到脂质体双层膜的保护，可提高稳定性。

三、脂质体的分类与结构

按脂质体的结构和粒径分为三类：

1. 单室脂质体

由一层类脂双分子层构成，水溶性药物的溶液只被一层类脂质双分子层所包封，脂溶性药物则分散于双分子层中，见图 20-2(a)。按其大小又可分为小单室和大单室脂质体。小单室脂质体粒径在 20～80 nm 之间，通常小单室脂质体也可称纳米脂质体，大单室脂质体的粒径在 0.1～1 μm 之间。

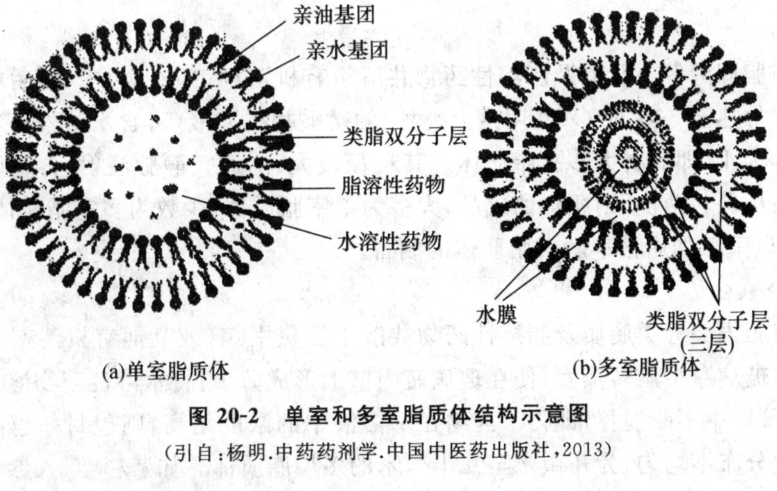

图 20-2　单室和多室脂质体结构示意图

(引自：杨明.中药药剂学.中国中医药出版社，2013)

2. 多室脂质体

又称多层脂质体，由多层类脂双分子层构成，其粒径一般在 1～5 μm 之间。多室脂质体中双分子层被水溶性药物的水膜隔开，形成不均匀的聚集体，脂溶性药物则分散于多层双分子层中，见图 20-2(b)。其包封率较高，稳定性好，容易制备，在循环系统停留时间不如小单室脂质体。

3. 大多孔脂质体

单层状，球径大约为 0.13 μm±0.06 μm，比单室脂质体多包蔽约 10 倍药物。

四、脂质体的膜材

1. 磷脂类

磷脂是构成脂质体的主要成分。磷脂类包括天然的卵磷脂、脑磷脂、大豆磷脂以及合成磷脂。合成磷脂分为饱和磷脂与不饱和磷脂，常用的饱和磷脂包括二硬脂酰磷脂酰胆碱、二棕榈酰磷脂酰乙醇胺等；不饱和磷脂包括二油酰磷脂酰胆碱等。饱和度影响脂膜排列的紧密度，因而影响脂质体的稳定性。就水溶性药物而言，饱和磷脂相对于不饱和磷脂排列更加紧密，所制备的脂质体更加稳定，药物泄漏少。天然磷脂主要来源于蛋黄和大豆，它们是形成许多天然生物膜的主要磷脂成分，也是制备脂质体的主要材料，与其他磷脂相比，具有价格低，性质稳定的特点。

2. 胆固醇

胆固醇是许多天然生物膜的重要成分，其本身并不形成双分子层结构，但它能以很高的比例参与到磷脂膜中，具有调节膜流动性的作用，故可称为脂质体"流动性缓冲剂"。当温度低于相变温度时，胆固醇可使膜减少有序排列，增加膜的流动性；温度高于相变温度时，可增加膜的有序排列而减少膜的流动性。胆固醇的参与，可提高脂质体膜的稳定性和药物的包封率。

五、脂质体的生产技术

1. 注入法

将磷脂与胆固醇等类脂质及脂溶性药物共溶于有机溶剂（如乙醚）中，然后将此药液经注射器缓缓注入加热至 50～60℃（并用磁力搅拌）的磷酸盐缓冲液（可含水溶性药物）中，不断搅拌至乙醚除尽为止，即制得大多孔脂质体。其粒径较大，不适宜静脉注射，再将脂质体混悬液通过高压乳匀机乳匀两次，则所得的成品，大多为单室脂质体，少数为多室脂质体，其粒径绝大多数在 2 μm 以下。如唐松草新碱脂质体的制备。

2. 薄膜分散法

将磷脂与胆固醇等类脂质及脂溶性药物共溶于三氯甲烷（或其他有机溶剂）中，然后将三氯甲烷溶液在玻璃瓶中旋转蒸发，使在玻璃瓶内壁上形成薄膜；将水溶性药物溶于磷酸盐缓冲液中，加入玻璃瓶中不断搅拌，即得。药物在水溶液中的浓度越高，则包封率越高。制得的脂质体通常粒度分布不均匀，为几微米至几十微米的多层脂质体。如紫杉醇、人参皂苷等均用此法制备脂质体。

3. 超声波分散法

水溶性药物溶于磷酸盐缓冲液，加至磷脂、胆固醇与脂溶性药物的有机溶剂中，搅拌蒸发除去有机溶剂，残留液经超声波处理，分离出脂质体，再混悬于磷酸盐缓冲液中，即得。本法制备的主要是单室脂质体，可制成脂质体混悬液型注射液。

4. 冷冻干燥法

将磷脂经超声法处理，高度分散于缓冲盐溶液中，加入冻结保护剂（如甘露醇、葡萄糖、海藻酸等）冷冻干燥后，再将干燥物分散到含药物的缓冲盐溶液或其他水性介质中，即可形成脂质体。此法适用于热敏性药物，如蓖麻毒素脂质体的制备。

此外，脂质体的制备方法还有逆相蒸发法、复乳法、熔融法、表面活性剂处理法、加压挤出法、喷雾干燥法等。

脂质体的制备实例见第十篇技能训练篇实训十六“脂质体的制备技术”。

第五节　缓释制剂与控释制剂生产技术

一、缓释制剂与控释制剂的含义

1. 缓释制剂

缓释制剂系指在规定释放介质中，按要求缓慢地非恒速释放药物，其与相应的普通制剂比较，给药频率比普通制剂减少一半或给药频率比普通制剂有所减少，且能显著增加患者的依从性的制剂。

2. 控释制剂

控释制剂系指在规定释放介质中，按要求缓慢地恒速释放药物，其与相应的普通制剂比较，给药频率比普通制剂减少一半或给药频率比普通制剂有所减少，血药浓度比缓释制剂更加平稳，且能显著增加患者的依从性的制剂。

控释制剂又称为控速给药体系或控释剂型。广义的控释制剂包括控制释药的速度、方向和时间，靶向制剂、透皮吸收制剂等都属于控释制剂的范畴。狭义的控释制剂则一般是指在预定时间内以零级释放药物的制剂。

二、缓释制剂与控释制剂的特点

(1)减少给药次数，降低用药总量，维持时间长。

(2)血药浓度平稳，避免峰谷现象，降低药物的毒副作用。普通制剂、缓释制剂和控释制剂的血药浓度-时间曲线见图 20-3。对于治疗指数窄、生物半衰期短的药物，制成缓控释制剂可避免频繁用药引起的中毒。见图 20-4。

(3)缓控释制剂的不足之处是对剂量调节的灵活性降低。如当遇到出现较大副反应时，不能立刻停止治疗。另外，制备缓控释制剂所涉及的设备和工艺较普通制剂复杂，费用昂贵。

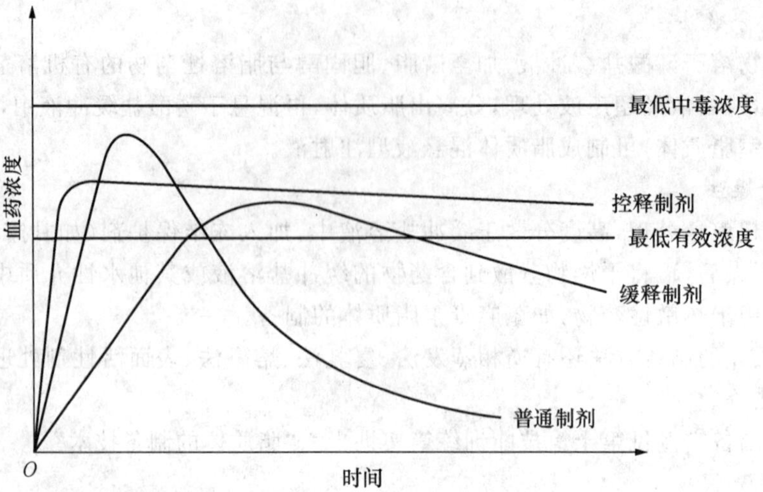

图 20-3　3 类制剂血药浓度-时间曲线比较

（引自：李范珠，李永吉.中药药剂学.人民卫生出版社，2012）

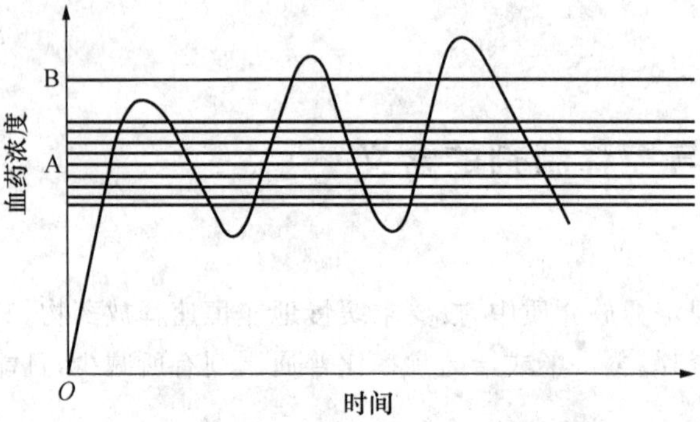

图 20-4　普通制剂的血药浓度-时间图

（引自：杨明.中药药剂学.中国中医药出版社，2013）

A. 最适宜的治疗浓度区域　B. 可能发生中毒区域

三、缓释制剂与控释制剂的分类

（一）缓释制剂的分类

1. 按给药途径分类

（1）经胃肠道给药的缓释制剂　有片剂（包衣片、骨架片、多层片等）、丸剂、胶囊剂（肠溶胶囊、药树脂胶囊、涂膜胶囊）等。

（2）不经胃肠道给药的缓释制剂　有注射剂、栓剂、膜剂、植入剂等。

2. 按制备工艺分类

（1）骨架缓释制剂　①水溶性骨架片，系采用亲水性胶体物质，如 CMC、HPMC、PVP 等为材料，加入其他赋形剂制成的片剂；②脂溶性骨架片，系采用脂肪、蜡类物质为骨架材料制成的片剂；③不溶性骨架片，系采用不溶性无毒塑料制成的片剂。

(2)薄膜包衣缓释制剂 片芯或小丸的表面包一层适宜的衣层,使其在一定条件下溶解或部分溶解而释出药物,达缓释作用。

(3)缓释乳剂 水溶性药物可制成 W/O 型乳剂。由于油相对药物分子的扩散具有一定的屏障作用,所以,制成 W/O 型乳剂后可达到缓释目的。

(4)缓释微囊剂 药物经微囊化,再制成散剂、胶囊剂、片剂、注射剂等。

(5)注射用缓释制剂 系指油溶液型和混悬液型注射剂。其原理是基于减小药物的溶出速度或扩散速度而达到缓释目的。

(6)缓释膜剂 系指将药物包裹在多聚物薄膜隔室内,或溶解分散在多聚物膜片中而制成的缓释膜状制剂。

(二)控释制剂的分类

1. 按给药途径分类

控释制剂包括:口服控释制剂、透皮控释制剂、眼内控释制剂、直肠控释制剂、子宫内和皮下植入控释制剂。

2. 按剂型分类

控释制剂包括:控释片剂、控释胶囊剂、控释微丸、控释散剂、控释栓剂、控释透皮贴剂、控释膜剂、控释混悬剂、控释液体药剂、控释微囊、控释微球、控释植入剂等。

四、缓释制剂与控释制剂的生产技术

(一)缓释制剂的生产技术

1. 通过药剂学方法制备

本法是制备缓释制剂的主要方法。工艺原理为使药物溶出速度减小和扩散速度减慢。但对于某个具体制剂,往往这两方面的因素同时起作用,在原理上不能截然分开。

(1)减小溶出速度

①控制粒子大小 药物的溶出速度与其粒径成反比,故难溶性药物颗粒直径增加,可使其吸收减慢而药效延长。

②将溶解度小的盐类药物制成油液型注射剂 将难溶性盐类药物混悬于植物油中制成油液型注射剂,药物注射后需先从油相分配至水相(体液)而达缓释作用。

③将药物包藏于溶蚀性或亲水性胶体的骨架中 系指以脂肪类、蜡类等物质为基质,药物分散其中,在消化道被消化液逐渐溶蚀释放的药物制剂。脂肪类、蜡类等物质在此也称阻滞剂或溶蚀性骨架。以亲水性胶体为骨架,加入适当的稀释剂与药物混匀制片,当其在体液中吸水膨胀后,药物也可以随着高分子物质的溶解逐渐释放出来。

(2)减小扩散速度 减小制剂中药物向体液的扩散速度也可以延长药物的吸收时间。

①包衣 系将药物小丸或片剂用阻滞材料包衣。随着合成高分子材料的产生与发展,包衣方法在缓释口服制剂中的地位日渐突出。包衣技术可用于片剂、丸剂、胶囊剂和颗粒剂等。对于口服缓释制剂,以小丸形式包衣较合理。将一部分药物小丸不包衣,另一部分小丸分成2～3组,每组包厚度不等的衣层。取各组小丸以一定比例混合,装胶囊。服药后,混合药丸的释

药图像是各组的总和。组与组之间释药快慢因膜的厚度不同而不同,同组各丸粒的释药快慢也不尽相同,它们接近于正态分布曲线。因此,组与组的释药曲线头尾很大部分发生重叠,各组混合的释药图像就成了持久恒定的曲线,见图20-5。

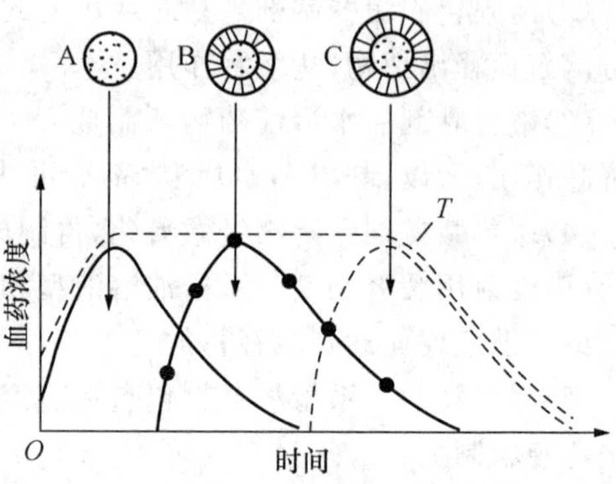

图 20-5　不同包衣小丸血药浓度-时间曲线示意图

(引自:杨明.中药药剂学.中国中医药出版社,2013)

A. 不包衣小丸　B. 包较薄衣层的小丸

C. 包较厚衣层的小丸

T. A、B、C 相加的血药浓度-时间曲线示意图

②制成不溶性骨架的缓释片剂　将药物用无活性的不溶性塑料,如聚氯乙烯、聚乙烯、硅橡胶等,按一定比例制成不崩解的缓释骨架片。服用后骨架片在消化液中先对表面药物溶解、释放(速释部分),后对骨架片进行渗透,进入无数的微孔之中,药物溶解、释放(缓释部分)。待药物释放完后,骨架不被吸收,随粪便排出体外。

③制成微囊　微囊膜为半渗透膜,在胃肠道中,水分可渗入囊内溶解其中的药物,形成饱和溶液,再扩散到囊外的消化液中而被机体吸收。囊膜的厚度、微孔的孔径、微孔的弯曲度等决定药物的释放速度。

④制成植入剂　植入剂为固体无菌制剂,常为小柱形。将不溶性药物熔融倒入模型中或用重压法制成后埋入皮下,在人体内缓缓释放,药效可达数月甚至2年。

⑤制成药树脂　系将离子型药物与离子交换树脂交换制成树脂复合物的缓释制剂。口服后在胃肠液中药物被交换而缓慢释放。用药树脂制备缓释制剂适用于剂量较小的解离型药物,它受 pH 影响较大,长期服用会引起体内电解质的紊乱。

⑥制成乳剂　对于水溶性药物,可将其溶液制成 W/O 型乳剂。乳剂注射后(在肌内)水相中的药物向油相扩散,再由油相分配到体液,因此有缓释作用。

2. 通过化学方法制备

为了延长药物的作用时间,适应制剂要求和便于临床应用,可以将药物进行化学结构修饰。经化学结构修饰后的药物,保持原有药物的基本化学结构,仅在某些功能基团上作结构改变,从而使药物成为不易溶解或不易水解的衍生物,达到改变吸收性能而延长疗效的目的。

(1)制成盐类　延效的盐类基本上是水中难溶解的盐类,制成混悬液供用。

(2)制成酯类　药物制成酯后其理化性质有显著改变,在体内的吸收、分布、代谢、排泄均会产生变化。

(3)制成酰胺类　酰胺类药物比酯类药物稳定,难于水解。如抗结核药对氨基水杨酸钠刺激性大、排泄快,将其酰胺化,制成对苯甲酰胺基水杨酸钙,作用时间延长。

除了上述的药剂学方法和化学方法以外,根据药物的体内过程,还可以通过延缓代谢和排泄等方法延长药效。

(二)控释制剂的生产技术

1. 渗透泵式控释制剂

利用渗透压原理制成的控释制剂能均匀恒速地释放药物,比骨架型缓释制剂更为优越。以口服片为例说明其原理与构造,片芯由水溶性药物与水溶性聚合物或其他辅料组成,外面用不溶性的聚合物如乙基纤维素等包衣，成半透膜壳，壳顶一端用适当方法（如激光）钻一小孔，见图 20-6(a)。当与水接触后，水通过半透膜进入片芯，使药物溶解成为饱和溶液，由于渗透压的差别，产生泵的作用，使药物由小孔定量恒速渗出，其量与渗透进片内的水量相等，直到片芯内药物溶解完全为止。

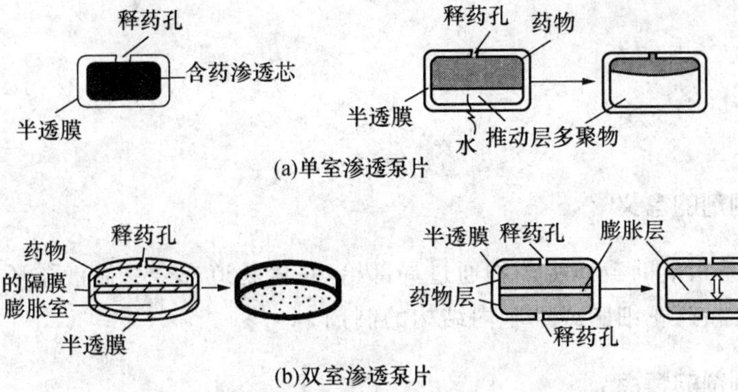

图 20-6　渗透泵型片剂构造与释药示意图

（引自：杨明.中药药剂学.中国中医药出版社，2013）

口服双室渗透泵片，与上述不同点是药物装于一室，另一室为产生渗透压的物质。口服后水分通过半透膜渗入膜内，可将产生渗透压的物质溶解而产生巨大的渗透压，而把另一室中的药物压出，达到控制释药的目的，见图 20-6(b)左。另外，还有一种双药库式渗透泵片，是由半透膜将渗透泵隔离成两室，各装一种药物而形成双药库，每一室均有一个释药小孔，见图 20-6(b)右。

2. 膜控释制剂

系指水溶性药物及辅料包封于具有透性的、生物惰性的聚合物（高分子）膜中而制成的给药体系。药物在较长时间通过透性膜恒定、匀速地向外扩散释放。膜控释制剂多用包衣法制备。该类制剂可用于口服给药、透皮给药、眼内给药、宫内给药等。

3. 胃内滞留型控释制剂

系指将药物与亲水胶体及其他辅料混合制成的利用黏度和浮力滞留于胃液中、增加胃内吸收的片剂和胶囊剂等制剂，见图 20-7、图 20-8。

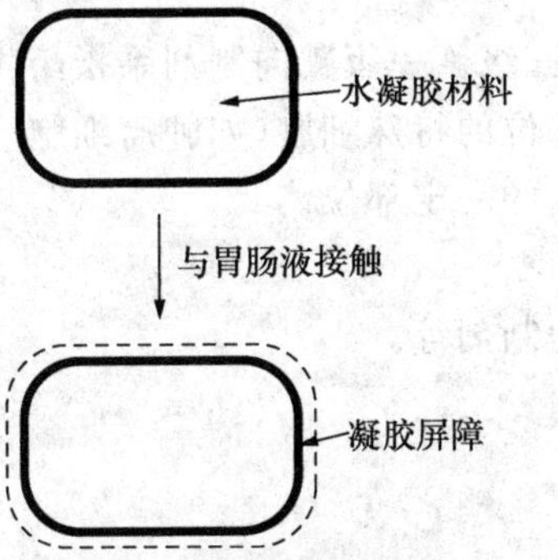

图 20-7　简单胃漂浮片示意图

（引自：刘素梅.药物新剂型与新技术.化学工业出版社，2013）

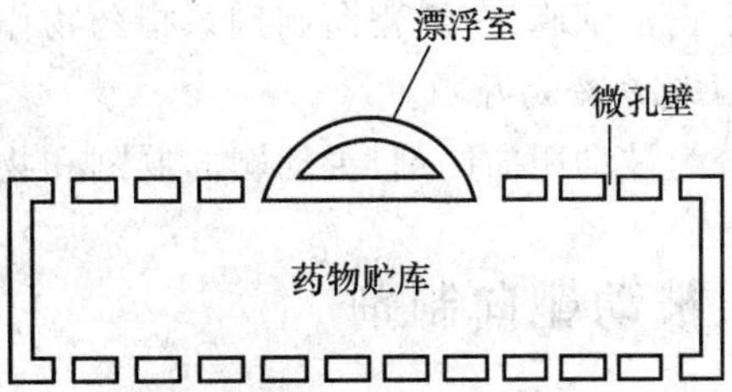

图 20-8　带有漂浮室的胃漂浮制剂示意图

（引自：刘素梅.药物新剂型与新技术.化学工业出版社，2013）

第六节 靶向制剂

一、概述

(一)靶向制剂的含义

靶向制剂,系指借助载体将药物通过局部给药、胃肠道或全身血液循环而选择性地浓集定位于靶组织、靶器官、靶细胞或细胞内结构的制剂。

(二)靶向制剂的特点

1. 提高疗效

靶向制剂可以选择性地将药物分布于靶区,提高药物在靶部位的浓度,提高疗效,减少用药剂量。

2. 控释药物

靶向制剂能以预期的速率控释药物达到有效剂量。

3. 降低不良反应

靶向制剂具有生物相容性的表面性质,不易产生过敏性,载体可生物降解,且不引起病理变化。不良反应低,可以提高病人用药的依从性。

理想的靶向制剂应具有定位浓集、控释药物、载体无毒可生物降解三个要素。

靶向制剂中常用的药物载体有脂质体、微球、微囊、纳米粒、乳剂等以及经过修饰的这些药物载体。

(三)靶向制剂的分类

1. 按作用水平

可分为一级靶向制剂、二级靶向制剂、三级靶向制剂三级。一级靶向制剂系指药物进入靶部位的毛细血管床释药;二级靶向制剂系指药物进入靶部位的特殊细胞(如肿瘤细胞)释药,而不作用于正常细胞;三级靶向制剂系指药物作用于细胞内的一定部位。

2. 按靶向给药原理

可分为被动靶向制剂、主动靶向制剂和物理化学靶向制剂等。

二、被动靶向制剂

被动靶向制剂,系指载药微粒被单核巨噬细胞系统的巨噬细胞摄取,通过正常生理过程运至肝、脾等器官而实现靶向的制剂,又称为自然靶向制剂。乳剂、脂质体、微球和纳米粒都可作为被动靶向制剂的载体。

(一)乳剂

靶向给药乳剂系指用乳剂为载体,传递药物定位于靶部位的微粒分散体系,包括一级乳剂和二级乳剂(复乳)。乳剂靶向性特点在于它对淋巴的亲和性。乳滴静脉注射经巨噬细胞吞噬后,在肝、脾中高度浓集,实现靶向;而肌内、皮下或腹腔注射,具有淋巴靶向性。乳剂中药物的释放机制主要有透过细胞膜扩散、通过载体使亲水性药物变为疏水性而更易透过油膜或通过复乳中形成的混合胶束转运等。乳剂的粒径大小,乳化剂的种类、用量和乳剂的类型等均对靶向性有影响。

(二)脂质体

脂质体进入体内可被巨噬细胞作为异物吞噬摄取,在肝、脾和骨髓等单核巨噬细胞较丰富的器官中浓集。脂质体属于胶体系统,其组成与细胞膜相似,能显著增强细胞摄取,延缓和克服耐药性,脂质体在体内细胞水平上的作用机制有吸附、脂交换、内吞、融合等。

(三)微球

微球系指药物溶解或分散在辅料中形成的微小球状实体,亦称基质型骨架微球。通常粒径在1～250 μm之间的称微球,而粒径在0.1～1 μm之间的称亚微球,粒径在10～100 nm之间的称纳米球。

药物制成微球后的主要特点是缓释长效和靶向作用。靶向微球的材料多数是可生物降解材料,如蛋白类、糖类、合成聚酯类。小于7 μm时一般被肝、脾中的巨噬细胞摄取,7～10 μm的微球通常被肺的最小毛细血管床以机械方式截留,被巨噬细胞摄取进入肺组织或肺泡。微球中药物的释放机制与微囊相同,包括扩散、材料的溶解和材料的降解。

(四)纳米粒

纳米粒系指以高分子材料为载体,将药物溶解、包埋或包裹在聚合物中形成的微型药物载体。粒径一般在1～1 000 nm之间。

纳米粒经静脉注射后,一般被单核巨噬细胞系统摄取,主要分布于肝(60%～90%)、脾(2%～10%)、肺(3%～10%),少量进入骨髓。有些纳米粒具有在某些肿瘤中聚集的倾向,有利于抗肿瘤药物的应用。采用的聚合物材料和给药途径不同,纳米粒在体内的分布与消除也不同。

三、主动靶向制剂

主动靶向制剂包括经修饰的药物载体和前体药物两大制剂。前者是用修饰的药物作为“导弹”,将药物定向地运送并浓集于预期的靶部位发挥药效。被修饰的药物载体可以是脂质体、微球、纳米球、微乳等。后者是将药物修饰成前体药物,即能在活性部位被激活的药理惰性物,在特定靶区被激活发挥作用。

四、物理化学靶向制剂

系指采用某些物理化学方法如磁性、温度、电场、pH 等使制剂在特定部位发挥药效的靶向制剂。

1. 磁性靶向制剂

系指将药物与磁性物质共包于或分散于载体中，应用于机体后，利用体外磁场响应引导药物在体内定向移动和定位聚集的制剂。

磁性微球可用一步法或两步法制备。一步法是在成球前加入磁性物质，聚合物将磁性物质包裹成球；两步法是先制备微球，再将微球磁化。

2. 栓塞靶向制剂

系指以药剂学手段制备的微球、微囊、脂质体等制剂，通过动脉插入导管，将其注入到靶区，并在靶区形成栓塞的一类靶向制剂。栓塞的目的是阻断对靶区的供血和营养，使靶区的肿瘤细胞缺血坏死。若栓塞含有抗肿瘤药物，则具有栓塞和靶向性化疗的双重作用。

3. 热敏靶向制剂

系指利用外部热源对靶区进行加热，使靶组织局部温度稍高于周围未加热区，实现载体中药物因温度变化在靶区内迅速释放的一类制剂。由于制剂中药物的释放是受热控的，因而该类制剂从理论上讲可以达到随时进行，也可以达到根据肿瘤生长状况，进行控制治疗的理想状态。

(1)热敏脂质体　是一类被研究较多的热敏靶向制剂。在相变温度时，脂质体中的磷脂双分子层从胶晶态过渡到液晶态，从而大大增加脂质体膜的通透性，加速药物的释放。

(2)热敏免疫脂质体　在热敏脂质体膜上将抗体交联，可得热敏免疫脂质体，在交联抗体的同时，可完成对水溶性药物的包封。这种脂质体同时具有物理化学靶向与主动靶向的双重作用。

4. pH 敏感靶向制剂

肿瘤间质液的 pH 显著低于周围正常组织，故设计 pH 敏感脂质体可达到靶向释药目的。此外，还有 pH 敏感的口服结肠定位给药系统。

复习思考题

1. 什么是环糊精包合技术、固体分散技术、微囊技术？
2. β-环糊精包合物的生产技术有哪些？
3. 简述环糊精包合物、固体分散体、微囊的特点。
4. 什么是脂质体、缓控释制剂、靶向制剂？脂质体的特点与生产技术有哪些？

第二十一章 中药制剂的稳定性

知识目标

• 理解研究中药制剂稳定性的意义、中药制剂稳定性变化分类及影响中药制剂稳定性的因素。

• 掌握中药制剂常用的稳定化措施及稳定性的试验方法。

技能目标

• 能解释中药制剂稳定性、有效期的含义。

• 能够明确研究中药制剂稳定性的意义与中药制剂质量变化的机理。

• 会采取恰当的措施提高中药制剂的稳定性。

第一节 概　　述

一、研究中药制剂稳定性的意义

安全、有效、稳定是对药物制剂的基本要求，而稳定又是保证药物安全和有效的前提。中药制剂的稳定性系指中药制剂在生产、运输、贮藏、使用前的一系列过程中的化学、物理及生物学特性发生变化的速度和程度。它是评价中药制剂质量的重要指标之一，也是制定中药制剂有效期的依据；在药品的研究、生产和注册管理中占有重要地位，对保证用药的安全性、有效性，避免药品变质，减少损失，合理组方、设计工艺及推动中药制剂整体提高有重要意义。

通过稳定性试验，考察中药制剂在不同环境条件（如温度、湿度、光线等）下药品特性随时间变化的规律，可以认识和预测制剂的稳定趋势，为药品生产、包装、贮存、运输条件的确定和有效期的建立提供科学依据；揭示中药制剂稳定性变化的实质，探讨其影响因素，并采取相应措施避免或延缓制剂的稳定性变化。确定其有效期，是中药制剂稳定性研究的基本任务。

二、中药制剂稳定性变化分类

中药制剂的稳定性变化一般包括化学、物理和生物学三个方面。

1. 化学方面

系指药物由于水解、氧化等化学降解反应，使药物的含量（或效价）降低、色泽发生变化等。如酯类、酰胺类及苷类水解；酚类、芳香胺类和含不饱和键的药物氧化；某些药物的异构化、聚合、脱羧等。

2. 物理方面

主要指制剂的物理性状发生变化，如混悬剂中分散相微粒下沉、聚集、微粒变大；乳剂的分层和乳滴的破裂；溶液剂出现浑浊、沉淀；丸剂、片剂的溶散时限或崩解时限延长等。

3. 生物学方面

一般是指中药制剂受到微生物污染导致的药品腐败、变质。如微生物限度超标、无菌不合格等。

上述各种变化可单独发生，但往往同时发生，一种变化还可成为诱因，引起另一种变化。上述变化往往导致下列不良后果：①产生有毒物质；②降低疗效或毒副作用增强；③造成服用不便，剂量不准；④外观发生改变，如变色、沉淀、浑浊等。发生以上变化的中药制剂均不能应用于临床。

第二节　影响中药制剂稳定性的因素及稳定化措施

一、影响中药制剂稳定性的因素

影响中药制剂稳定性的因素包括处方因素和外界因素。处方因素主要指主药、附加剂、pH、溶剂、离子强度等；外界因素主要包括制剂工艺、金属离子、水分、空气（O_2）、温度、光线、包装材料等。

（一）处方因素的影响

1. pH 的影响

中药制剂中酯类、酰胺类、苷类等有效成分常受 H^+ 或 OH^- 催化水解，这种催化作用加快了这些成分的水解速度；药物的氧化速度也受 H^+ 或 OH^- 催化作用而加快。因此，pH 不适宜会降低制剂的稳定性。

2. 溶剂的影响

对于易水解的药物，有时采用非水溶剂如乙醇、丙二醇、甘油等可使其稳定。如含有非水溶剂的注射液苯巴比妥注射液、安定注射液等。

3. 离子强度的影响

在制剂处方中，往往需要加入等渗调节剂、无机盐类抗氧剂、缓冲剂等，这些附加剂多为电解质类，这些离子的强度对药物的降解速度有影响。

4. 表面活性剂的影响

一些容易水解的药物，加入表面活性剂可使稳定性增加。如苯佐卡因易受碱催化水解，在5%的十二烷基硫酸钠溶液中，30℃时的生物半衰期($t_{1/2}$)增加到 1 150 min(不加十二烷基硫酸钠时则为 64 min)。这是因为表面活性剂在溶液中形成胶束(胶团)，苯佐卡因增溶在胶束周围形成一层所谓"屏障"，阻止 OH^- 进入胶束，而减少其对酯键的攻击，因而增加了苯佐卡因的稳定性。但要注意，表面活性剂有时使某些药物分解速度反而加快，如聚山梨酯 80 可使维生素 D 稳定性下降。故须通过试验，正确选用表面活性剂。

5. 处方中辅料的影响

一些半固体剂型如软膏剂、乳剂，药物的稳定性与制剂处方的基质有关。如以聚乙二醇为基质的氢化可的松软膏，基质能促进药物的分解，有效期只有 6 个月。栓剂基质聚乙二醇也可使乙酰水杨酸分解，产生水杨酸和乙酰聚乙二醇。

(二)外界因素的影响

1. 制剂工艺的影响

药物的不同剂型有着不同的稳定性；即使同种药物制成同种剂型，也可因制备工艺差别而引起药物稳定性的变化。

(1)中药提取、纯化等操作对制剂稳定性的影响　中药制剂在提取、纯化、浓缩及干燥等操作过程中，多需要经水、醇和热的处理，各个阶段都有可能发生物理和化学的变化，导致有效成分变化或挥发，或药物分子脱水、晶型转变等。如大黄久煎，因蒽醌苷的水解而致泻作用降低；柴胡皂苷随加热煎煮时间的延长，含量降低，加热 8 h 即损失殆尽；挥发性成分经煎煮提取、浓缩、干燥等处理过程后也将完全挥发损失。

(2)成型过程对制剂稳定性的影响　药物在成型过程中，若遇到湿热，也同样可以引起上述的化学、物理变化。

中药制剂工艺比较复杂，影响因素较多，应引起足够重视。

2. 水分的影响

水分对固体中药制剂影响较大。水是多数化学反应的介质，固体中药制剂往往又容易吸水，吸水后不仅引起制剂潮解、结块、流动性降低及霉变，又可加速药物成分的水解、氧化和降解等。

3. 空气(O_2)的影响

空气中 O_2 是引起药物自动氧化反应的根本原因。许多中药制剂在空气中容易发生氧化反应，不仅有效成分含量降低、颜色变深或产生沉淀，甚至产生有毒有害物质，严重影响中药制剂的质量。

4. 温度的影响

温度是许多化学反应的必要条件，一般来说，温度升高，反应速度加快。根据 Van't Hoff 经验规则，温度每升高 10℃，反应速度增加 2～4 倍。因此，温度是影响中药制剂稳定性的一个重要因素，温度越高，越不利于制剂稳定。如芍药提取物干燥温度为 85℃时，芍药苷剩余量平均为 55%,60℃时为 87%,减压干燥时为 92%。

5. 光线的影响

光是一种辐射能,光子的能量与波长成反比,光线波长愈短,能量愈大。因此,紫外线更易激发化学反应,加速药物的分解。药物由于受到光线的辐射作用,分子活化而产生分解的反应称为光化降解。中药制剂成分的某些化学变化,如氧化、水解、聚合等常可因光线照射提供反应分子所需的活化能而引起光化反应。所以在中药制剂的生产贮存过程中,还应考虑光线的影响。药物对光是否敏感,主要与其分子的化学结构有关,具有酚类结构或具有不饱和双键的化合物等,在光的照射下较易分解;挥发油类成分在光照射下也易发生自动氧化反应。

6. 金属离子的影响

主要来自原辅料、溶剂、容器以及操作过程中使用的工具等。微量金属离子(如铜、铁、钴、镍、锌、铅等)对自动氧化反应有显著的催化作用,如 0.000 2 mol/L 的铜能使维生素 C 氧化速度增大 10 000 倍。机理主要是缩短氧化作用的诱导期,加快游离基生成的速度。

7. 包装材料的影响

包装的目的除了方便贮运、促进销售外,最主要的功能是保护药品,即保证药物在规定的贮存、运输条件下免受热、光、湿及空气(O_2)等因素的干扰。不完善的包装可使稳定性好的制剂失效,包装材料恰当与否、质量好坏与药品受外界环境的影响及药物自身的稳定性都有直接关系。因此选择包装材料既要考虑外界环境因素也要考虑包装材料与药物成分的相互作用对制剂稳定性的影响。在选择药品包装材料时,必须以试验结果和实践经验为依据,经过"装样试验",确定合适的包装材料。

常用的包装材料有玻璃、塑料、金属、橡胶等。

(1)玻璃容器　玻璃容器性质稳定,不与药物及空气中 O_2、CO_2 等作用,具有良好的密闭性,为目前应用最多的一类容器。但它有两个缺点,即释放碱性物质和脱落不溶性玻璃碎片,这对注射剂特别重要。棕色玻璃能阻挡波长小于 470 nm 的光线透过,故光敏感的药物可用棕色玻璃包装。

(2)塑料容器　塑料也为常用的包装材料,是聚氯乙烯、聚苯乙烯、聚乙烯、聚丙烯、聚酯、聚碳酸酯等一类高分子聚合物的总称,塑料容器质轻、价格低廉。但塑料有两向穿透性,外界环境中的水分、空气等可以进入制剂中;制剂中的气体、溶剂等也可从容器壁中渗出到环境中。另外塑料能吸附制剂成分,而塑料中的成分也可释放到制剂中。不同的塑料其穿透性、附加剂成分不同,选用时应经过必要的试验,确认该塑料对药物制剂无影响才能使用。药用包装塑料应选用无毒塑料制品。

(3)金属容器　金属容器牢固、密封性能好,药物不易受污染,但易被氧化剂、酸性物质所腐蚀,选用时注意表面要涂环氧树脂层,以耐腐蚀。

(4)橡胶　橡胶被用来作塞子、垫圈、滴头等,使用时应注意橡皮塞与瓶中溶液接触可能吸收主药和防腐剂,需用该防腐剂浸泡后使用。橡皮塞用环氧树脂涂覆,可有效地阻止橡胶塞中成分溶入溶液中而产生白点,避免干扰检验。还应注意橡胶塞是否与主药、抗氧剂相互作用,以保证药物制剂的质量。

二、稳定化措施

1. 调节最适 pH

调节 pH 可以使药物成分处于最稳定状态，这是延缓药物水解、防止氧化，增加制剂稳定性的有效方法。对于易氧化分解的药物一定要用酸(碱)或缓冲液调节，使药液保持最稳定的 pH 范围。pH 的调节除了要考虑制剂的稳定性以外，还要考虑药物溶解度和机体适应性。

2. 降低温度

对于热敏感的药物，在热处理如提取、浓缩、干燥、灭菌等工艺过程中应尽量降低受热温度和缩短受热时间。

3. 改变溶剂

在水中很不稳定的药物，可采用乙醇、丙二醇、甘油等极性较小的溶剂，或在水溶液中加入适量的非水溶剂，以延缓药物的水解。如牛磺胆酸钠在人工胃液中的 $t_{1/2}$ 为 11.37 d，在 25% 的乙醇中的 $t_{1/2}$ 为 60.57 d。

4. 制成干燥固体制剂

对于极易水解的药物，无法制成稳定的可以长期贮存的水性液体药剂时，应制成干燥的固体制剂，如注射用无菌粉末、颗粒剂等，这是解决药物水解的有效措施之一。

5. 避免光线

对光敏感的药物制剂，制备过程中要避光操作。如将药物制成 β-环糊精包合物或包衣也是很好的避光方法。包装应采用棕色玻璃瓶或在容器内衬垫黑纸，避光贮存。

6. 驱逐 O_2

空气中的 O_2 进入制剂的主要途径有两方面：一是 O_2 在水中有一定的溶解度(温度越高，溶解度越低，在 100℃的水中几乎没有 O_2 的存在)；二是容器空间的空气中含有一定量的 O_2，各种药物制剂几乎都有与 O_2 接触的机会。因此，驱逐 O_2 是防止药物氧化的根本措施，常用的驱逐 O_2 的措施有：

(1)加热驱 O_2　将纯化水煮沸 5 min，可完全除去溶解的 O_2，但冷却后空气中的 O_2 仍可溶入，应立即使用，或贮存于密闭的容器中。

(2)惰性气体置换 O_2　生产上一般在溶液中和容器空间通入惰性气体，如 CO_2 或 N_2，置换其中的 O_2。CO_2 相对密度及其在水中的溶解度均大于 N_2，驱 O_2 效果比 N_2 好。但 CO_2 溶解于水中可降低药液的 pH，并可使某些钙盐产生沉淀，应注意选择使用。

(3)抽真空包装　对于固体制剂，为避免空气中 O_2 的影响，也可以采用真空包装。

7. 添加抗氧剂

如前所述，药物的氧化降解常为自动氧化，制剂中只要有少量氧存在，就可能引起这类反应，因此常需加入抗氧剂。抗氧剂主要有两种作用类型：一种为抗氧剂本身是强还原剂(如亚硫酸盐类)，它首先被氧化，从而保护主药免遭氧化，在氧化过程中自身逐渐被消耗；另一种抗氧剂是氧化反应的阻化剂(如油溶性抗氧剂)，能使氧化反应中断，在此过程中抗氧剂本身不被消耗。此外还有一些物质能显著增强抗氧剂的效果，通常称为协同剂，如枸橼酸和酒石酸等。

抗氧剂又可分为水溶性和油溶性两大类，可根据制剂的溶液类型选用。另外应根据药液的酸碱性，选择合适的抗氧剂。如焦亚硫酸钠、亚硫酸氢钠常用于弱酸性药液；亚硫酸钠常用于偏碱性药液；硫代硫酸钠在偏酸性药液中可析出硫的细颗粒，所以只能用于碱性溶液中。此外，使用抗氧剂时应注意抗氧剂与药物的相互作用。

8. 控制微量金属离子

原料、辅料、溶剂、容器及用具、设备等均能向制剂中引入金属离子。所以，控制金属离子一方面必须从来源着手，严格控制原辅料质量，并减少与金属器械的接触；另一方面，在制剂中加入螯合剂，将金属离子螯合掩蔽起来。常用的螯合剂如依地酸盐、枸橼酸、酒石酸、磷酸、二巯乙基甘氨酸等。

9. 其他稳定化方法

根据有效成分的性质，也可通过其他方法来提高中药制剂的稳定性。如：①若有效成分稳定性差，可制备其稳定的衍生物，通过进行有效成分化学结构改造，来提高中药制剂的稳定性；②对有效成分进行微囊化和包合处理，减少药物与环境中空气、湿气、光线等的接触，从而提高制剂的稳定性或减少挥发性成分的损失；③改进中药制剂工艺条件，减少水、醇、湿、热等的影响，如对湿热不稳定，可采用粉末直接压片或干法制颗粒压片。

第三节　中药制剂稳定性试验方法

中药制剂稳定性试验的目的是考察中药原料或制剂的化学、物理及生物学特性发生变化的程度。通过稳定性试验，考察中药制剂在不同环境条件（如温度、湿度、光线等）下药品特性随时间变化的规律，以认识和预测药品的稳定趋势，为药品生产、包装、贮存、运输条件的确定和有效期的建立提供科学依据。有效期系指一段时间内，市售包装药品在规定的贮存条件下放置，药品的质量稳定并符合注册质量标准。

根据研究目的和条件的不同，稳定性研究内容可分为：影响因素试验、加速试验和长期试验等。此外，有些药物制剂还应考察其使用过程中的稳定性。

稳定性研究具有阶段性特点，不同阶段具有不同的目的。一般始于药品的临床前研究，贯穿药品研究与开发的全过程，在药品上市后还要继续进行稳定性研究。

稳定性研究试验设计应根据不同的研究目的，结合原料药的理化性质、剂型的特点和具体的处方及工艺条件进行。

（1）样品的批次和规模　影响因素试验可采用一批小试规模样品进行；加速试验和长期试验应采用3批中试以上规模样品进行。

（2）包装及放置条件　加速试验和长期试验所用包装材料和封装条件应与拟上市包装一致。

稳定性试验要求在一定的温度、湿度、光照等条件下进行，这些放置条件的设置应充分考虑到药品在贮存、运输及使用过程中可能遇到的环境因素。

稳定性研究中所用的控温、控湿、光照等设备应能较好地对试验要求的环境条件进行控制和监测，如应能控制温度±2℃，相对湿度±5%，照度±500 lx等，并能对真实温度、湿度与照度进行监测。

（3）考察时间点　稳定性研究中需要设置多个时间点。考察时间点的设置应基于对药品理化性质的认识、稳定性变化趋势而设置。如长期试验中，总体考察时间应涵盖所预期的有效期，中间取样点的设置要考虑药品的稳定特性和剂型特点。对某些环境因素敏感的药品，应适当增加考察时间点。

(4)考察项目　一般情况下，考察项目可分为物理、化学和生物学等几个方面。

稳定性研究的考察项目(或指标)应根据所含成分和/或制剂特性、质量要求设置，应选择在药品保存期间易于变化，可能会影响到药品的质量、安全性和有效性的项目，以便客观、全面地评价药品的稳定性。一般以质量标准及《中国药典》制剂通则中与稳定性相关的指标为考察项目，必要时，可超出质量标准的范围选择稳定性考察指标。有效成分及其制剂应考察有关物质的变化。有效部位及其制剂应关注其同类成分中各成分的变化。复方制剂应注意考察项目的选择，注意试验中信息量的采集和分析。为了确定药物的稳定性，对同批次不同取样时间点及不同批次样品所含成分的一致性进行比较研究是有意义的。

(5)分析方法　稳定性试验研究应采用专属性强、准确、精密、灵敏的分析方法，并对方法进行验证，以保证稳定性检测结果的可靠性。

一、影响因素试验

影响因素试验是在剧烈条件下探讨药物的稳定性、了解影响其稳定性的因素及所含成分的变化情况，为制剂处方设计、工艺筛选、包装材料和容器的选择、贮存条件的确定、有关物质的控制提供依据，并为加速试验和长期试验应采用的温度和湿度等条件提供参考。

影响因素试验一般包括高温、高湿、强光照射试验。将原料置适宜的容器中(如称量瓶或培养皿)，摊成≤5 mm 厚的薄层，疏松原料药摊成≤10 mm 厚的薄层进行试验。对于固体制剂产品，采用除去内包装的最小制剂单位，分散为单层置适宜的条件下进行。如试验结果不明确，应加试 2 个批号的样品。

1. 高温试验

供试品置密封洁净容器中，在 60℃条件下放置 10 d，于 0、5、10 d 取样检测。与 0 d 比较，若供试品发生显著变化，则在 40℃下同法进行试验。如 60℃无显著变化，则不必进行 40℃试验。

2. 高湿试验

供试品置恒湿设备中，于 25℃、相对湿度(RH)92.5%±5%条件下放置 10 d，在 0、5、10 d 取样检测。检测项目应包括吸湿增重等。若吸湿增重在 5%以上，则应在 25℃、RH 75%±5%下同法进行试验；若吸湿增重在 5%以下，且其他考察项目符合要求，则不再进行此项试验。

恒湿条件可以通过恒温恒湿箱或在密闭容器中放置饱和盐溶液来实现。根据不同的湿度要求，选择 NaCl 饱和溶液(15.5～60℃，RH 75%±1%)或 KNO_3 饱和溶液(25℃，RH 92.5%)。对水性的液体药剂，可不进行此项试验。

3. 强光照射试验

供试品置装有日光灯的光照箱或其他适宜的光照容器内，于照度为 4 500 lx±500 lx 条件下放置 10 d，在 0、5、10 d 取样检测。试验中应注意控制温度，与室温保持一致，并注意观察供试品的外观变化。

此外，根据药物的性质必要时应设计其他试验，探讨 pH、氧及其他条件（如冷冻等）对药物稳定性的影响。

二、加速试验

加速试验是在加速条件下进行的稳定性试验，其目的是在较短的时间内，了解原料或制剂的化学、物理和生物学方面的变化，为制剂设计、质量评价和包装、运输、贮存条件的确定等提供试验依据，并初步预测样品的稳定性。

加速试验一般应在 40℃±2℃、RH 75%±5%条件下进行试验，在试验期间第 0、1、2、3、6 个月末取样检测。若供试品经检测不符合质量标准要求或发生显著变化，则应在中间条件下，即在 30℃±2℃、RH 65%±5%条件下（可用 Na_2CrO_4 饱和溶液，30℃，RH 64.8%）进行试验。

对采用不可透过性包装的液体药剂，如合剂、乳剂、注射液等的稳定性研究中可不要求相对湿度。对采用半通透性容器包装的液体药剂，如多层共挤 PVC 软袋装注射液、塑料瓶装滴眼液、滴鼻液等，加速试验应在 40℃±2℃、RH 20%±5%的条件下进行。

对膏药、胶剂、软膏剂、凝胶剂、眼膏剂、栓剂、气雾剂等制剂可直接采用 30℃±2℃、RH 65%±5%的条件进行试验。

对温度敏感药物（需在 4～8℃冷藏保存）的加速试验可在 25℃±2℃、RH 60%±5%条件下同法进行。需要冷冻保存的药品可不进行加速试验。

三、长期试验

长期试验是在接近药品的实际贮存条件下进行的稳定性试验，为制订药物的有效期提供依据。长期试验建议在 25℃±2℃、RH 60%±10%条件下，分别于 0、3、6、9、12、18 个月取样检测，也可在常温条件下进行。对温度特别敏感药物的长期试验可在 6℃±2℃条件下进行试验，取样时间点同上。

四、药品上市后的稳定性考察

药品注册申请单位应在药品获准生产上市后，采用实际生产规模的药品进行留样观察，以考察上市药品的稳定性。留样观察法是将样品置于规定的贮存条件（通常为室温），定期记录和考察有关的稳定性指标，每月考察一次，与 0 月结果比较。根据考察结果，对包装、贮存条件进行进一步的确认或改进，并进一步确定有效期。

五、稳定性研究要求与结果评价

（一）稳定性研究要求

稳定性研究的内容应根据注册申请的分类以及药品的具体情况，围绕稳定性研究的目的

（如确定处方工艺、包装材料、贮存条件和制定有效期），进行设计和开展工作。

1. 新药

对于申报临床研究的新药，应提供符合临床研究要求的稳定性研究资料，一般情况下，应提供至少6个月的长期试验考察资料和6个月的加速试验资料。有效成分及其制剂还需提供影响因素试验资料。对于申请生产的新药，应提供全部已完成的长期试验数据，一般情况下，应包括加速试验6个月和长期试验18个月以上的研究数据，以确定申报注册药品的实际有效期。

2. 仿制药品

仿制药品的注册申请，一般情况下，应提供6个月的加速试验和长期试验资料。有关研究可参考"申请生产已有国家标准（仿制药品）中药、天然药物质量控制研究的指导原则"。

3. 其他

药品在获得上市批准后，可能会因各种原因而申请改变处方组成、制备工艺、规格、包装材料等，原则上应进行相应的稳定性研究，以考察变更后药品的稳定性趋势。必要时应与变更前的稳定性研究资料进行对比，以评价变更的合理性，确认变更后药品的包装、贮存条件和有效期。

以下是部分补充申请及其相应稳定性资料的要求。

（1）改变生产工艺应提供6个月的加速试验及长期试验资料。

（2）变更药品处方中已有药用要求的辅料应提供6个月的加速试验及长期试验资料。

（3）变更药品规格，一般情况下，应提供6个月的加速试验及长期试验资料，并与原规格药品的稳定性资料进行对比。

如果仅为装量规格的改变，不变更处方工艺、包装材料，应进行稳定性分析，酌情进行稳定性研究。一般情况下，有效期可参照原装量规格药品有效期执行。

（4）变更直接接触药品的包装材料或者容器，一般情况下，应提供变更前后两种包装材料或者容器中药品在不同包装条件下的6个月加速试验及长期试验资料，以考察包装材料的改变对药品质量的影响。

（5）对于其他内容的补充申请，如申请进行的变更可能会影响药品质量，并影响药品的稳定性，应提供稳定性研究资料，根据研究结果分析变更对药品稳定性的影响。

（二）稳定性研究结果评价

药品稳定性的评价是对有关试验（如影响因素试验、加速试验、长期试验）的结果进行的系统分析和判断，其相关检测结果不应有明显变化。

1. 贮存条件的确定

新药应综合加速试验和长期试验的结果，同时结合药品在流通过程中可能遇到的情况进行综合分析。选定的贮存条件应按照规范术语描述。仿制药品的贮存条件，应根据所进行的稳定性研究结果，并参考已上市同品种的国家标准确定。

2. 包装材料/容器的确定

一般先根据影响因素试验结果，初步确定包装材料或容器，结合稳定性研究结果，进一步验证采用的包装材料和容器的合理性。

3. 有效期的确定

药品的有效期应根据加速试验和长期试验的结果分析确定。一般情况下，以长期试验的结果为依据，取长期试验中与 0 月数据相比无明显改变的最长时间点为有效期。

复习思考题

1. 中药制剂稳定性研究的意义是什么？
2. 影响中药制剂稳定性的因素及稳定化措施有哪些？
3. 什么是影响因素试验、加速试验、长期试验？其应用如何？

第二十二章

生物药剂学及药物动力学

知识目标

• 理解影响中药制剂生物有效性的因素，药物的体内过程及影响因素，溶出度测定的意义。

• 掌握生物药剂学、药物动力学的含义和研究内容，生物利用度与溶出度的含义。

技能目标

• 明确生物药剂学、药物动力学相关术语。

• 明确生物药剂学、药物动力学的含义和研究内容。

• 明确生物利用度与溶出度的含义。

• 会采取一定的措施来增加中药制剂的有效性。

第一节　生物药剂学

一、生物药剂学的含义

生物药剂学是研究药物及其制剂在体内的吸收、分布、代谢与排泄过程，阐明药物的剂型因素、机体生物因素与药效(包括疗效、副作用和毒性)之间关系的科学，可为正确评价和指导药物制剂的处方设计、生产工艺、质量控制方法以及临床合理用药提供科学依据。

生物药剂学是20世纪60年代迅速发展起来的一门药剂学分支学科。药剂学的主要任务是将已证实有生物活性的物质，制成具有适当剂型的制剂，并将其应用于临床，使生物活性物质在机体内的特定部位呈现一定的生物效应而达到预防、治疗和诊断疾病的作用。所以，长期以来药剂学研究重点放在制剂工艺、经验以及药剂的外观、含量指标和提高生产效率等方面。随着医药科技的发展，人们对药物制剂的质量与疗效有了新的认识，药物制剂的药效不仅与剂型(狭义)、剂量和药物的化学结构有关，同时还受到各种剂型(广义)因素和生物因素的影响，化学等值并不一定生物等效。只有深入研究影响药物制剂疗效的各种因素，以及药物在体内的各种变化过程和变化规律，才能为指导安全合理用药、制剂处方和工艺设计、剂型改进等提供量化控制指标。这样，两门新的药剂学分支学科——生物药剂学与药物动力学迅速发展起来。

生物药剂学所研究的剂型因素，不仅是指片剂、注射剂、软膏剂等狭义的剂型概念，而是广义地包括与剂型有关的各种因素：①药物的理化性质，如盐类、酯类、粒径、晶型、溶出速度等；②药物制剂的处方组成，如所用辅料的性质、用量、配伍、药物的相互作用等；③制剂的工艺过程，如制备方法、工艺条件等；④药物的剂型和给药方法，如片剂、胶囊剂、注射剂等的选用等。

生物因素主要指：①种属与种族差异，如包括人与实验动物之间、不同人种之间以及在一定条件下人群之间的差异；②性别差异；③年龄差异；④遗传差异，即人体内参与代谢的各种酶的活性由遗传因素引起的个体差异；⑤生理与病理条件的差异等。

二、生物药剂学的研究内容

生物药剂学主要研究药物及制剂给药以后，能否在体内吸收进入血液循环，能否及时地分布到某些特定的组织和器官，如何在体内消除(代谢和排泄)，以及各种剂型因素和生物因素对这一体内过程和药效的影响。具体包括以下 3 个方面：

1. 剂型因素与药效关系

研究药物的物理性质、制剂处方、制备工艺、贮存条件及包装与药效的关系。

2. 生物因素与药效关系

研究机体生物因素与药效的关系。

3. 体内过程与药效关系

研究药物在体内的吸收、分布、代谢与排泄等过程的机制对药效的影响，保证制剂有良好的生物利用度和安全性。

第二节　药物的体内过程

药物的体内过程包括吸收、分布、代谢和排泄等过程。药物吸收以后随即在体内发生分布的过程总称为配置；而代谢和排泄过程又称为消除。如果机体的生物因素或药物的剂型因素影响药物在体内的任何一个过程，都会不同程度地影响血药浓度的变化，进而影响药物的疗效。

一、药物的吸收

药物的吸收系指药物自用药部位进入体循环的过程。吸收发生在口腔、胃、小肠、大肠、直肠、肺泡、皮肤、鼻黏膜及眼角膜等部位的上皮细胞膜中，除血管内给药和局部给药以外，药物应用以后通常都要经过吸收才能进入体内，所以药物吸收是产生药效的重要前提。

(一)生物膜的组成与结构

药物从用药部位到达作用部位而产生药效，需要通过具有复杂结构与生理功能的生物膜。生物膜是细胞膜及各种细胞器的亚细胞膜的总称，具有半透膜特性。细胞膜主要由水、类脂、蛋白质和少量的糖类所组成，其中水约占 80%，其他物质约占 20%。

细胞膜的结构，目前一般认为具有类脂双分子层的基本骨架，镶嵌和衬垫有可活动的蛋白质或蛋白微管、微丝，见图 22-1。液晶态的类脂双分子层，即两层以极性部分向外、疏水尾端向内相对排列的磷脂分子，与水分子既呈规则晶形排列，又能与膜呈平行流动，形成对称的膜结构。生物膜上的表面蛋白主要是支撑细胞膜，维持细胞膜的形态及分裂活动；内嵌蛋白则多为载体、受体或酶。内嵌蛋白中常常形成一些含水的微小孔道，称为膜孔，孔径 0.4～1 nm。

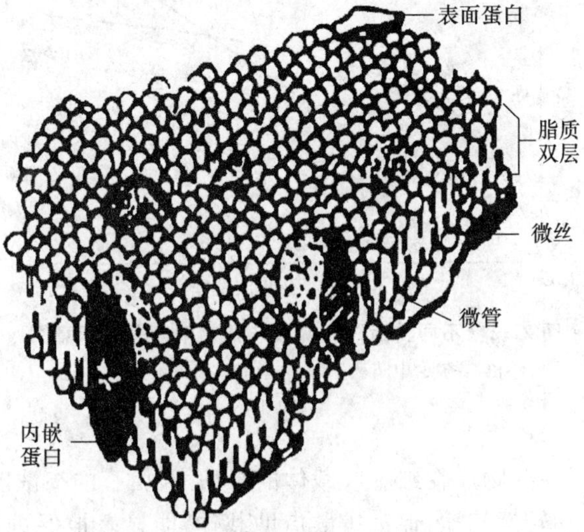

图 22-1　生物膜的流动镶嵌模式

(引自：杨明.中药药剂学.中国中医药出版社，2013)

(二)药物的转运方式

药物的吸收取决于药物的转运，药物的吸收机理实质上就是药物的转运方式。各种药物由于性质不同，通过生物膜转运的方式也不同，主要有以下几种：

1. *被动转运*

又称被动扩散，指存在于生物膜两侧的药物顺浓度梯度转运，即药物由高浓度区向低浓度区转运。大多数药物通过这种方式透过生物膜。口服给药后药物在胃肠液中浓度高，细胞内浓度低，药物透过生物膜进入细胞，又以同样的方式转运到血液中。

被动扩散的特征为：①顺浓度梯度转运；②扩散过程不需要载体，也不消耗生物体的能量；③不受共存类似物的影响，无饱和现象和竞争抑制现象；④转运速度与膜两侧的浓度差成正比，符合一级速度过程。

被动扩散有两条途径：①类脂途径：又称脂溶扩散。脂溶性药物可以溶于液态脂质膜中，较易穿过细胞膜；有机弱酸或弱碱类药物，这一过程受 pH 影响。②膜孔途径：又称膜孔转运。细胞膜上有许多微孔，直径小于膜孔的水溶性分子物质可通过膜孔透过生物膜。

2. 主动转运

一些机体所需物质如 K^+、Na^+、I^-、单糖、L-氨基酸、水溶性维生素等，由于脂溶性小，又不能透过膜孔，其通过生物膜必须借助载体或酶促系统，这一过程称为主动转运。

主动转运的特征为：①逆浓度梯度转运；②需要消耗生物体的能量；③存在与被输送化合物相结合的特异性载体，主动转运药物的速度与载体数量有关，可出现饱和现象，见图 22-2；④具有结构特异性，结构相似的物质常发生竞争抑制现象；⑤具有部位特异性，例如胆酸和维生素 B_2 的主动转运只在小肠上段，而维生素 B_{12} 只在回肠末端吸收；⑥受代谢抑制剂的影响，抑制细胞代谢的物质如三硝基苯酚、氟化物等可以抑制主动转运。

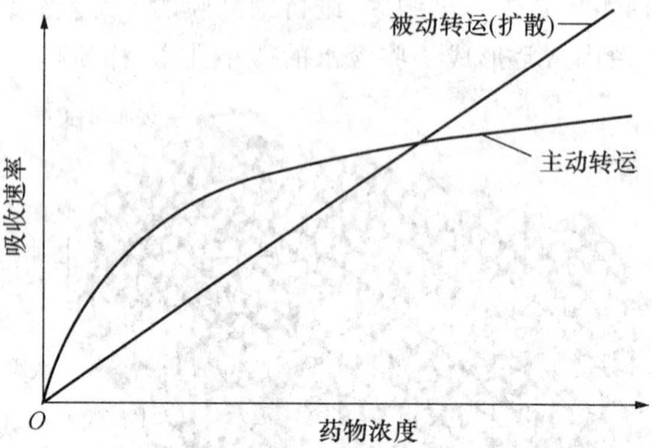

图 22-2　不同转运过程吸收与药物浓度关系示意图

(引自：杨明.中药药剂学.中国中医药出版社，2013)

3. 促进扩散

又称易化扩散，是指一些物质在细胞膜载体的帮助下，由膜的高浓度一侧向低浓度一侧扩散或转运的过程。与被动转运相比，促进扩散借助载体，能显著地促进物质的透入，并具有载体转运的各种特征，有饱和现象；对转运物质有结构和部位的专属性要求；可被结构类似物竞争性抑制。其与主动转运的区别在于：促进扩散不消耗能量，顺浓度梯度转运。

4. 胞饮和吞噬

凡不能通过其他机制转运的高分子物质可通过胞饮(指摄取液体物质)或吞噬(指摄取颗粒状物质)作用而被吸收。由于生物膜具有一定的流动性，细胞膜可以主动变形而将某些物质摄入细胞内或从细胞内释放到细胞外，从而完成转运过程。一些高分子物质如多肽类、蛋白质、脂溶性维生素和重金属等，可以通过这个途径吸收。胞饮或吞噬作用存在“吸收部位特异性”，如蛋白质和脂肪颗粒在小肠下段的吸收最为明显。

另外，还有离子对转运，一些高解离的药物，如季铵盐能与胃肠道中的内源性物质有机阴离子黏蛋白形成电中性的离子对复合物，这种复合物具有一定的脂溶性，可以被动方式转运。

(三)胃肠道给药的吸收

1. 口服药物的吸收

口服药物可以在胃、小肠、大肠 3 个部位产生吸收。

(1)胃的吸收　药物在胃内主要是崩解、分散和溶解。由于胃的表面积小，表面黏膜缺乏绒毛，所以吸收有限。胃的 pH 1～3，对弱酸性药物有较好的吸收。

(2)小肠的吸收　小肠由十二指肠、空肠和回肠组成。小肠内表面有环状皱褶、绒毛和微绒毛，吸收总面积极大。小肠(特别是十二指肠)是口服药物吸收的主要部位，小肠黏膜的表面积达 200 m^2。小肠的 pH 5～7，对弱碱性药物有较好的吸收。药物的吸收以被动转运为主。小肠也是某些药物主动转运的特异部位，也存在其他吸收机理。

(3)大肠的吸收　大肠包括盲肠、结肠和直肠，但由于无绒毛结构，表面积小，故不是口服药物吸收的主要部位，大部分运行至结肠的药物可能是缓释制剂、肠溶制剂或药剂的残余部分。大肠主要吸收水分和无机盐。但直肠下端接近肛门部分，血管丰富，直肠给药大部分不经肝脏而直接进入血液。结肠和直肠往往是定位给药部位，因其蠕动较慢，分泌液又少，所以药物在此处释放后可有较好的浓度梯度。大肠中药物的吸收以被动转运为主，兼有胞饮和吞噬作用。

2. 非口服给药的吸收

(1)注射部位的吸收　注射给药药物的吸收速度较快。静脉注射不存在吸收过程，药效最快；其他的注射部位一般有丰富的血液与淋巴循环，故吸收较快。腹腔注射药物的吸收需经门静脉进入肝脏而产生首过效应。其他部位注射的药物吸收后可直接进入体循环。肌内注射药物以扩散和滤过两种方式转运，吸收速度较快，多数药物吸收程度与静脉注射相当。但难溶性药物的非水溶液、混悬液注射后在局部组织形成贮库，则释药缓慢；皮下与皮内注射药物的吸收速度较肌内注射慢，甚至比口服慢。因此需延长药物作用时间时可采用皮下注射；皮内注射吸收差，一般只用于过敏试验。

(2)口腔黏膜吸收　药物通过口腔黏膜吸收大多属于被动扩散，亲脂性药物吸收速度较快；亲水性药物只能通过亲水性孔道，药物吸收较慢。颊黏膜和舌下黏膜的上皮均未角质化，血流量大，有利于药物吸收，并可绕过肝脏的首过效应。因此许多口服首过效应强或在胃肠道中易降解的药物，如硝酸甘油、甾体激素采用舌下给药，生物利用度显著提高。

(3)其他非口服给药吸收　还有肺部、眼部、直肠、鼻腔黏膜、阴道黏膜及经皮给药等的吸收等。

二、药物的分布

药物的分布是指药物吸收进入血液后，由循环系统送至体内各脏器和组织的过程。药物分布过程通常很快完成。药物在体内分布不均匀，且在血浆和组织器官间达到动态平衡。不同的药物在体内有不同的主要分布组织和器官，这种药物的分布特性不仅与药物的作用速度、强度、持续时间密切相关，还关系到药物在组织的蓄积性、不良反应等安全性问题，对于评价药物制剂的有效性和安全性具有重要意义。

影响药物分布特性的因素比较多，如药物与血浆蛋白结合能力、血液循环与血管通透性、药物与组织的结合与蓄积、血脑屏障及胎盘屏障等都会影响药物的分布。

三、药物的代谢

药物的代谢是指药物在体内各种酶和体液作用下所经历的一系列化学反应而引起的药物化学结构的转变过程，所以又称药物转化。

不同的药物有不同的代谢特性，如通常药物代谢产物的极性比原药物大以利于排泄，而有些则产生极性小的产物；有些药物在体内不代谢或部分代谢，不代谢者仍以原形的形式从尿液排出；有些药物代谢后产物完全失去活性，有些产物失去部分活性，也有些代谢产物活性比原形更强；有些药物本身并无活性，但代谢后产物的活性被激活（如前体药物）；有些药物代谢后产物有明显毒副作用。

影响药物代谢的因素较多，如给药途径、酶抑酶促作用、合并用药、生理因素（性别、个体、疾病、种族、进食）等。

四、药物的排泄

药物的排泄指体内药物以原形或代谢物的形式排出体外的过程。它与药效、药效维持时间及毒副作用有密切关系。药物的排泄途径主要是经肾排泄（多数药物），其次是胆汁排泄，也可由乳汁、唾液、呼吸道、汗液等排泄。

第三节 影响中药制剂生物有效性的因素

药物制剂的疗效不仅与药物的化学结构和剂量有关，同时药物的剂型因素和机体的生物因素对药物疗效的发挥也起着重要作用。

一、药物因素

影响中药制剂生物有效性的药物因素很多，主要有药物的解离度与脂溶性、溶解速度与溶解度、粒径、晶型、稳定性等物理化学性质。

1. 解离度与脂溶性

大多数药物是有机弱酸或弱碱，在溶液中以解离型或离子型和未解离型或分子型混合存在。药物的非解离型脂溶性较高，易透过生物膜，而解离型脂溶性较低，不易透过生物膜。

环境的 pH 或其变化会影响药物的解离状态，解离的程度取决于该药的解离常数（pK_a）和环境的 pH。弱酸性药物在胃中主要以非解离型存在，吸收良好，而弱碱性药物在 pH 较高的小肠中更有利于吸收。小肠表面积极大，即使是弱酸性药物，吸收仍然较好。胃肠道 pH 对两性药物而言，以在等电点时吸收最好。

药物的吸收虽然与其在胃肠液中的总浓度有关，但更主要的还是可吸收药物（非解离型）的浓度，即胃肠道吸收部位的 pH 与药物 pK_a，直接影响药物吸收。

未解离型药物的脂溶性对吸收至关重要。评价药物脂溶性大小的参数是油水分配系数。对弱电解质药物，即使药物以 100％的未解离型存在，但如果脂溶性不强，也达不到好的吸收，只有脂溶性较大的未解离型药物才容易通过生物膜吸收。如果药物的解离常数相同，则它们在胃肠道中的吸收与它们油水分配系数的大小成正比。

2. 溶解速度与溶解度

药物以固体剂型口服，或以混悬液型注射剂注入，或以植入片埋入时，吸收速度往往受吸收部位体液对药物的溶解速度支配。凡影响溶解速度的因素，必定影响吸收速度和药效的开始时间和持续性，即溶解速度为吸收过程的限速因素。

难溶性药物不仅溶解度小，而且溶解过程极缓慢，即溶解速度也小，这是导致难溶性药物吸收困难、影响疗效的主要原因。一般认为，药物溶解度在 1 mg/mL 以下者，它的吸收受溶解度的限制。

3. 粒径

粒子愈小，比表面积就愈大，其溶解速度也愈大，故药物疗效也愈高。因为一般口服药物，需在胃肠液中溶解后，才能被吸收而显效，所以难溶性药物的粉末愈细，其吸收速度愈快，吸收量也愈多。

4. 晶型

同质多晶型药物中有稳定型、亚稳定型和不稳定型 3 类。不同的晶型，其理化性质可能不同，呈现不同的生物利用度。一般稳定型药物熔点高、溶解度小、溶出缓慢，药物生物利用度较低；不稳定型与此相反，但易转化成稳定型；亚稳定型介于两者之间，吸收较好，为有效晶型，也可以转化为稳定型，但速度较慢，药物生物利用度高。非晶型的无定形药物比结晶型药物容易溶解，呈现较好的疗效。

引起晶型转变的因素有：加热、熔融、粉碎与研磨、结晶条件、混悬液中粒子的溶解和结晶的动态变化等，制剂生产时应注意防止亚稳定晶型的转化。

5. 溶剂化物与盐型

药物溶剂化后，溶出速率随之发生改变，一般有机溶剂化物＞无水物＞水合物。难溶性弱酸或弱碱性药物成盐后，由于溶出速度增加，生物利用度提高。

二、剂型因素

1. 药物剂型与给药途径

药物的剂型对药物的吸收及生物利用度有很大的影响。制剂中药物的吸收分为药物从制剂中释放溶出和药物通过生物膜吸收两个过程。前一过程中药物因剂型不同，具有不同的释药性能，可影响到体内药物的吸收和药效；后一过程中因剂型不同，给药部位不同，同样也可影响到体内药物的吸收和药效。因此，不同的药物剂型和给药途径会导致药物的起效时间、作用强度、作用部位、持续时间及副作用等不同。剂型中药物的吸收过程，见图 22-3。

(1)注射液体剂型　各种注射剂剂型中，静脉注射剂没有吸收过程，显效最快。而肌内和皮下注射需经组织吸收而进入体循环，所以显效稍慢。注射部位周围一般有丰富的血液和淋巴循环，且影响因素少，故通常注射给药较口服给药吸收快。药物从制剂中释放的速度是注射给药吸收的限速因素，各种注射剂中药物释放速度一般按以下次序排列：水溶液＞水混悬液＞油溶液＞O/W 乳剂＞W/O 乳剂＞油混悬液。

(2)口服液体剂型　口服水溶液剂中的药物一般吸收快而完全；油溶液口服后，药物需从油相转移到胃肠液(水相)，再经黏膜吸收，故药物从油相向水相的分配过程常成为吸收的限速过程；口服混悬剂的生物利用度仅次于水溶液剂，但比固体制剂的吸收好；口服乳剂有较高的

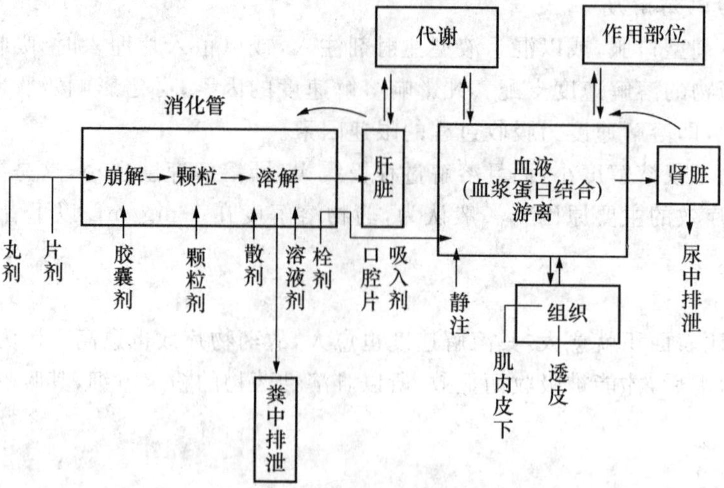

图 22-3 不同剂型制剂中药物的释放与吸收过程示意图

（引自：杨明.中药药剂学.中国中医药出版社，2013）

生物利用度（可能的原因为：分散度好，有表面活性作用，抑制胃肠道蠕动而使滞留时间长，促进胆汁分泌，易通过淋巴系统吸收转运等）。

（3）口服固体剂型 散剂比表面积大，口服后不经崩解过程，较其他固体制剂生物利用度高；颗粒剂及胶囊剂中的颗粒或粉末未经冲压或熔化，口服后也迅速分散于胃肠液中，故药物的释放和溶出快，吸收较好；片剂是生物利用度问题较多的剂型之一，主要原因是药物表面积小，且要经崩解、分散及溶出、溶解等过程，所以其生物利用度较差。

总之，不同给药途径的药物吸收显效由快到慢的顺序通常为：静脉＞吸入＞肌内＞皮下＞舌下或直肠＞口服＞皮肤。常用的口服剂型的吸收顺序通常为：溶液剂＞混悬剂、乳剂＞散剂＞颗粒剂＞胶囊剂＞片剂＞丸剂。

2. 药用辅料

药用辅料在制剂中应用广泛。研究证实，辅料不仅可以改变药物及制剂的理化性质，而且可直接影响药物释放和吸收进入机体的速度和数量。因此，在制剂处方设计时除了应考虑辅料对制剂物理外观的影响外，更重要的是如何选择适当的辅料使药物制剂更好地发挥临床疗效。药物制剂中，辅料与主药，或辅料与辅料，甚至辅料与机体之间都可能产生相互作用而影响药物的体内过程。曾报道的苯妥英钠中毒事件，就是因为将填充剂从原来的硫酸钙改为乳糖，药物吸收增加而引起的。

辅料对药物制剂会产生不同的作用，如溶液剂或混悬液型液体药剂常加入一些高分子物质增加分散介质的黏度，延缓药物的吸收，而具有长效作用；表面活性剂能溶解生物膜的类脂物质，改变其通透性或降低药物与生物膜间的表面张力，可增加药物吸收；亲水性辅料如淀粉、乳糖、阿拉伯胶、羟丙纤维素等可提高疏水性药物的亲水性，加速溶出；另外许多新的制剂工艺技术和药物剂型，如固体分散技术、β-环糊精包合技术、缓控释制剂等，也和药用辅料的应用密切相关。

3. 制剂工艺技术

制剂工艺是指中药经加工制成制剂的过程。不同的制备工艺可能对制剂的疗效产生很大影响，如中药的提取工艺，采用不同的提取方法和溶剂，其有效成分的提取数量和种类可能不同，从而影响制剂的质量和疗效。如制剂新技术的应用，将难溶性药物利用超微粉化技术，可以有效地减小粉粒的粒径，加快药物的溶出；将难溶性药物用水溶性载体材料制成固体分散体，可以大大提高其溶出速度和生物利用度。适当的制剂工艺技术不仅可以有效地提高药物的疗效，而且也可降低药物的毒副作用，如将汉防己甲素制成脂质体后可减轻其原有的细胞毒性。

三、机体的生物因素

1. 药物的肝脏首过效应

胃肠道吸收的药物经肝门静脉进入肝脏，继而进入体循环的过程中，有部分药物在肝内受到生物转化，这种在药物进入体循环前因肝脏摄取而代谢(发生降解或失活)，或经胆汁排泄使进入体循环，原型药物量减少的现象称为肝脏的首过效应，或称首关效应、第一关卡效应等。它是影响药物体内过程，引起疗效降低的一个重要原因。首过效应愈大，药物被代谢愈多，其血药浓度也愈低，药效受到明显的影响。腹腔注射给药也同样受到肝脏首过效应的影响。

为避免首过效应，常采用静脉、皮下、肌内、舌下、直肠下部给药或经皮给药。这些给药途径，药物吸收不经过肝脏，直接进入体循环，可减少因首过效应的损失。

2. 用药部位的生理状态

临床口服用药的方式最为常见。口服给药经历的吸收过程最复杂，除首过效应外，给药部位的生理状态如胃肠道 pH、胃排空速率与胃排空时间、小肠运动等对药物吸收、发挥疗效均有影响。

(1)胃肠道 pH　消化管道不同部位和不同生理状态下其 pH 有所不同，如一般胃液 pH 1～3，十二指肠 pH 4～5，空肠 pH 5～7，回肠 pH 7 左右，大肠 pH 7～8；纯胃液 pH 小于 1，空腹时 pH 1.2～1.8，食后 pH 3～5。胃肠道 pH 可影响弱电解质药物的吸收，影响胃液分泌或中和胃酸的药物，可引起 pH 变化而影响药物吸收。因此，胃中弱酸性药物容易吸收，小肠中弱碱性药物容易吸收，大肠只对极少数经胃和小肠吸收不完全的药物才呈现有限的吸收。

(2)胃排空速率与时间　胃内容物从胃、经幽门向小肠排出的过程称胃的排空。胃内容物排空所需的时间称胃排空时间。胃排空的时间长短(快慢)用胃排空速率表示。药物制剂的显效时间、药效强度及维持时间均与胃排空速率和胃排空时间关系密切。

多数药物需要在小肠内有最大吸收速度，对于需立即发挥作用的药物或在胃中不稳定的药物、肠溶制剂等，需要加快胃排空速率以提高对药物的吸收。服药时同饮大量的水，可促进胃排空，但一些仅在十二指肠吸收的药物，若胃排空速率过快则不利于吸收。

胃排空速率还受胃内容物数量、黏度、质地、化学性质以及睡姿、病理状态、服用药物等影响。

(3)胃肠道蠕动　胃蠕动可使食物与药物充分混合，促进崩解和溶出，使与胃黏膜充分接触，有利于弱酸性药物的吸收，并将胃内容物向十二指肠方向推进。肠蠕动可促进固体制剂进一步崩解和溶出，促进药物与肠黏膜充分接触，有利于药物的吸收。肠的蠕动可决定肠内容物的停留时间。因此，药物吸收的完全与否同肠的蠕动有关。肠的蠕动性愈大，药物滞留时间愈短，制剂中药物溶出及吸收的时间就愈短。肠的蠕动性对缓释制剂及肠溶制剂尤为重要。胃肠道蠕动的快慢直接影响药物的吸收过程。若蠕动过快，药物迅速通过胃肠道，减少或失去被吸收的机会；但蠕动过慢，药物在胃肠道停留时间过久，被充分吸收，一些药物可能引起毒性反应。

(4)血液循环与淋巴循环　循环系统包括血液循环与淋巴循环。由消化道吸收的药物经循环系统转运至身体各部位，循环途径和流量的大小对药物的吸收产生影响。由消化道吸收的药物经肝脏代谢，药物的肝首过效应越大，药效受到的影响也越大。在胃内吸收的药物，血流量可影响药物的吸收速度，饮酒可加快胃黏膜的血液流速，吸收量明显增加。小肠有较为充足的血流量，对药物的吸收保持较稳定的状态。

淋巴液的流速比血流慢得多，因此药物的淋巴系统转运一般可忽略。但由于淋巴管与静脉相连，因此经淋巴系统吸收的药物不受肝脏首过作用的影响，故淋巴循环对受肝脏首过效应影响较大的药物及一些大分子的抗癌药的吸收起重要作用。

(5)饮食　消化道食物可能延缓固体制剂的崩解与药物的溶出，使吸收变慢。一些药物由于与食物共存，延长了在消化道的停留时间，尚能提高吸收率。一般空腹服药比饱腹服药的生物利用度高。有些食物(如脂肪类)能促进胆汁分泌，提高难溶性药物的吸收。

(6)胃肠分泌物　胃肠内壁存在的大量消化酶、胰酶、胆酸盐、黏蛋白等分泌物，会影响某些药物的吸收。胃蛋白酶、胰酶等可以消化食物，也能分解多肽及蛋白质类药物，故多肽及蛋白质类药物口服易分解失效；胃肠道黏膜表面的黏蛋白，具有保护胃黏膜的作用，有利于药物的吸附吸收，但也可与一些抗胆碱药物、季铵盐药物结合，使之吸收不完全或不能吸收；胆汁中的胆酸盐对一些难溶性药物起增溶作用，有利于吸收，但也能与一些药物生成难溶性盐而影响吸收，还可使一些药物失效。

第四节　药物动力学

一、药物动力学的含义

药物动力学是研究体内药物浓度随时间变化规律的一门科学。它采用化学动力学的基本原理和数学分析手段，阐明药物在体内随时间变化的规律，并建立反映这种变化的数学模型，求算相应的药物动力学参数。简单地说就是关于药物体内过程的量时动态变化规律的一门科学，又称为“药动学”、“药物代谢动力学”、“药代动力学”等。

药物动力学与分析化学、数学分析、化学动力学有着密切关系，其理论与成果已渗透并影响到临床药学、生物化学、生物药剂学、药物制剂学等多学科领域的发展，对指导新药设计，改进剂型，提供高效、速效、长效、低毒的药物制剂具有重大的实用价值。

在药物动力学的研究实践中，发现多数药物的血清药物浓度与药理作用强度之间呈平行关系。相同的血药浓度在不同种属动物中得出的药理反应极为相似，如苯妥英钠对于大多数患者抗惊厥和抗心律失常的有效血药浓度在10～20 μg/mL之间。所以，给药后进行血中药物浓度的测定或给药后测定尿液或唾液中的药物浓度，以了解体内药物的动力学规律，对于进一步了解各种剂型及制剂使用后的药理效应极为重要。

二、药物动力学的研究内容

药物动力学致力于探讨药物在体内的经时变化过程，并提出这种变化过程的数学模型。其主要研究内容如下：

1. 建立药物动力学模型

选用恰当的数学方法，解析处理实验数据，找出药物量(或浓度)与时间之间的函数关系，测算动力学参数。

2. 研究制剂的生物利用度

用于定量解释和比较制剂的内在质量。

3. 应用药物动力学参数设计给药方案

确定给药剂量、给药时间间隔及个体化给药方案等，达到最有效的治疗作用，为临床药学工作提供科学依据。

4. 研究药物体外的动力学特征(如溶出度等)与体内动力学特征的关系

寻找比较便捷的体外测定方法以合理地反映药物制剂的体内特征。

5. 指导与评估药物制剂的设计与生产

为改进药物剂型，研究新产品如缓释、控释制剂等提供理论依据。

6. 探讨药物化学结构与药物动力学特征之间的关系

指导药物化学结构改造，定向寻找高效低毒的新药。

三、药物动力学与生物药剂学的关系

生物药剂学是药物动力学与药剂学结合的产物，药物动力学是生物药剂学的理论基础和重要手段。生物药剂学要阐明药物的剂型因素、生物因素与药效之间的关系，就必须借助药物动力学的手段来了解药物在体内的变化规律。二者均是为正确评价药物制剂的质量、设计合理的剂型、制剂处方与工艺及临床合理应用等提供科学依据的学科。

四、药物动力学常见的基本概念

(一)隔室模型

药物进入体内后，各部位的药物浓度始终在不断变化，这种变化虽然复杂，但仍服从一定的规律。药物动力学中用隔室模型(或房室模型)来模拟机体系统。根据药物的体内过程和分布速度的差异，将机体划分为若干“隔室”或称“房室”。在同一动力学模型隔室内，各部分的药物均处于动态平衡。最简单的是一房室模型或称单室模型，较复杂的有双室模型和多室模型。

1. 单室模型

药物进入体内以后，能迅速分布到机体各部位，在血浆、组织与体液之间处于一个动态平衡的“均一”状态，这时，可把整个机体作为一个隔室，这种模型称为单室模型。单室模型并不意味着身体各组织在任意时刻的药物浓度都一样，但要求各组织药物水平随血浆药物浓度的变化平行地发生变化。

2. 双室模型

药物进入体内以后，能很快进入机体的某些部位，但对其他部位，则需要一段时间才能完成分布。这样按药物的转运速度将机体划分为药物分布均匀程度不同的两个独立系统，即双室模型。在双室模型中，一般将血液及血流丰富、药物能够瞬时分布的组织器官，如心、肝、脾、肺、肾等划分为一个“隔室”，称为中央室；将血液供应较少、药物分布缓慢的组织器官，如骨骼、脂肪、肌肉等划分为另一个“隔室”，称为周边室或外室。

若上述外室中又有一部分组织、器官或细胞内药物的分布特别慢，还可以从外室划分出第三隔室。分布稍快的称为浅外室，分布慢的称为深外室，由此形成多室模型。

隔室的划分具有相对性，仅是从药物分布的速度与完成分布所需要的时间来划分的，不具解剖学的实体意义。隔室的划分应具有客观性和科学性，不可随臆测而划分。

（二）药物转运的速度过程

药物进入体内以后，体内的药物量或药物浓度将随着时间的推移不断发生变化，研究这种变化规律就涉及速度过程。在药物动力学研究中，通常将药物体内转运过程分为如下三种类型。

1. 一级速度过程

如果药物在体内某部位的转运速度与该部位的药量或血药浓度的一次方成正比，就称为一级速度过程，即一级动力学过程，或称线性动力学过程。多数药物在常用剂量时，其体内的各个过程多为一级速度过程，或近似为一级速度过程。

一级速度过程的特点：①半衰期与剂量无关；②单剂量给药的血药浓度-时间曲线下面积与剂量成正比；③一次给药情况下，尿药排泄量与剂量成正比。

2. 零级速度过程

如果药物的转运速度在任何时间都是恒定的，与浓度无关，这种速度过程就称为零级速度过程，或称零级动力学过程。通常恒速静脉滴注的给药速度，以及控释制剂中药物的释放速度为零级速度过程。

以零级动力学过程消除的药物，其生物半衰期随剂量的增加而增加。

3. 受酶活力限制的速度过程或非线性速度过程

当药物浓度较高而出现酶活力饱和时的速度过程，称为受酶活力限制的速度过程，或称非线性速度过程。

通常符合这种速度过程的药物在高浓度时表现为零级速度过程，而在低浓度时是一级速度过程。其原因有以下两个方面：一是药物的代谢酶被饱和；二是与主动转运有关的药物跨膜转运载体被饱和。所以，非线性速度过程的产生多与药物剂量有关。

（三）生物半衰期

生物半衰期是指体内药量或血药浓度消除一半所需的时间，又称消除半衰期，用 $t_{1/2}$ 表示，单位用 d、h 或 min。生物半衰期是衡量药物体内消除速度快慢的重要指标。药物的生物半衰期长，表示药物在体内消除慢、滞留时间长。药物生物半衰期除与药物性质有关以外，还与机体消除器官的功能有关。通常，同一种药物对于正常机体的生物半衰期相对稳定，故生物半衰期的改变，可反映出机体对药物消除功能的生理变化。如肝肾功能低下者会表现药物的生物半衰期延长。

(四)表观分布容积

表观分布容积是体内药量与血药浓度间相互关系的一个比例常数，用 V 表示，单位用“L”或“L/kg”。表观分布容积是设想的，不具有解剖学和生理学意义，仅仅表示体内药量按血药浓度均匀分布时所需要体液的容积。其数值的大小反映该药的分布特性：一般水溶性或极性大的药物不易进入细胞内或脂肪组织中，血药浓度较高，表观分布容积较小；而亲脂性药物通常在血液中的浓度较低，表观分布容积则较大，往往超过体液总体积。

(五)清除率

清除率也称体内总清除率，是指单位时间内从体内消除的含药血浆体积或单位时间从体内消除的药物表观分布容积。用“Cl”表示，单位为：体积/时间(mL/min)。清除率表示从血液或血浆中清除药物的速度或效率，并不表示被清除的药物量。一定时间所清除的药物量等于清除率与血药浓度的乘积。药物的总清除率等于肝清除率与肾清除率之和。

第五节　中药制剂生物有效性评价

评价中药制剂生物有效性的体内量化指标是生物利用度，体外量化指标是溶出度。若经过试验证明二者之间有良好的相关性，则可以用体外量化指标溶出度指示体内生物利用度。

一、生物利用度

(一)生物利用度的含义

生物利用度系指药物被吸收进入血液循环的程度和速度。它是衡量制剂疗效差异的重要指标。药物制剂的生物利用度包括两方面的内容：生物利用程度和生物利用速度。

1. 生物利用程度(EBA)

系指试验制剂与参比制剂药物吸收总量的比值，用以衡量药物吸收程度的大小。可通过血药浓度-时间曲线下的面积或尿液中排泄药物的总量来表示。试验制剂与参比制剂的血药浓度-时间曲线下面积的比率称为相对生物利用度；当参比制剂是静脉注射剂时，得到的比率则为绝对生物利用度。

2. 生物利用速度(RBA)

系指试验制剂与参比制剂药物吸收速度的比值，用以衡量药物进入体循环的快慢。通常用血药浓度达峰时间来表示制剂吸收速度的快慢，亦可用吸收速度常数 K_a 或吸收半衰期来衡量药物吸收速度的快慢。

(二)生物利用度的基本参数

在描述血药浓度-时间曲线时,有三项参数对评价制剂生物利用度具有重要意义。

1. 峰浓度(C_{max})

又称峰值,是指血管外给药后,体内所能达到的最高血药浓度。峰浓度是与治疗效果和毒性水平有关的参数。

2. 达峰时间(t_{max})

又称峰时,是指血药浓度达到峰值的时间。达峰时间是反映药物起效速度的参数,用以表示药物的吸收速度。

3. 血药浓度-时间曲线下面积(AUC)

血药浓度-时间曲线下面积与药物的吸收总量成正比,是代表药物吸收程度的参数。

(三)生物利用度与临床疗效的关系

生物利用度是新药研究的一项重要内容,生物利用度可相对地反映出同种药物的不同制剂(包括不同剂型及不同厂家生产的同种剂型)为机体吸收的水平,以衡量制剂内在质量。药物的吸收受多种因素影响,如药物粒径、晶型、辅料、制备工艺等。用物理及化学方法测定制剂的药物含量,只能反映化学的等效性;而测定生物体内的血药浓度,则表示了药物被吸收的量,也表明了量的变化,是更为可靠的参数。

制剂的生物利用度,应该用三个参数 C_{max}、t_{max}、AUC 全面评价。药物的疗效不仅与药物吸收的程度有关,也与药物的吸收速度有关。若 C_{max} 低于有效治疗浓度,则达不到治疗效果,若 C_{max} 超过最小中毒浓度,则会导致中毒。如果一种药物的吸收速度太慢,在体内不能产生足够高的治疗浓度,即使药物全部被吸收,也达不到治疗效果。图 22-4 中,3 种制剂 A、B、C 具有相同的 AUC,即生物利用的程度相同。但制剂 A 吸收快,峰时小,峰值大,已超过最小中毒浓度,因此在临床上可能会出现中毒反应。制剂 B 峰值比制剂 A 小,血药浓度较长时间处在最小中毒浓度与最小有效浓度之间,可得到较好的疗效。制剂 C 的血药浓度一直在最小有效浓度以下,处于可能无效的状态。

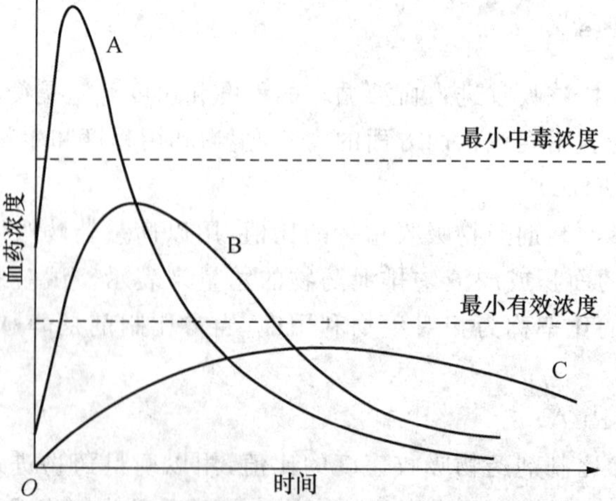

图 22-4 3 种制剂血药浓度-时间曲线比较

(引自:杨明.中药药剂学.中国中医药出版社,2013)

生物利用度的测定是一项系统工程，故只能对重点药物进行生物利用度试验。一般应做生物利用度测定的药物为用于预防、治疗严重疾病的药物，特别是治疗剂量与中毒剂量很接近的药物；剂量-反应曲线陡峭或具不良反应的药物；溶解度小或溶解速度缓慢的药物；在胃肠道中成为不溶性的药物或有特定吸收部位的药物；溶解速度受粒子大小、多晶型等影响的药物制剂；所用辅料能改变主药特性的药物制剂。

(四)生物利用度的测定方法

药物制剂的生物利用度研究通常采用的方法有血药浓度法和尿药浓度法。在测定血药浓度或尿药浓度有困难时，可采用药理效应法，或用血或尿中药物代谢物数据估算。

二、溶出度

溶出度系指活性药物从片剂、胶囊剂或颗粒剂等制剂在规定条件下溶出的速率与程度。溶出度是评价药物制剂内在质量的指标，是一种模拟口服固体制剂在胃肠道中崩解和溶出的体外试验法，凡检查溶出度的制剂，不再进行崩解时限的检查。

(一)需测定溶出度的药物

1. 生物利用度可能存在问题的制剂

包括主药成分不易从制剂中释放；久贮后变为难溶物；在消化液中溶解缓慢；与其他成分共存易发生化学变化等。

2. 可能会产生明显不良反应的制剂

包括药理作用强烈、治疗指数窄、安全系数小；溶出速度过快、吸收迅速，口服后血中药物浓度骤然升高等。

(二)溶出度测定的目的

溶出度测定的目的如下：①研究中药制剂制备工艺过程(包括中药前处理过程)和制备工艺技术对药物溶出度的影响；②研究中药制剂中的辅料和制剂配方对药物溶出度的影响；③研究不同晶型、不同颗粒大小的药物与溶出度关系；④寻找中药制剂在临床上无效或疗效不理想的原因；⑤比较药物不同口服剂型的溶出度，作为选择或改变药物剂型的依据；⑥比较药物或中药有效成分的各种酯类、盐类的溶出度；⑦探索药物制剂体外溶出度与体内生物利用度的相关关系，建立药物制剂质量控制的指标。

(三)溶出度测定的方法

溶出度测定应在与体内溶出条件相似的情况下进行，如模拟胃肠的蠕动，在恒温动态条件下测定，保持较大的浓度差等，以保证药物的连续溶出。可采用多种测定方法，如《中国药典》二部规定采用第一法(篮法)、第二法(桨法)、第三法(小杯法)测定溶出度。

三、溶出度与生物利用度的相关关系

确定溶出度与生物利用度相关关系的主要目的是将体外溶出度作为体内生物利用度研究

的替代性试验。二者之间的相关关系确定后，即可用体外溶出参数指示制剂体内生物利用度特性。同样，也可以用于筛选制剂处方和制备工艺，保证制剂产品体内外性能的一致性。

（一）体内外相关性

研究表明，某些固体制剂的溶出度与生物利用度之间存在良好的相关性，有些则无相关关系。固体制剂口服后经历药物自制剂中释放和药物吸收入血液循环两个阶段，若前一阶段进程缓慢，则制剂的生物利用度与体外溶出度可能有较好的相关关系；若后一阶段缓慢，则相关关系不大。因此速释药物的生物利用度与溶出度数据并不呈现相关性，只有药物的溶出速度等于或低于药物在体内的吸收速度，溶出速度成为限速因素时，二者间才呈现一定的相关性。

研究中药制剂的生物利用度参数与溶出度参数相关关系，建立一个简便、可靠的体外溶出度的试验方法，以便较准确地预测中药制剂的生物利用度，已成为中药制剂质量控制的重要内容之一。

（二）相关数据处理法

一般常用的体内外相关性的确定与数据处理方法有两种：

1. 单点相关关系的确定

某一溶出时间点如 $t_{0.5}$（药物溶出 50%需要的时间）与某一药动学参数 C_{max}（最大血药浓度）的相关关系。

2. 整个体外溶出曲线与整个体内吸收曲线间相关关系的确定

这种相关关系是最高水平的相关关系。当缓释制剂体外溶出速率与试验条件（如 pH、搅拌等）无关时，即可能存在这种相关关系。

复习思考题

1. 简述生物药剂学和药物动力学的含义及研究内容。
2. 试述影响中药制剂生物有效性的因素。
3. 隔室模型、药物转运的速度过程、生物半衰期、表观分布容积、清除率的含义是什么？
4. 生物利用度与溶出度的含义是什么？溶出度的测定方法有哪些？

第十篇

技能训练篇

实训指导

中药制剂技术实训指导是指导学生训练基本技能的文件，力求以实用、够用为主，突出中药制剂技术的职业技能特点，引入现代实训技术和手段，以达到培养中药领域应用技术型人才的目的。

本实训指导共编写17个实训，既有常规剂型，如丸剂、散剂、颗粒剂、片剂、栓剂、软膏剂的制备，又有新技术如包合技术、微囊技术、脂质体的应用，还有参观中药生产企业的内容，以期达到提高学生的动手能力、巩固理论知识和培养学生科学创新性思维的目的，体现了科学性、时代性和适用性。

本实训指导中入选品种大多为《中国药典》、局部颁药品标准中收载的典型品种。每个品种实训项下均列有【处方】、【制法】、【功能与主治】、【用法与用量】等项目，且将制法按工艺流程分解，并附有注解和复习思考题，对开拓学生思路、加深对实训内容的理解大有裨益。

本实训指导力求选用最新研究资料，密切联系教学、生产、科研和临床实际，适用于中药类相关专业学生的实践教学。为保证实训正常进行，培养学生优良的实训作风，确保取得实训教学的预期目标和理想效果，应注意以下几点：

一、明确实训目的和实训原理，以及操作注意事项，对处方中原辅料的性质和作用、操作流程、制备关键等做到心中有数，合理安排实训时间。

二、遵守实训规则，重视课前预习，遵守实训纪律，做到不迟到、不早退。实训时保持安静，不进行与实训无关的活动，严禁吸烟、吃零食、玩手机等。严格按实训指导认真独立操作，做到严肃认真。注意安全卫生，爱护公共财物，注意节约用水、电、气、药品、材料，按时完成实训报告。实训报告既是实训者对特定条件下实训内容的书面概括，又是对实训原理、现象和结果的分析和总结；既是考查学生分析、总结、综合概括实训资料能力和文字表达能力的重要内容，又是评定实训成绩的主要依据，也是完成实训的最后环节。实训报告要求认真填写，做到格式规范、内容真实、数据可靠、结论正确，文字务求简练、工整。

实训一　浸出制剂的制备技术

一、实训目的

(1)掌握合剂、煎膏剂(膏滋)、酊剂的制备技术及操作要点。

(2)掌握浸渍法、煎煮法等浸出方法的操作要点及操作注意事项。

(3)了解相对密度的测定方法。

二、实训原理

(1)合剂系指饮片用水或其他溶剂,采用适宜方法提取制成的口服液体药剂(单剂量灌装者也可称“口服液”)。

合剂生产工艺流程:

浸提→纯化→浓缩→配制→灌装→灭菌→质量检查→包装

(2)煎膏剂系指饮片用水煎煮,取煎煮液浓缩,加炼蜜或糖(或转化糖)制成的半流体制剂。

煎膏剂生产工艺流程:

煎煮→浓缩→配制→浓缩收膏→灌装→质量检查→包装

(3)酊剂系指饮片用规定浓度的乙醇提取或溶解而制成的澄清液体药剂,也可用流浸膏稀释制成。

酊剂可用冷浸渍法、渗漉法、溶解法、稀释法制备,也可用超声波法制备。

三、实训内容

(一)益母草口服液

【处方】益母草 50 g,糖精钠 0.04 g,纯化水适量,95%乙醇适量。

【制法】

1. 提取、纯化

取益母草 50 g,加水煎煮 3 次,第一次加水 10 倍量煎煮 2 h,第二、第三次加水 8 倍量分别煎煮 1.5 h、1 h,滤过,合并滤液,浓缩至约 50 mL,冷却,加等量的 95%乙醇,搅匀,静置 24 h,滤过,滤液减压回收乙醇并浓缩至稠膏状,加水稀释至 90 mL,冷藏 24 h,滤过,滤液备用。

2. 配制、滤过、灌装、灭菌

取上述滤液加糖精钠 0.04 g,使溶解,加纯化水调整总量至 100 mL,搅匀,滤过,按每支装 10 mL 灌装,121℃ 30 min 热压灭菌,即得。

【性状】本品为棕红色的澄清液体;味甜、微苦。

【功能与主治】活血调经。用于血瘀所致的月经不调、产后恶露不绝，症见经水量少、淋漓不净、产后出血时间过长；产后子宫复旧不全见上述证候者。

【用法与用量】口服。一次 10～20 mL，一日 3 次；或遵医嘱。

【注意】孕妇禁用。

【规格】每支装 10 mL

【贮藏】密封。

【注解】本品为口服液，用煎煮法提取，用乙醇纯化，按热处理冷藏法进一步沉淀，糖精钠为矫味剂。

(二)益母草膏

【处方】益母草 100 g，红糖适量，纯化水适量。

【制法】

1. 煎煮、浓缩

取益母草 100 g，切碎，加水煎煮两次，第一次加水 10 倍量、第二次加水 8 倍量，每次煎煮 2 h，合并煎液，滤过，滤液浓缩成相对密度为 1.21～1.25(80℃)的清膏，备用。

2. 配制、浓缩收膏、分装

取上述清膏，每 10 g 清膏加红糖 20 g，加热溶化，混匀，浓缩至相对密度为 1.10～1.12(按“四、相对密度测定法”测定，应不低于 1.36)，按每瓶装 125 g 或 250 g 分装，即得。

【性状】本品为棕黑色稠厚的半流体；气微，味苦、甜。

【功能与主治】同“益母草口服液”。

【用法与用量】口服。一次 10 g，一日 1～2 次。

【注意】孕妇禁用。

【规格】每瓶装 125 g 或 250 g

【贮藏】密封。

【注解】

(1)本品为煎膏剂，处方中的糖采用红糖，应用红糖有益气补中、健脾暖胃、化食解痛之功，又有活血化瘀之效。

(2)浓缩收膏时应不断搅拌，防止焦煳。本品的相对密度用比重瓶法测定；经验判断方法为用棍棒趁热蘸取膏液滴于滤纸上，药滴周围不现水迹为度。

(3)煎膏剂应无糖的结晶析出。煎膏浓缩过程保证糖的转化，防止出现“返砂”现象。

(4)煎膏剂分装时应待煎膏充分冷却后再装入洁净、干燥、无菌的大口容器中，然后加盖。切忌未放至室温即分装加盖，以免水蒸气冷凝流入煎膏中，久贮后易使煎膏剂产生霉变现象。

(三)橙皮酊

【处方】橙皮(粗粉)10 g，60％乙醇适量。

【制法】

1. 浸渍、过滤

取干燥橙皮粗粉 10 g，置具塞广口瓶或三角烧瓶中，加 60％乙醇约 110 mL，密盖，冷浸 3～5 d，倾取上清液，滤过，压榨残渣，压出液与滤液合并，滤过。

2. 配制、分装

取上述滤液用60%乙醇加至100 mL,分装,即得。

【功能与主治】芳香健胃。为芳香性苦补健胃药。

【用法与用量】口服。一次2~5 mL,一日6~15 mL。

【贮藏】遮光,密封,置阴凉处。

【注解】

(1)新鲜橙皮与干燥橙皮的挥发油含量相差较大,本品所用原料以干燥橙皮为宜,如用鲜橙皮为原料,投料量可酌情增加,乙醇浓度可增加至70%,以保证有效成分的浸出。

(2)用60%乙醇足以使其中的挥发油全部浸出,乙醇浓度不宜过高,以防止橙皮中的苦味质与树脂等杂质过多地被浸出。

(3)浸渍时,应注意适宜的温度并时加振摇,以利于有效成分的浸出。

(4)目前可采用超声波提取法替代冷浸渍法,即称取干燥橙皮粗粉10 g,置广口瓶中,加60%乙醇约110 mL,密盖,置超声仪(工作频率为25.5~36.5 kHz,输出功率不少于250 W)的清洗槽内水中(保持水循环,避免超声过程中的水温升高)超声1 h。

(5)本品含乙醇量应为48%~58%。

四、相对密度测定法

相对密度系指相同的温度、压力条件下,某物质的密度与水的密度之比。除另有规定外,温度为20℃。

液体药品的相对密度,一般用比重瓶法测定。除另有规定外,取供试品适量,精密称定,加水约2倍,精密称定,混匀,作为供试品溶液。取洁净、干燥并精密称定重量的比重瓶,装满供试品溶液(温度应低于20℃)后,插入中心有毛细孔的瓶塞,用滤纸将从塞孔溢出的液体擦干,置20℃的恒温水浴中,放置若干分钟,随着供试液温度的上升,过多的液体不断从塞孔溢出,随时用滤纸将瓶塞顶端擦干,待液体不再由塞孔溢出,迅即将比重瓶自水浴中取出,再用滤纸将比重瓶的外面擦净,精密称定,减去比重瓶的重量,求得供试品溶液的重量后,将供试品溶液倾去,洗净比重瓶,装满新沸过的冷水,再照上法测得同一温度下水的重量,按下式计算,即得。

$$\text{供试品的相对密度}=\frac{W_1-W_1\times f}{W_2-W_1\times f}$$

$$f=\frac{\text{加入供试品中的水重量}}{\text{供试品重量}+\text{加入供试品中的水重量}}$$

式中:W_1为比重瓶内供试品溶液的重量,g;W_2为比重瓶内水的重量,g。

【注意事项】

(1)比重瓶必须洁净、干燥(所附温度计不能采用加温干燥)。操作顺序为先称量空比重瓶重,再装供试品溶液称重,最后装水称重。

(2)装过供试品溶液的比重瓶必须冲洗干净,再依法测定水重。

(3)供试品溶液及水装瓶时,应小心沿壁倒入比重瓶内,避免产生气泡;如有气泡,应稍放置待气泡消失后再调温称重。

(4)将比重瓶从水浴中取出时,应用手指拿住瓶颈,而不能拿瓶肚,以免液体因手温影响体积膨胀外溢。

(5)当室温高于20℃或各药品项下规定的温度时，必须设法调节环境温度至略低于规定的温度。

五、复习思考题

(1)口服液与合剂有何区别?

(2)制备煎膏剂为何要炼糖?如何判断收膏的程度?

(3)制备煎膏剂的过程中应注意哪些问题?如何防止煎膏剂出现“返砂”现象?

实训二　液体药剂的制备技术

一、实训目的

(1)掌握各类液体药剂的制备技术及操作要点。

(2)熟悉制备液体药剂常用的称量、量取等器具的正确使用方法。

(3)了解增加药物溶解度的方法。

二、实训原理

(1)真溶液型液体药剂系指药物以小分子或离子状态分散在溶剂中，并且分散相质点小于1 nm的澄明液体药剂。

真溶液型液体药剂的制法有溶解法、稀释法、水蒸气蒸馏法等，以溶解法应用最多。

溶解法生产工艺流程：

药物的称量→溶解→滤过→质量检查→包装

(2)亲水胶体溶液型液体药剂系指一定大小(1～100 nm)的高分子化合物以单分子形式分散于适当的分散介质中制得的均匀液体药剂，具有胶体特有的性质，又称为高分子溶液剂。

亲水胶体的制备，药物溶解要经过溶胀过程，制备时应将药物分次撒布于水面上，使之自然吸水膨胀，然后稍加搅拌或加热使溶解。疏水胶体的制备常用分散法和凝聚法。

(3)乳状液型液体药剂，也称乳剂，系指互不相溶的两种液体混合，其中一种液体以液滴状态分散于另一种液体中形成的非均匀分散体系。乳剂液滴大小一般在0.1～100 μm之间，乳剂一般为乳白色不透明液体，属热力学不稳定体系。

制备乳剂常采用干胶法和湿胶法。干胶法先将胶粉与油混合均匀，加入一定量的水，制成初乳，再加水稀释至全量；湿胶法是将胶粉先溶于水中制成胶浆作为水相，将油相分次加入水相，并边加边研磨使成初乳，再加水稀释至全量。乳剂中的药物，应根据药物的溶解特性采用不同的方法加入。

(4)混悬液型液体药剂,简称混悬剂,系指难溶性固体药物以微粒状态分散于分散介质中形成的非均相分散体系。混悬剂中药物微粒一般在 0.5～10 μm 之间,小者可为 0.1 μm,大者可达 50 μm 或更大。混悬剂属于热力学不稳定的粗分散体系,所用溶剂大多数为水,也可用植物油。

混悬液型液体药剂的制备方法有分散法和凝聚法。分散法制备混悬剂时,亲水性药物可先研至一定的细度,再加液研磨至适宜分散度,最后加入其余的液体至全量,加液研磨时通常取药物 1 份,加 0.4～0.6 份液体分散媒为宜;遇水膨胀的药物配制时不宜采用加液研磨;疏水性药物可加润湿剂研磨,使药物颗粒润湿,再加其他液体研磨,最后加水性分散介质稀释至全量,混匀,即得。

三、实训内容

(一)薄荷水

【处方】薄荷油 0.2 mL,滑石粉 1.5 g,纯化水适量。

【制法】称取精制滑石粉 1.5 g,置干燥乳钵中,将薄荷油 0.2 mL 加到滑石粉上,充分研匀。量取纯化水 95 mL,分次加到乳钵中,先加少量研匀成糊状后,再逐渐加入其余部分的纯化水,每次都要研匀,最后留下少量纯化水。将上述混合液移至具塞玻璃瓶中,用余下的纯化水将乳钵中的滑石粉冲洗入玻璃瓶,加塞用力振摇 10 min,用纯化水湿润过的滤纸反复滤过,直至滤液澄明。再自滤器上添加纯化水至 100 mL,摇匀,即得。

【功能与主治】祛风,矫味。用于胃肠胀气和作矫味剂,或作溶剂。

【用法与用量】口服。一次 10～15 mL,一日 3 次。

【注解】

(1)本品为芳香水剂,因挥发油和挥发性物质在水中的溶解度均很小(约 0.05%),为了增加其溶解度,必须尽可能增加溶质与水的接触面积。因此,一般采用振摇法和分散剂法制备芳香水剂。

(2)常用的固体分散剂有滑石粉、滤纸浆等;液体分散剂有乙醇和聚山梨酯 80 等。制备时加固体分散剂不仅可增加溶质与水的接触面积,且可在滤器上形成滤床,起助滤作用,吸附多余的挥发油及杂质,使溶液澄明。

(3)本品亦可用增溶法制备,即取薄荷油 2 mL,聚山梨酯 80 1.2 g,纯化水加至 100 mL。还可用增溶-复溶剂法制备,即取薄荷油 2 mL,加聚山梨酯 80 2 g,90%乙醇 60 mL,纯化水加至 100 mL。

(4)加精制滑石粉作分散剂时,研磨时间不宜过长,以免滑石粉过细,而使溶液浑浊,需反复滤过才能澄明。

(二)羧甲基纤维素钠胶浆

【处方】羧甲基纤维素钠 2.5 g,甘油 30 mL,5%羟苯乙酯醇溶液 2 mL,纯化水适量。

【制法】取羧甲基纤维素钠 2.5 g,撒布于盛有约 50 mL 纯化水的烧杯中,使其自然溶胀,然后稍加热使其完全溶解,将 5%羟苯乙酯醇溶液 2 mL、甘油 30 mL 加入到烧杯中,最后补加纯化水至 100 mL,搅拌均匀,即得。

【作用与用途】本品为润滑剂,用于腔道、器械检查或查肛时起润滑作用。

【用法与用量】取本品适量涂于器械表面或顶端。

【注解】

(1)本品为亲水胶体溶液。羧甲基纤维素钠为白色纤维状粉末或颗粒，无臭，在冷、热水中均能溶解，但在冷水中溶解缓慢。配制时，可先将羧甲基纤维素钠撒在水面上，切忌立即搅拌，使慢慢自然吸水充分膨胀后，再加热即溶解。否则因搅拌而形成团块，使水分子难以进入导致难以溶解。若先用甘油研磨分散开后，再加水时则不结成团块，会很快溶解；或先用少量乙醇润湿羧甲基纤维素钠，再加水溶解则更为方便。

(2)处方中加甘油可以起保湿、增稠和润滑作用。本品 pH 5～7 时黏度最高。

(3)羧甲基纤维素钠遇阳离子型药物及碱土金属、重金属盐会发生沉淀，故不宜用季铵盐类和汞类防腐剂。

(三)液状石蜡乳

【处方】液状石蜡 12 mL，阿拉伯胶 4 g，5%羟苯乙酯醇溶液 0.1 mL，纯化水适量。

【制法】

1. 干胶法

将阿拉伯胶 4 g 分次加入盛有 12 mL 液状石蜡的乳钵中，研匀，加纯化水 8 mL，研磨至发出噼啪声，即成初乳。再加纯化水适量研磨后，加入 5%羟苯乙酯醇溶液 0.1 mL，补加纯化水至 30 mL，研匀，即得。

2. 湿胶法

取 8 mL 纯化水置乳钵中，加 4 g 阿拉伯胶粉配成胶浆，作为水相，再将 12 mL 液状石蜡分次加入水相中，边加边研磨，即成初乳。加入 5%羟苯乙酯醇溶液 0.1 mL，最后加纯化水至 30 mL，研匀，即得。

【作用与用途】本品为轻泻剂，用于治疗便秘，尤其适用于高血压、动脉瘤、痔、疝气及手术后便秘的病人，可以减轻排便的痛苦。

【注解】

(1)处方中液状石蜡为主药(油相)，阿拉伯胶为天然乳化剂，羟苯乙酯醇溶液为防腐剂，纯化水为水相。

(2)干胶法适用于乳化剂为细粉者；湿胶法所用的乳化剂可以不是细粉，但预先应制成胶浆(按胶∶水比例为 1∶2)。

(3)制备初乳时，干胶法应选用干燥乳钵，油相与胶粉(乳化剂)充分研匀后，按油∶水∶胶比例为 3∶2∶1，一次加比例量的水，并迅速沿同一方向旋转研磨，否则不易形成 O/W 型乳剂，或形成后也不稳定。

(4)制备初乳时若添加水量过多，因外相水液的黏度较低，不利于油相分散成油滴，制得的乳剂也不稳定，易破裂，故在操作时应严格控制。制备乳剂时，必须待初乳形成后，再加水稀释。

(5)机械生产乳剂时可不考虑油、水、乳化剂的加入顺序。

(6)液状石蜡系矿物性油，在肠中不吸收、不消化，对肠壁和粪便起润滑作用，并能阻抑肠内水分的吸收，因而可促进排便，为润滑性轻泻剂。

(四)炉甘石洗剂

【处方】炉甘石 15 g，氧化锌 5 g，甘油 5 mL，羧甲基纤维素钠 0.25 g，纯化水适量。

【制法】取炉甘石 15 g、氧化锌 5 g 研细过六号筛，加甘油 5 mL 及纯化水适量研磨成糊状。另取羧甲基纤维素钠 0.25 g，加纯化水适量溶解后，分次加入上述糊状液中，随加随搅拌，再加纯化水至 100 mL，搅匀，即得。

【性状】本品为淡粉红色的混悬液，放置后能沉淀，但经振摇后，仍应成为均匀的混悬液。

【适应症】用于急性瘙痒性皮肤病，如湿疹和痱子。

【用法与用量】局部外用，用时摇匀，取适量涂于患处，一日 2～3 次。

【贮藏】密封保存。

【注解】

(1)本品为混悬液型液体药剂，采用分散法制备。处方中炉甘石、氧化锌为主药。

(2)炉甘石和氧化锌均为不溶于水的亲水性药物，可被水湿润，故先加入润湿剂甘油和纯化水适量研磨成糊状，再与助悬剂羧甲基纤维素钠水溶液混合，使吸附在微粒周围形成保护膜以阻碍微粒的聚合，可使本品趋于稳定，振摇时易再分散。

(3)若本品配制方法不当或选用的助悬剂不适宜，则不易保持混悬状态，且涂用时有沙砾感；久贮沉淀的颗粒易聚结，虽振摇亦难再分散。为此，应注意选择适宜的稳定剂以提高混悬剂的稳定性。

四、复习思考题

(1)制备薄荷水时为何加入精制滑石粉？薄荷水还可用哪些方法制备？

(2)若制得的乳剂出现分层或破裂现象，应如何解决？

(3)说明炉甘石洗剂处方中甘油、羧甲基纤维素钠的作用。

实训三　注射剂的制备技术

一、实训目的

(1)掌握制备中药注射剂常用的提取与纯化方法：水醇法、醇水法、水蒸气蒸馏法、双提法等。

(2)掌握中药注射剂的生产工艺流程及其操作要点。

(3)熟悉空安瓿与垂熔玻璃漏斗的处理方法。

二、实训原理

中药注射剂系指饮片经提取、纯化后制成的供注入体内的溶液、乳状液及供临用前配制成溶液的粉末或稀释用浓溶液的无菌制剂。饮片提取纯化常用的方法有水醇法、醇水法、水蒸气蒸馏法、双提法等。

水醇法是中药注射剂提取、纯化最常用的方法，根据有效成分既溶于水又溶于乙醇的性质，采用水提取、乙醇沉淀去除杂质，保留有效成分。

工艺流程：

提取 → 纯化 → 半成品┐
注射用溶剂├→配液→滤过┐
附加剂┘├→灌封 → 灭菌、检漏 → 灯检 →
安瓿 → 洗涤 → 干燥、灭菌┘

质量检查→印字、包装

中药注射剂除满足一般制剂的要求外，注射剂的成品还要进行无菌、热原、可见异物、不溶性微粒、装量、有关物质等检查，应符合规定。

三、实训内容

(一)丹参注射液

【处方】丹参 200 g，亚硫酸氢钠 0.3 g，纯化水适量，注射用水适量。

【制法】

1. 提取

取丹参饮片 200 g，加纯化水煎煮 3 次，第一次加 8 倍量水煎煮 2 h，第二、第三次加 6 倍量水各煎煮 1.5 h，滤过，合并滤液，浓缩至约 100 mL(每 1 mL 相当于原饮片2 g)。

2. 纯化

①醇处理：于浓缩液中加 95%乙醇使含醇量达 75%，静置冷藏，双层滤纸抽滤，滤液回收乙醇，并浓缩至约 20 mL，再加 95%乙醇使含醇量达 85%，静置冷藏，同法滤过，滤液回收乙醇，浓缩至约 15 mL。②水处理：取上述浓缩液加 10 倍量注射用水，搅匀，静置冷藏，双层滤纸抽滤，滤液浓缩至约 100 mL，放冷，同法滤过，用 20%NaOH 调 pH 6.8～7.0。③活性炭处理：在上述浓缩液中加入 0.2%活性炭，煮沸 20 min，稍冷后抽滤。

3. 配液

取上述滤液，加入亚硫酸氢钠 0.3 g，溶解后，加注射用水至 100 mL，用滤纸粗滤，再用 G_4 垂熔玻璃漏斗精滤。

4. 灌封

在无菌室内，用手工灌注器灌装，每支 2 mL，以双火焰拦腰封口。

5. 灭菌

100℃煮沸灭菌 30 min。

6. 检漏

剔除漏气安瓿。

7. 灯检

剔除有白点、色点、纤维、玻璃屑及其他异物的安瓿。

【性状】本品为棕色至棕红色的澄明液体。

【功能与主治】活血化瘀。用于冠状动脉供血不足、心肌缺氧所引起的心绞痛、心肌梗死等。

【用法与用量】肌内注射，一次 2～4 mL，一日 1～2 次；静脉注射，一次 4 mL(用 50%葡萄糖注射液 20 mL 稀释后使用)，一日 1～2 次；静脉滴注，一次 10～20 mL(用 5%葡萄糖注射液 100～500 mL 稀释后使用)，一日 1 次。或遵医嘱。

【规格】每支装 2 mL

【贮藏】密封，遮光。

【注解】

(1)本品为溶液型中药注射液，采用水醇法进行提取和纯化，丹参为主药，亚硫酸氢钠为抗氧剂，注射用水为溶剂。

(2)灌封时注意调整好针头位置，以免药液污染瓶口导致熔封时产生炭化。

(二)柴胡注射液

【处方】柴胡 200 g，聚山梨酯 80 0.6 g，氯化钠 1.8 g，纯化水适量，注射用水适量。

【制法】

1. 提取

取柴胡 200 g，粉碎成粗粉，加 10 倍量纯化水温浸，用水蒸气蒸馏，收集约 500 mL 初馏液，再重蒸馏，收集重馏液约 200 mL，备用。

2. 配液

取蒸馏液，加入聚山梨酯 80 0.6 g，搅拌使油完全溶解，再加入氯化钠 1.8 g，溶解后，滤过，加注射用水至 200 mL，经滤纸粗滤，再用 G_4 垂熔玻璃漏斗精滤至澄明。

3. 灌封

在无菌室内，用手工灌注器灌装，每支 2 mL，以双火焰拦腰封口。

4. 灭菌

100℃煮沸灭菌 30 min。

5. 检漏

剔除漏气安瓿。

6. 灯检

剔除有白点、色点、纤维、玻璃屑及其他异物的安瓿。

【性状】本品为无色或呈微乳白色的澄明液体；气芳香。

【功能与主治】清热解表。用于治疗感冒、流行性感冒及疟疾等的发热。

【用法与用量】肌内注射。一次 2～4 mL，一日 1～2 次。

【规格】每支装 2 mL

【贮藏】密封，避光，置阴凉处。

【注解】本品为溶液型中药注射液，采用水蒸气蒸馏法进行提取，柴胡为主药，聚山梨酯 80 为增溶剂，氯化钠为等渗调节剂。

四、质量检查

1. 装量

取供试品 5 支，开启时注意避免损失，将内容物用 2 mL 的干燥注射器及注射针头抽尽，然后注入经标化的 3 mL 量筒内(量具的大小应使待测体积至少占其额定体积的 40%),在室温下检视。每支的装量均不得少于其标示量。

2. 可见异物

取供试品 20 支,擦净容器外壁,置供试品于遮光板边缘处,在明视距离(指供试品至人眼的清晰观测距离,通常为 25 cm),分别在黑色和白色背景下,手持供试品颈部轻轻旋转和翻转容器使药液中存在的可见异物悬浮(但应避免产生气泡),轻轻翻摇即用目检视,重复 3 次,总限时为 20 s。检查时被观察丹参注射液所在处的光照度应为 2 000～3 000 lx;被观察柴胡注射液所在处的光照度应为 1 000～1 500 lx。在静置一定时间后轻轻旋转时不得检出烟雾状微粒柱,不得检出金属屑、玻璃屑、长度或最大粒径超过 2 mm 的纤毛和块状物等明显外来的可见异物。如检出微细可见异物(如点状物、2 mm 以下的短纤维及块状物等)的供试品仅有 1 支,应另取 20 支同法复试,初、复试的供试品中检出微细可见异物的供试品不得超过 2 支。

五、检查结果

将质量检查结果记录于下表中。

质量检查结果

品名	装量	可见异物	合格率/%
丹参注射液			
柴胡注射液			

六、复习思考题

(1)水醇法、水蒸气蒸馏法制备中药注射剂的依据是什么?

(2)简要说明丹参注射液在纯化时,各步骤操作的目的。

(3)活性炭在中药注射剂生产中有哪些作用?如何应用?

实训四　软膏剂的制备技术

一、实训目的

(1)掌握不同类型基质软膏剂的制备方法及其操作要点。

(2)了解软膏剂的质量检查方法。

二、实训原理

软膏剂系指提取物、饮片细粉与适宜基质均匀混合制成的半固体外用制剂。常用基质分为油脂性、水溶性和乳剂型基质，其中用乳剂型基质制成的软膏又称为乳膏剂。

不同类型的软膏基质对药物释放、吸收的影响不同，其中以乳剂型基质释药为最快。不同类型的软膏可根据药物和基质的性质、制备量及设备条件不同而分别采用研和法、熔合法和乳化法制备。若软膏基质比较软，在常温下通过研磨即能与药物均匀混合，可用研和法；若软膏基质熔点不同，在常温下不能与药物混合均匀，或药物能在基质中溶解，或饮片须用基质加热浸提其有效成分，多采用熔合法；乳化法是制备乳膏剂的专用方法。

软膏剂生产工艺流程：

基质处理＋药物处理→配制→质量检查→包装

三、实训内容

(一)老鹳草软膏

【处方】老鹳草 20 g，羟苯乙酯 0.006 g，羊毛脂 1 g，凡士林适量，95%乙醇适量。

【制法】

1. 药物处理

取老鹳草 20 g，加水煎煮两次，第一次加 10 倍量水，第二次加 8 倍量水，每次 1 h，煎液滤过，滤液合并，浓缩至相对密度为 1.05～1.10(80～85℃)或约 10 g，加入等量的 95%乙醇使沉淀，静置，滤取上清液，浓缩至 4～5 g。

2. 基质处理

取羊毛脂、凡士林，150℃灭菌 1 h，放凉，备用。

3. 配制、包装

称取羟苯乙酯 0.006 g、羊毛脂 1 g 与凡士林 14～15 g，加入上述老鹳草清膏中，水浴加热熔化，混匀，冷却，制成 20 g，按规格包装，即得。

【性状】本品为棕黄色至棕褐色或褐紫色的软膏。

【功能与主治】除湿解毒，收敛生肌。用于湿毒蕴结所致的湿疹，痈、疔、疮、疖及小面积水、火烫伤。

【用法与用量】外用，涂敷患处，一日 1 次。

【贮藏】密闭。

【注解】

(1)本品为油脂性基质的软膏剂，采用熔合法制备。

(2)处方中老鹳草为主药，羊毛脂和凡士林为油脂性基质，羟苯乙酯为防腐剂。

(二)丹皮酚软膏

【处方】丹皮酚 5 g，丁香油 0.7 mL，硬脂酸 11 g，碳酸钾 0.9 g，单硬脂酸甘油酯 2.5 g，三乙醇胺 0.3 mL，甘油 10 g，纯化水 72 mL。

【制法】

1. 药物处理

称取丹皮酚 5 g、量取丁香油 0.7 mL，备用。

2. 基质处理

取硬脂酸、单硬脂酸甘油酯 150℃灭菌 1 h，放凉，备用。

3. 配制、包装

取硬脂酸 11 g、碳酸钾 0.9 g、单硬脂酸甘油酯 2.5 g 置烧杯中水浴 70～80℃加热熔融作为油相；三乙醇胺 0.3 mL、甘油 10 g、纯化水 72 mL 置烧杯中水浴 70～80℃加热熔化作为水相。将水相缓缓加入同温度油相中，随加随向同一方向搅拌，乳化制成 O/W 型乳剂型基质，备用。将上述基质加热至 70℃，加入丹皮酚 5 g、丁香油 0.7 mL，混匀，冷却，按规格包装，即得。

【性状】本品为白色或微黄色的软膏。

【功能与主治】抗过敏药，有消炎止痒作用。用于各种湿疹，皮炎，皮肤瘙痒，蚊、臭虫叮咬红肿等各种皮肤疾患，对过敏性鼻炎和防治感冒也有一定效果。

【用法与用量】外用。涂敷患处，一日 2～3 次；防治感冒可涂鼻下上唇处，鼻炎涂鼻腔内。

【贮藏】密封。

【注解】

(1)本品为 O/W 型乳剂型基质的软膏剂，采用乳化法制备。

(2)处方中丹皮酚、丁香油为主药，硬脂酸、碳酸钾、单硬脂酸甘油酯为油相，三乙醇胺、甘油、纯化水为水相，部分硬脂酸与碳酸钾形成的硬脂酸钾皂及部分硬脂酸与三乙醇胺形成的三乙醇胺皂作为乳化剂，经乳化制成 O/W 型乳剂型基质，甘油为保湿剂，有润滑作用。

四、质量检查

1. 外观

应均匀、细腻、具有适当的黏稠性，易涂布于皮肤或黏膜上并无刺激性。

2. 装量

照“最低装量检查法”(《中国药典》一部附录Ⅻ C)检查，应符合规定。

五、检查结果

将质量检查结果记录于下表中。

质量检查结果

品名	外观	装量	合格率/%
老鹳草软膏			
丹皮酚软膏			

六、复习思考题

(1)软膏剂的制法有哪些？如何选用？

(2)乳剂型基质油、水两相的混合方法有几种？操作关键是什么？

(3)制备软膏剂的药物应如何加入？

实训五　栓剂的制备技术

一、实训目的

(1)掌握用热熔法制备栓剂的操作技术及注意事项。

(2)熟悉各类栓剂基质的特点及适用范围。

(3)了解置换价在栓剂制备技术中的应用。

二、实训原理

栓剂系指提取物或饮片细粉与适宜基质制成的供腔道给药的固体制剂。常见的基质分为油脂性和水溶性基质两类。

栓剂的制备方法有热熔法、冷压法和搓捏法 3 种,目前生产上以热熔法应用最广泛。

热熔法制备栓剂的工艺流程:

基质熔化→加入药物→注模→冷却成型→刮削→脱模→质量检查→包装

三、实训内容

(一)甘油栓

【处方】甘油 18.2 g,硬脂酸钠 1.8 g,液状石蜡适量。

【制法】

1. 基质熔化

取甘油 18.2 g,置不锈钢锅内加热至 120℃,加入研细干燥的硬脂酸钠 1.8 g,不断搅拌,使之溶解,继续保温在 85～95℃,直至溶液澄清,滤过。

2. 注模、冷却成型、刮削、脱模

取上述滤过基质注入已涂有液状石蜡润滑剂的栓模中,冷却,削去溢出部分,脱模,即得。

【性状】本品为无色或近无色的透明或半透明栓剂。

【适应症】用于年老体弱者便秘的治疗。

【用法与用量】直肠给药(塞肛门内)。成人一次 1 枚。

【贮藏】密封,在 30℃以下保存。

【注解】

(1)本品为水溶性基质的栓剂,采用热熔法制备。甘油栓中含有大量甘油(91%),与钠肥皂混合凝结成硬度适宜的块状。

(2)甘油栓的药理作用是靠硬脂酸钠的刺激性与甘油的高渗透压,能润滑并刺激肠壁,软化大便,使易于排出。

(3)甘油与硬脂酸钠加热熔融并保温至溶液澄清后，再注模，以免影响甘油栓的韧性及外观。

(4)栓剂中水分的含量不宜过多，因为肥皂在水中呈胶体，水分过多会使成品发生浑浊。

(5)注模前应将栓模预热到80℃左右，使栓剂缓缓冷却，防止冷却过快使成品的硬度、弹性和透明度受到影响。

(二)野菊花栓

【处方】野菊花 100 g，混合脂肪酸甘油酯 13.8 g，95%乙醇适量，60%乙醇 3 g，软皂∶甘油∶95%乙醇(1∶1∶5)适量。

【制法】

1. 药物处理

取野菊花 100 g，加水煎煮 3 次，第一次加 8 倍量水 2 h，第二次加 5 倍量水 1 h，第三次加 5 倍量水 40 min，合并煎液，滤过，滤液浓缩至相对密度为 1.10(50～60℃)的清膏，加 95%乙醇使含醇量为 60%，静置，取上清液，回收乙醇并浓缩至相对密度为 1.17(50℃)的清膏，再加 95%乙醇使含醇量为 80%，静置，取上清液，回收乙醇，并浓缩成稠膏(约 8 g)，备用。

2. 基质熔化

取混合脂肪酸甘油酯 13.8 g，加热使熔化，保温(40℃±2℃)，备用。

3. 加入药物

将 60%乙醇 3 g 加入野菊花稠膏中，搅拌均匀，再加入保温的混合脂肪酸甘油酯基质中，搅匀。

4. 注模

倾入涂有软皂∶甘油∶95%乙醇(1∶1∶5)润滑剂的栓剂模中，制成 10 粒。

5. 冷却成型、刮削、脱模

待完全冷却后，削去溢出部分，脱模，即得。

【性状】本品为棕色至深棕色鱼雷形栓剂。

【适应症】抗菌消炎。用于前列腺炎及慢性盆腔炎等疾病。

【用法与用量】肛门给药。一次 1 粒，一日 1～2 次；或遵医嘱。

【规格】每粒重 2.4 g

【贮藏】密闭，20℃以下保存。

【注解】

(1)本品为油脂性基质的栓剂，采用热熔法制备。处方中野菊花为主药，混合脂肪酸甘油酯为油脂性基质，软皂∶甘油∶95%乙醇(1∶1∶5)为润滑剂，60%乙醇为稀释剂。本品肛门给药，起全身治疗作用。

(2)注模时如混合物温度太高会使稠度变小，所制栓剂易发生顶端凹陷现象，故应在适当的温度下于混合物稠度较大时注模，并注至模口稍有溢出为度，且一次注完。

四、质量检查

1. 外观

应完整光滑，并有适宜的硬度，无变形、发霉及变质等现象。

2. 重量差异

照《中国药典》一部附录Ⅰ W检查，本品10粒中重量差异限度应为标示粒重的±7.5%，超出重量差异限度的不得多于2粒，并不得有1粒超出限度1倍。

3. 融变时限

照"融变时限检查法"(《中国药典》一部附录Ⅻ B)检查，甘油栓应在1 h内、野菊花栓应在30 min内全部熔化。

五、检查结果

将质量检查结果记录于下表中。

质量检查结果

品名	外观	重量差异	融变时限	合格率/%
甘油栓				
野菊花栓				

六、复习思考题

(1)甘油栓的制备原理是什么？制备过程中应注意哪些问题？

(2)热熔法制备栓剂应注意什么问题？基质中药物加入的方法有哪些？

实训六　散剂的制备技术

一、实训目的

(1)掌握一般散剂和特殊散剂的制备技术及操作要点。

(2)掌握粉碎、过筛、混合的基本操作以及配研法("等量递增法")、"打底套色法"的混合方法。

(3)熟悉散剂的质量检查方法。

二、实训原理

散剂系指饮片或提取物经粉碎，均匀混合制成的粉末状制剂。

散剂的生产工艺流程：

粉碎→过筛→混合→分剂量→质量检查→包装

混合是制备复方散剂的重要操作步骤。散剂中各组分比例相差悬殊时，应采用配研法(俗称“等量递增法”)混合均匀;各组分的密度相差较大时,应将密度小的组分先加入乳钵内,再加入密度大的组分进行混合;组分中药物色泽相差悬殊时,常用“打底套色法”进行混合,一般先将色深的组分加入乳钵内再加入色浅的组分进行混合;含有低共熔组分时,根据需要使之共熔或避免共熔;含有毒性药、贵重药或药物剂量小时,应采用配研法混匀并过筛。

三、实训内容

(一)益元散

【处方】滑石 30 g,甘草 5 g,朱砂 1.5 g。

【制法】

1. 粉碎、过筛

(1)水飞朱砂:取朱砂 2 g,除去杂质,用磁铁吸尽铁屑,置乳钵研细,加少量水湿润后研磨至糊状,继续研磨,加水搅动,然后稍静置,掠去水面的浮沫,再研至极细,用手指蘸朱砂,捻之细腻无粗末,在乳钵内注满清水,搅动,使细粉悬浮,上层的混悬液倾入另一容器中,留下的粗末,再研再飞,直至无能研细之粗粒(残渣或杂质)时为止,混悬液静置沉降后,倾去清水,沉淀物取出干燥,研细,过九号筛,即得。

(2)滑石、甘草粉碎成细粉,过六号筛,备用。

2. 混合、分剂量

称取滑石粉 30 g,甘草细粉 5 g,朱砂极细粉 1.5 g,备用。先将少量滑石粉置乳钵内先行研磨,以饱和乳钵的表面能,再取朱砂极细粉 1.5 g 置乳钵中,以配研法与滑石粉研匀,倒出。取甘草细粉 5 g 置乳钵中,再以配研法加入上述混合物,研匀。按每包 6 g 分装。

【性状】本品为浅粉红色的粉末,手捻有润滑感;味甜。

【功能与主治】清暑利湿。用于感受暑湿,身热心烦,口渴喜饮,小便短赤。

【用法与用量】调服或煎服。一次 6 g,一日 1～2 次。

【贮藏】密闭,防潮。

【注解】

(1)本品为一般散剂,由于朱砂与滑石的量和色泽均相差悬殊,故应采用“打底套色法”和“等量递增法”或配研法进行混合。甘草与二者混合物的体积又相差悬殊,故采用二次“等量递增法”进行混合。

(2)水飞朱砂时加水要适量,初次研磨时只润湿即可,研细后再加水搅动,倾出细粉,剩余粗粉继续研磨,不再加水,研细后再加水搅动,反复多次,直至全部水飞完全。

(3)严格按照操作步骤进行混合,防止出现咬色现象(若先将朱砂粉同甘草粉混合,则会产生朱砂粉被吸附于甘草组织缝隙中而掩盖了朱砂的红色,此现象称咬色)。

(二)复方麝香草酚撒粉(痱子粉)

【处方】麝香草酚 0.6 g,薄荷脑 0.6 g,薄荷油 0.6 mL,水杨酸 1.2 g,升华硫 4 g,硼酸 5 g,氧化锌 6 g,淀粉 10 g,加滑石粉至 100 g。

【制法】

1. 粉碎、过筛

取水杨酸、升华硫、硼酸、氧化锌、淀粉、滑石粉研细，过七号筛，备用。

2. 混合、分剂量

取上述粉碎的水杨酸、升华硫、硼酸、氧化锌、淀粉、滑石粉混合均匀，过七号筛；另取麝香草酚、薄荷脑于乳钵中研磨至全部液化，并与薄荷油混合，将低共熔混合物与上述混合的细粉研磨混匀或将低共熔混合物喷入上述混合物中，混合均匀，过七号筛，补滑石粉至 100 g，混匀，按每筒 50 g 分装，即得。

【性状】本品为润滑、细腻的白色或类白色粉末；有薄荷香气，并有清凉感。

【功效与主治】散风祛湿，清凉止痒。用于汗疹、痱毒，湿疮痛痒。

【用法与用量】外用。扑擦患处。

【贮藏】密闭，在干燥处保存。

【注解】

(1)本品处方中成分较多，应按处方中顺序将药物称量好，并做好标记。

(2)本品为低共熔散剂，应将处方中的低共熔组分麝香草酚和薄荷脑先形成低共熔混合物，与薄荷油混匀，再用处方中较多的固体粉末或滑石粉吸收，并过筛 2～3 次，确保混合均匀。或者将低共熔混合物以喷雾的方式与其他固体粉末混合，较易混匀。

(3)操作中应注意麝香草酚、薄荷脑、薄荷油的挥发。

(4)外用散剂应为极细粉，一般以能通过七号至八号筛为宜。敷于创面及黏膜的散剂应经灭菌处理。

四、质量检查

1. 外观

应干燥、疏松、混合均匀、色泽一致。

2. 外观均匀度

取供试品适量，置光滑纸上，平铺约 5 cm^2，将其表面压平，在明亮处观察，应色泽均匀，无花纹与色斑。

3. 水分

益元散照“水分测定法”(《中国药典》一部附录Ⅸ H 第一法)测定，痱子粉照“水分测定法”(《中国药典》一部附录Ⅸ H 第二法)测定，不得过 9.0%。

4. 装量差异

益元散照《中国药典》一部附录Ⅰ B检查，10 袋中装量差异限度应为标示装量的±5%，超出装量差异限度的不得多于 2 袋，并不得有 1 袋超出限度 1 倍。

5. 装量

痱子粉照最低装量检查法(《中国药典》一部附录Ⅻ C)检查，本品 3 筒的平均装量不得少于标示装量，每筒的装量不得少于标示装量的 97%。

五、检查结果

将质量检查结果记录于下表中。

质量检查结果

品名	外观	外观均匀度	水分/%	装量差异	装量	合格率/%
益元散						
痱子粉						

六、复习思考题

(1)水飞的目的是什么?
(2)配研法("等量递增法")的混合原则是什么?
(3)散剂处方中含有少量挥发性液体及流浸膏时应如何制备?
(4)何谓低共熔?处方中常见的低共熔组分有哪些?如何制备含低共熔组分的散剂?

实训七　颗粒剂的制备技术

一、实训目的

(1)掌握可溶颗粒剂和泡腾颗粒剂的制备技术和操作要点。
(2)熟悉颗粒剂的质量检查方法。

二、实训原理

颗粒剂系指以提取物与适宜的辅料或饮片细粉制成的具有一定粒度的颗粒状制剂。颗粒剂分为可溶颗粒剂、混悬颗粒剂和泡腾颗粒剂。应用最广泛的为可溶颗粒剂。

可溶颗粒剂的生产工艺流程:

提取→纯化→制粒→干燥→整粒、分级→混合→质量检查→包装

泡腾颗粒剂的制法有多种,可根据生产条件进行选用。

三、实训内容

(一)板蓝根颗粒

【处方】板蓝根 140 g,糖粉 90 g,糊精适量,95%乙醇适量。

【制法】

1. 提取、纯化

取板蓝根 140 g,加水煎煮 2 次,第一次加 10 倍量水煎煮 2 h,第二次加 8 倍量水煎煮 1 h,

合并煎液，滤过，滤液浓缩至相对密度为1.20(50℃)，加95%乙醇使含醇量为60%，搅匀，静置使沉淀，取上清液，回收乙醇并浓缩至稠膏状。

2. 制粒、干燥、整粒、分级、混合、分剂量

取上述稠膏，加入90 g糖粉和适量糊精，用一号筛制成颗粒，80℃以下干燥，应得干颗粒100 g。用一号筛整粒，用一号筛和五号筛分级，混匀，按每袋装5 g或10 g分装，即得。

【性状】本品为棕色或棕褐色的颗粒；味甜、微苦。

【功能与主治】清热解毒，凉血利咽。用于肺胃热盛所致的咽喉肿痛、口干咽燥、腮部肿胀；急性扁桃腺炎、腮腺炎见上述证候者。

【用法与用量】开水冲服。一次5～10 g，一日3～4次。

【规格】每袋装5 g或10 g

【贮藏】密封。

【注解】

(1)本品为可溶颗粒，采用水醇法制备浸膏，采用湿法挤压过筛制粒。浓缩收膏时温度要低，并勤加搅拌，避免糊锅，影响溶化性。

(2)处方中板蓝根为主药，糖粉和糊精为吸收剂。糖粉应临用新制，对受潮结块的糖粉、糊精投料前应干燥，并过筛后使用。

(3)浓缩后的清膏黏稠性较大，与辅料混合时应充分搅拌，至色泽均匀为止。

(4)稠膏相对密度应适当，太稀不易成型，太稠不便混匀，太稠时可加适当浓度乙醇稀释后制粒。干燥时注意温度不宜过高，并应及时翻动。

(5)稠膏与糖粉、糊精混合时，稠膏的温度在40℃左右为宜。过高，糖粉熔化，软材黏性太强，使颗粒坚硬；过低，难以混合均匀。

(二)阿胶泡腾颗粒

【处方】阿胶25 g，蔗糖31.5 g，碳酸氢钠1.2 g，枸橼酸2.25 g，甜菊素0.18 g，纯化水适量。

【制法】

1. 粉碎

将处方中阿胶、蔗糖粉碎，过六号筛，备用。

2. 制粒、干燥、整粒、分级、混合、分剂量

取上述阿胶粉、蔗糖粉，分成两等份。一份加入碳酸氢钠混匀，加纯化水用一号筛制成碱性颗粒，80℃以下干燥，用一号筛整粒，用一号筛和五号筛分级；另一份中加入枸橼酸混匀，加纯化水用一号筛制成酸性颗粒，80℃以下干燥，用一号筛整粒，用一号筛和五号筛分级。

将上述两种干颗粒与甜菊素混匀，按每袋装6 g分装，即得。

【性状】本品为黄棕色的颗粒；味酸甜。

【功能与主治】补血滋阴，润燥，止血。用于血虚萎黄，眩晕心悸，心烦不眠，肺燥咳嗽。

【用法与用量】开水冲服。一次1袋，一日3次。

【规格】每袋装6 g(相当于阿胶2.5 g)

【贮藏】密封，防潮。

【注解】

(1)本品为泡腾颗粒，采用湿法挤压过筛制粒。处方中阿胶为主药；蔗糖为辅料，也有矫味作用；碳酸氢钠与枸橼酸为泡腾剂，服用时产生的二氧化碳溶于水后刺激味蕾，也有矫味作用；甜菊素为矫味剂。阿胶具有特异气味，制成泡腾颗粒可以矫味，改善口感。

(2)本品采用酸碱成分分开湿法制颗粒的方法制备，也可采用所有物料混合后干法制颗粒等。

四、质量检查

1. 外观

应干燥、颗粒均匀、色泽一致，无吸潮、软化、结块、潮解等现象。

2. 粒度

照“粒度测定法”(《中国药典》一部附录Ⅺ B第二法，双筛分法)测定，不能通过一号筛与能通过五号筛的总和，不得过15%。

3. 水分

照“水分测定法”(《中国药典》一部附录Ⅸ H第一法)测定，不得过6.0%。

4. 溶化性

板蓝根颗粒取供试品1袋(多剂量包装取10 g)，加热水200 mL，搅拌5 min，立即观察，应全部溶化，并不得有焦屑等；阿胶泡腾颗粒取供试品3袋，分别置盛有200 mL水的烧杯中，水温为15～25℃，应迅速产生气体而呈泡腾状，5 min内颗粒均应完全分散或溶解在水中。

5. 装量差异

照《中国药典》一部附录Ⅰ B检查，本品10袋中重量差异限度应为标示装量的±5%，超出装量差异限度的不得多于2袋，并不得有1袋超出限度1倍。

五、检查结果

将质量检查结果记录于下表中。

质量检查结果

品名	外观	粒度/%	水分/%	溶化性	装量差异	合格率/%
板蓝根颗粒						
阿胶泡腾颗粒						

六、复习思考题

(1)制备可溶颗粒应注意哪些问题？泡腾颗粒的制备方法有哪些？

(2)板蓝根浓缩液中加乙醇纯化的目的是什么？

(3)颗粒剂的质量检查项目通常有哪些?

(4)若颗粒剂处方中含挥发性成分,应如何处理?

实训八　胶囊剂的制备技术

一、实训目的

(1)掌握硬胶囊的制备技术及手工填充硬胶囊的方法。

(2)掌握滴制法制备软胶囊的方法。

(3)熟悉胶囊剂的质量检查方法。

二、实训原理

胶囊剂系指饮片用适宜的方法加工后,加入适宜的辅料填充于明胶空心胶囊或密封于软质囊材中的制剂。可分为硬胶囊、软胶囊和肠溶胶囊等。

硬胶囊的生产工艺流程:

药物的处理和明胶空心胶囊的选择→填充→胶囊的封口→抛光→质量检查→包装

软胶囊可用压制法或滴制法制备。

三、实训内容

(一)益母草胶囊

【处方】益母草 166.7 g,淀粉 15.3 g,95%乙醇适量,45%乙醇适量。

【制法】

1. 药物处理与明胶空心胶囊的选择

(1)提取、纯化　取益母草 166.7 g,切碎,加水煎煮 3 次,第一次加 12 倍量水 1 h,第二次和第三次分别加 10 倍量和 8 倍量水,每次各 1 h,合并煎液,滤过,滤液浓缩至相对密度为 1.14～1.18(60～70℃)的清膏,放冷,加入等量的 95%乙醇,搅匀,静置 12 h,滤过,滤渣用 45%乙醇洗涤,洗液与滤液合并,减压回收乙醇,余液浓缩至稠膏。

(2)制粒、干燥、粉碎、过筛　取稠膏,加入淀粉 15.3 g,混匀,于 60～80℃干燥,粉碎,过筛,备用。

(3)明胶空心胶囊的选择　通过试装来选择明胶空心胶囊规格。

2. 填充、抛光

取 1 号明胶空心胶囊,先将药粉置于纸或玻璃板上,压平,厚度约为下节胶囊高度的1/4～1/3,然后手持下节胶囊,口向下插入粉末,使粉末嵌入胶囊内,如此压装数次至胶囊被填满,使达到规定重量，将上节胶囊套上。在填装过程中所施压力应均匀，并应随时称重，使每一胶囊装量准确（每粒装 0.35 g），应充填成 100 粒。用蘸液状石蜡的白棉布手套进行抛光，即得。

【性状】本品为硬胶囊，内容物为浅棕黄色至黄褐色的粉末；味苦。

【功能与主治】子宫收缩药。用于调经及产后子宫出血、子宫复原不全等。

【用法与用量】口服。一次 3～6 粒，一日 3 次。

【规格】每粒装 0.35 g

【贮藏】密封。

【注解】本品为硬胶囊，益母草为主药，淀粉为吸收剂。硬胶囊制备的关键在于药物的填充，手工填充时，填充前应将药粉压至合适的高度并保证平整度，以保证装量差异符合规定。

（二）牡荆油胶丸

【处方】牡荆油（95%）100 mL，食用植物油 300 mL，液状石蜡适量，明胶 10 g，甘油 3 mL，纯化水 13 mL，乙醇：丙酮（5：1）混合液或石油醚适量，无水乙醇适量。

【制法】

1. 明胶液的制备

取明胶加入适量纯化水使其膨胀，另将甘油及余下的纯化水置煮胶锅中加热至 70～80℃，混合均匀，加入膨胀的明胶搅拌，熔化，保温 1～2 h，静置，使泡沫上浮、除去，滤过，保温待用。

2. 油液的制备

取牡荆油与经干热灭菌、澄清的食用植物油充分搅匀，即得。

3. 制丸

将已制好的明胶液置明胶液贮槽中控制在 60℃左右；将牡荆油液放入药液贮槽内；液状石蜡温度以 10～17℃为宜，室温为 10～20℃，滴头温度为 40～50℃；开始滴丸时应将胶皮重量与厚薄均匀度调节好，符合要求后再正式生产。

4. 整丸与干燥

滴出的胶丸先均匀地摊于纱网上，在 10℃以下低温吹风 4 h 以上，再用滤纸擦去表面的液状石蜡，然后再低温（10℃以下）吹风 20 h 以上，取出。用乙醇：丙酮（5：1）的混合液或石油醚洗去胶丸表面油层，再吹干残留的溶剂，于 40～50℃干燥约 24 h。取出干燥的胶丸，灯检，除去废丸后，用无水乙醇洗涤，在 40～50℃下吹干，经质量检查合格后，即可包装。

【性状】本品为黄棕色透明胶丸，内容物为淡黄色至橙黄色的油质液体；有特殊的香气。

【功能与主治】祛痰，止咳，平喘。用于慢性支气管炎。

【用法与用量】口服。一次 1～2 丸，一日 3 次。

【规格】每丸含牡荆油 20 mg

【贮藏】密封，遮光，置阴凉处。

【注解】

（1）本品为软胶囊（胶丸），采用滴制法制备。处方中牡荆油为主药，植物油为基质，液状石蜡为冷却剂，明胶为软胶囊囊材，甘油为囊材的增塑剂，纯化水为囊材溶剂，乙醇：丙酮（5：1）混合液或石油醚洗涤为除去牡荆油胶丸表面的液状石蜡，无水乙醇洗涤为除去牡荆油胶丸表面的乙醇∶丙酮(5∶1)混合液或石油醚。

(2)牡荆油制成胶丸可加快药物的溶出，提高生物利用度，从而提高疗效；同时还可增加药物的稳定性，掩盖药物的不良气味。

(3)滴制中应严格控制滴头温度为40～50℃，以防止明胶液因温度过低发生胶凝而影响滴制过程；控制冷却剂液状石蜡的温度为10～17℃，以促进胶皮的迅速固化形成胶丸。采用低温吹风干燥可缓缓除去胶皮中的水分，促使胶皮进一步固化。

四、质量检查

1. 外观

应整洁，不得有黏结、变形、渗漏或囊壳破裂现象，并应无异臭。

2. 水分

益母草胶囊应做水分检查。取供试品内容物，照"水分测定法"(《中国药典》一部附录Ⅸ H第一法)测定，除另有规定外，不得过9.0%。

3. 装量差异

取供试品10粒，分别精密称定重量，倾出内容物(不得损失胶囊壳)，益母草胶囊囊壳用小刷或其他适宜的用具拭净；牡荆油胶丸用乙醚等挥发性溶剂洗净，置通风处使溶剂挥尽，再分别精密称定囊壳重量，求出每粒内容物的装量。每粒装量与标示装量相比较(无标示装量的胶囊剂，与平均装量比较)，装量差异限度应在标示装量(或平均装量)的±10%以内，超出装量差异限度的不得多出2粒，并不得有1粒超出限度1倍。

4. 崩解时限

照"崩解时限检查法"(《中国药典》一部附录Ⅻ A)检查，益母草胶囊应在30 min内全部崩解；牡荆油胶丸应在1 h内全部崩解，牡荆油胶丸可在人工胃液(取稀盐酸16.4 mL，加纯化水约800 mL与胃蛋白酶10 g，摇匀后，加纯化水稀释成1 000 mL，即得)中进行检查。

五、检查结果

将质量检查结果记录于下表中。

质量检查结果

品名	外观	水分/%	装量差异	崩解时限	合格率/%
益母草胶囊					
牡荆油胶丸					

六、复习思考题

(1)胶囊剂与片剂相比，有何特点？

(2)胶囊剂有哪几类？硬胶囊剂与软胶囊剂有何不同？

实训九　片剂的制备技术

一、实训目的

(1)掌握中药全粉片、半浸膏片、浸膏片的制备技术及操作要点,片剂的质量检查方法。
(2)熟悉片剂赋形剂的正确选用。

二、实训原理

片剂系指提取物、提取物加饮片细粉或饮片细粉与适宜的辅料混匀压制或用其他方法制成的圆片状或异形片状的制剂。

目前,片剂的制备主要采用湿法制颗粒压片,湿法制颗粒压片中制颗粒是制片的重要步骤。首先必须根据主药的性质选好润湿剂或黏合剂。湿法制颗粒制软材时要控制润湿剂或黏合剂的用量,使软材达到"手捏成团,轻压即散"的标准。

已制好的湿颗粒应根据主药和辅料的性质于适宜温度(60～80℃)干燥。对湿热稳定的药物,干燥温度可适当提高。干燥时应注意颗粒的厚度不宜超过 2.5 cm,且干燥过程中要经常翻动。干燥后的颗粒须再进行过筛整粒,整粒时筛网孔径应与制粒用筛网孔径相同或略小。整粒后加入润滑剂、崩解剂等辅料,混匀,压片。

三、实训内容

(一)安胃片

【处方】延胡索(醋制)63 g,白矾(煅)250 g,海螵蛸(去壳)187 g,蜂蜜 125 g,淀粉适量,硬脂酸镁适量,纯化水适量。

【制法】

1. 粉碎

延胡索、白矾、海螵蛸粉碎成细粉,过 80～100 目筛,混匀,备用。

2. 制颗粒

将上述粉料置不锈钢盘内,加入蜂蜜(若为生蜜要炼制成嫩蜜)125 g 与适量的淀粉,制成软材,于一号筛上挤出制粒,颗粒摊于不锈钢盘内,置烘箱中 60～70℃烘干。

3. 压片

用一号筛整粒,按干颗粒重量加入 1% 的硬脂酸镁,混匀,压制成规格为 0.6 g 重的片子 1 000片,即得。

【性状】本品为类白色至浅黄棕色的片；或为薄膜衣片，除去包衣后显浅黄棕色；气微，味涩、微苦。

【功能与主治】行气活血，制酸止痛。用于气滞血瘀所致的胃脘刺痛、吞酸嗳气、脘闷不舒；胃及十二指肠溃疡、慢性胃炎见上述证候者。

【用法与用量】口服。一次 5～7 片，一日 3～4 次。

【规格】

(1)素片　每片重 0.6 g

(2)薄膜衣片　每片重 0.7 g

【贮藏】密封。

【注解】本品为全粉片，采用湿法制颗粒压片。处方中延胡索、白矾、海螵蛸为主药，蜂蜜为黏合剂，若制备的软材太干，可加适量纯化水作为润湿剂，硬脂酸镁为润滑剂。

(二)牛黄解毒片

【处方】牛黄 5 g，雄黄 50 g，石膏 200 g，大黄 200 g，黄芩 150 g，桔梗 100 g，冰片 25 g，甘草 50 g。

【制法】

1. 药物处理

(1)粉碎　雄黄水飞成极细粉；大黄粉碎成细粉；牛黄、冰片研细，备用。

(2)提取　黄芩、石膏、桔梗、甘草四味加水煎煮两次，第一次加 8 倍量水，第二次加 6 倍量水，每次 2 h，合并煎液，滤过，滤液浓缩成稠膏，备用。

2. 制颗粒

取上述稠膏，加入大黄、雄黄粉末，用一至二号筛制成颗粒，颗粒摊于不锈钢盘内，置烘箱中 80℃以下干燥。

3. 压片

用一号筛整粒，再加入牛黄、冰片粉末，混匀，根据颗粒重压制成 1 000 片(大片)或 1 500 片(小片)。

4. 包衣

包糖衣或薄膜衣，即得。

【性状】本品为素片或包衣片，素片或包衣片除去包衣后显棕黄色；有冰片香气，味微苦、辛。

【功能与主治】清热解毒。用于火热内盛，咽喉肿痛，牙龈肿痛，口舌生疮，目赤肿痛。

【用法与用量】口服。小片一次 3 片，大片一次 2 片，一日 2～3 次。

【注意】孕妇禁用。

【贮藏】密封。

【注解】

(1)本品为半浸膏片，采用湿法制颗粒压片。处方中牛黄、雄黄、石膏、大黄、黄芩、桔梗、冰片、甘草为主药。

(2)处方中黄芩、石膏、桔梗、甘草采用共同水煎，药液浓缩成膏，其有效成分黄芩苷、桔梗皂苷、甘草皂苷皆能被提出。药理研究证明，石膏水煎液具有解热作用。四味药合煎既保证其清热解毒的功效，又缩小了体积。

(3)大黄饮片细粉于制粒前加入，可保留其泻下成分(结合状态的蒽醌)，以保证其泄热通便的作用。

(4)冰片、牛黄为贵重药，用量少，冰片具有挥发性，故以细粉加于干颗粒中，混匀压片，这样可以保证此二味药在片剂中的含量，有利于发挥疗效。为防止冰片的逸散可制成β-环糊精包合物后压片。

(三)穿心莲片

【处方】穿心莲 1 000 g，淀粉适量，滑石粉适量。

【制法】

1. 提取

取穿心莲 1 000 g，用 85％乙醇热浸提取两次，第一次加 8 倍量 85％乙醇，第二次加 6 倍量 85％乙醇，每次 2 h，合并提取液，滤过，滤液回收乙醇，浓缩至适量，备用。

2. 制颗粒

取上述稠膏，加淀粉、滑石粉适量，用一至二号筛制成颗粒，颗粒摊于不锈钢盘内，置烘箱中 80℃以下干燥。

3. 压片

用一号筛整粒，加入滑石粉适量，混匀，根据颗粒重压制成每片重约 0.25 g 的片子 1 000 片。

4. 包衣

包糖衣或薄膜衣，即得。

【性状】本品为糖衣片或薄膜衣片，除去包衣后显灰褐色至棕褐色；味苦。

【功能与主治】清热解毒，凉血消肿。用于邪毒内盛，感冒发热，咽喉肿痛，口舌生疮，顿咳劳嗽，泄泻痢疾，热淋涩痛，痈肿疮疡，毒蛇咬伤。

【用法与用量】口服。一次 2～3 片，一日 3～4 次。

【贮藏】密封。

【注解】

(1)本品为浸膏片，采用湿法制颗粒压片。处方中穿心莲为主药，淀粉为吸收剂，滑石粉为吸收剂和助流剂。

(2)本品为 85％乙醇提取物，具有较强的疏水性，崩解时间较长，可采用加表面活性剂或加亲水性辅料来改善。

四、质量检查

1. 外观

应完整光洁、色泽均匀，有适宜的硬度，以免在包装、贮运过程中发生磨损或破碎。

2. 重量差异

照下述方法检查，应符合下表规定。

重量差异限度

（引自：《中国药典》一部附录Ⅰ D）

标示片重或平均片重	重量差异限度	标示片重或平均片重	重量差异限度
0.3 g 以下	±7.5%	0.3 g 及 0.3 g 以上	±5%

检查法：取供试品 20 片，精密称定总重量，求得平均片重后，再分别精密称定各片的重量。每片重量与标示片重相比较（凡无标示片重的片剂，与平均片重比较），按上表中的规定，超出重量差异限度的不得多于 2 片，并不得有 1 片超出限度的 1 倍。

3. 崩解时限

照“崩解时限检查法”（《中国药典》一部附录Ⅻ A）检查，安胃片应在 30 min 内崩解；牛黄解毒片和穿心莲片应在 1 h 内崩解。

4. 脆碎度

照“片剂脆碎度检查法”（《中国药典》二部附录Ⅹ G）检查，应符合规定。

五、检查结果

将质量检查结果记录于下表中。

质量检查结果

品名	外观	重量差异	崩解时限	脆碎度	合格率/%
安胃片					
牛黄解毒片					
穿心莲片					

六、复习思考题

（1）片剂在何种情况下需选用稀释剂与吸收剂？

（2）制备中药片剂时为何要制颗粒？

（3）影响中药片剂硬度、崩解度和重量差异的因素有哪些？

实训十　丸剂的制备技术

一、实训目的

（1）掌握泛制法制备水丸、塑制法制备大蜜丸的操作技术和操作要点。

(2)熟悉水丸药料与赋形剂的处理原则,正确选择起模用粉及丸模筛选的时机。

(3)熟悉蜂蜜的选择、炼制与使用及药料的处理原则。

(4)了解水丸、大蜜丸的质量检查方法。

二、实训原理

(1)水丸系指饮片细粉以水(或根据制法用黄酒、醋、稀药汁、糖液等)为黏合剂制成的丸剂。水丸一般用泛制法制备,泛制法还适用于水蜜丸、糊丸、浓缩丸等的制备。

水丸生产工艺流程:

药物的处理→起模→成型→盖面→干燥→选丸→包衣→质量检查→包装

制备要点:制丸用药粉应为细粉或极细粉;起模、盖面、包衣的药粉,应根据处方药物的性质选用。丸剂的赋形剂种类较多,选用恰当的润湿剂、黏合剂,既有利于成型,又有助于控制溶散时限,提高药效。手工泛制过程中应交替使用团、翻、撞等动作,以保证丸粒具有适宜的硬度且圆整光滑。

(2)蜜丸系指饮片细粉以蜂蜜为黏合剂制成的丸剂。蜜丸一般用塑制法制备,塑制法还适用于制备浓缩丸、糊丸、蜡丸等。

蜜丸生产工艺流程:

物料准备→制丸块→搓丸条→分粒、搓圆→干燥、灭菌→质量检查→包装

制丸块是制备蜜丸的操作关键。一般以色泽一致,软硬适宜,不粘手,不黏附器壁,便于制成丸条和搓圆,且在贮存过程中不易变形为宜。

三、实训内容

(一)二妙丸

【处方】苍术(炒)500 g,黄柏(炒)500 g。

【制法】

1. 粉碎

以上二味,粉碎成细粉,过五号筛,混匀,备用。

2. 起模、成型、盖面、干燥、选丸

取上述细粉,过八号筛,一部分极细粉用纯化水起模、成型,一部分极细粉盖面,80℃以下干燥,筛去残次丸,即得。

【性状】本品为黄棕色的水丸;气微香,味苦涩。

【功能与主治】燥湿清热。用于湿热下注,足膝红肿热痛,下肢丹毒,白带,阴囊湿痒。

【用法与用量】口服。一次6~9 g,一日2次。

【贮藏】密封。

【注解】本品为水丸,采用泛制法制备。处方中苍术、黄柏若为新炒制,药粉投料前可不灭菌。

(二)大山楂丸

【处方】山楂 100 g，六神曲(麸炒)15 g，麦芽(炒)15 g，蔗糖 60 g，炼蜜 60 g。

【制法】

1. 物料准备

(1)粉碎　以上三味，粉碎成细粉，过五号筛，混匀，备用。

(2)炼蜜　取适量生蜂蜜置于适宜容器中，加入适量纯化水，加热至沸后，用三至四号筛滤过，除去死蜂、蜡、泡沫及其他杂质。然后，继续加热炼制，至蜂蜜表面起黄色气泡，手捻之有一定黏性，但两手指离开时无长白丝出现(此时蜜温为 116～118℃)即可。

2. 制丸块

另取蔗糖 60 g，加水 27 mL 与炼蜜 60 g，混合，炼至相对密度约为 1.38(70℃)时，滤过，与上述细粉混匀，制成均匀滋润的丸块。

3. 搓丸条、分粒、搓圆

取规格为 9 g 的搓丸板，将上述制成的丸块分成适当重量的若干小块，将每一小块搓成适宜长短粗细的丸条，再置于搓丸板的沟槽底板上(需预先涂少量润滑剂，以防黏附)，手持上板，使两板对合，然后由轻至重前后搓动数次，直至丸条被切断，且搓圆成丸，制成每丸重 9 g。

【性状】本品为棕红色或褐色的大蜜丸；味酸、甜。

【功能与主治】开胃消食。用于食积内停所致的食欲不振、消化不良、脘腹胀闷。

【用法与用量】口服。一次 1～2 丸，一日 1～3 次；小儿酌减。

【规格】每丸重 9 g

【贮藏】密封。

【注解】

(1)本品为大蜜丸，采用塑制法制备。处方中山楂、六神曲(麸炒)、麦芽(炒)为主药，蔗糖、炼蜜为黏合剂。

(2)炼蜜时应不断搅拌，以免溢锅。炼蜜程度应根据蜂蜜温度、颜色、水分等参数进行判断。过嫩含水量高，黏性不好，且成丸易霉变；过老丸块发硬，难以搓丸，成丸后不易崩解。

(3)合药(制丸块)时药粉和炼蜜应充分混合均匀，制成软硬适中、可塑性佳的丸块，以保证搓条、制丸的顺利进行。

四、质量检查

1. 外观

二妙丸应圆整均匀、色泽一致。大山楂丸应细腻滋润，软硬适中。

2. 水分

照“水分测定法”(《中国药典》一部附录Ⅸ H 第一法)测定，除另有规定外，二妙丸的水分不得过 9.0%；大山楂丸的水分不得过 15.0%。

3. 重量差异

照《中国药典》一部附录Ⅰ A 检查，大山楂丸 10 丸中重量差异限度应为标示丸重的±6%，超出重量差异限度的不得多于 2 丸，并不得有 1 丸超出限度 1 倍。

4. 装量差异

照《中国药典》一部附录Ⅰ A检查，二妙丸10袋中装量差异限度应为标示装量的±5%，超出装量差异限度的不得多于2袋，并不得有1袋超出限度1倍。

5. 溶散时限

照"崩解时限检查法"(《中国药典》一部附录Ⅻ A)检查，二妙丸应在1 h内全部溶散；大山楂丸不检查溶散时限。

五、检查结果

将质量检查结果记录于下表中。

质量检查结果

品名	外观	水分/%	重量差异	装量差异	溶散时限	合格率/%
二妙丸						
大山楂丸						

六、复习思考题

(1)简述泛制法制备水丸的操作注意事项。
(2)起模时，丸模不易长大，且丸模愈泛愈多，原因为何？如何解决？
(3)炼蜜的目的是什么？如何炼制蜂蜜？
(4)不同炼蜜的指标特征是什么？各适用于什么药粉制丸？
(5)塑制法制备蜜丸时其用蜜量、炼蜜程度、合药用蜜温应怎样掌握？

实训十一　滴丸剂的制备技术

一、实训目的

(1)掌握滴制法制备滴丸的操作技术和操作要点。
(2)了解滴丸的制备原理，正确选择基质与冷凝介质。

二、实训原理

滴丸剂系指饮片经适宜的方法提取、纯化后与适宜的基质加热熔融混匀，滴入不相混溶的冷凝介质中制成的球形或类球形制剂。

滴丸的制备原理是基于固体分散技术。用适宜的基质将主药溶解、混悬或乳化后，滴入一种不相混溶的液体冷凝介质中，液滴由于表面张力作用而收缩成球形或类球形丸粒。

滴丸采用滴制法制备，其工艺流程：

药物处理→滴制液的配制→滴制→冷凝→洗丸→干燥→选丸→质量检查→包装

三、实训内容

苏冰滴丸

【处方】苏合香 1 g，冰片 2 g，聚乙二醇 6000 7 g，液状石蜡适量。

【制法】

1. 滴制液的配制

取聚乙二醇 6000 7 g 于蒸发皿中，置水浴上加热熔融，加入苏合香 1 g 及冰片 2 g，搅拌溶解。

2. 滴制、冷凝

将药液移至滴丸装置的贮液筒内，密闭并保温在 90～100℃，调节滴液定量阀门，滴入 10～15℃的液状石蜡中，冷凝成丸。

3. 洗丸、干燥、选丸

将成型的滴丸沥尽并擦除液状石蜡，置石灰缸内干燥，除去残次丸，即得。

【性状】本品为淡黄色滴丸；气芳香，味辛、苦。

【功能与主治】芳香开窍，理气止痛。适用于冠心病胸闷，心绞痛，心肌梗死等症，能迅速缓解症状。

【用法与用量】口服（发病时含服或吞服）。一次 2～4 粒，一日 3 次。

【注意】有胃病者慎用。

【规格】每粒重 50 mg

【贮藏】密封，置阴凉干燥处。

【注解】本品为中药滴丸剂，用滴制法制备。处方中苏合香、冰片为主药，聚乙二醇 6000 为基质，液状石蜡为冷凝介质。苏合香、冰片的溶解度很小，采用水溶性基质聚乙二醇 6000 进行分散后，可提高苏合香、冰片的溶解度和生物利用度，能达到速效、高效的目的。

四、质量检查

1. 外观

应圆整均匀，色泽一致，无粘连现象，表面无冷凝介质黏附。

2. 重量差异

照《中国药典》一部附录Ⅰ K 检查，本品 20 丸中重量差异限度应为标示丸重的±12%，超出重量差异限度的不得多于 2 丸，并不得有 1 丸超出限度 1 倍。

3. 溶散时限

照“崩解时限检查法”（《中国药典》一部附录Ⅻ A）检查，本品应在 30 min 内全部溶散。

五、检查结果

将质量检查结果记录于下表中。

质量检查结果

品名	外观	重量差异	溶散时限	合格率/%
苏冰滴丸				

六、复习思考题

(1)用滴制法制备滴丸的关键何在?

(2)如何选择滴丸的基质与冷凝介质?

实训十二　胶剂的制备技术

一、实训目的

(1)掌握胶剂的制备技术及操作要点。

(2)熟悉胶剂中辅料的作用。

二、实训原理

胶剂系指动物皮、骨、甲或角用水煎取胶质,浓缩成稠胶状,经干燥后制成的固体块状内服制剂。

胶剂按其原料来源不同,分为以下几类:皮胶、骨胶、甲胶、角胶及其他胶。其中皮胶应用最多,即以动物皮为原料,经提取浓缩制成。用驴皮制成的胶称阿胶。早期阿胶原料用皮是以牛皮为主的多种皮类,自宋代起,阿胶原料用皮全部被驴皮所替代,并一直沿用至今。而牛皮制成的胶现称黄明胶,猪皮制成的胶称新阿胶。新阿胶是因驴皮紧缺,阿胶产品供应不足而开发的。

胶剂生产工艺流程:

原辅料的选择与处理→煎取胶液→滤过澄清→浓缩收胶→凝胶与切胶→干燥→质量检查→包装

三、实训内容

新阿胶

本品为猪皮经煎煮、浓缩制成的固体胶。

【处方】猪皮 150 g，冰糖 10 g，花生油 5 g，黄酒 3.0 g，0.1%明矾溶液 90 mL，纯化水适量。

【制法】

1. 原辅料的选择与处理

将猪皮漂洗，去毛及脂肪，切成小块，再漂洗净；冰糖粉碎成细粉；明矾配制成 0.1%的明矾溶液，备用。

2. 煎取胶液

取已处理猪皮，加 5 倍量纯化水煎煮 3 次，每次 2 h，合并胶液。

3. 滤过澄清

趁热滤过，合并滤液，加入 0.1%明矾溶液，静置，滤过。

4. 浓缩收胶

滤液文火浓缩至胶液不渗滤纸时，加入花生油，搅匀，再加入冰糖，搅拌使全部溶解，减弱火力，继续浓缩至“挂旗”，在强力搅拌下加入黄酒，此时锅底产生大气泡，直至胶液无水蒸气逸出，收胶。

5. 凝胶与切胶

将上述胶液倾入涂有花生油的不锈钢盘中，于冰箱中冷凝，切成大小适宜的块。

6. 干燥

阴干，即得。

【性状】本品呈长方形块，棕褐色，有光泽，质硬而脆，断面光亮，碎片对光照视呈棕色半透明。易溶于热水。气微，味微甘。

【功能与主治】滋阴、补血、止血。用于血虚体弱、月经不调，吐血，衄血，血小板、白细胞减少。

【用法与用量】口服。一次 9～15 g，一日 1 次，用温开水或黄酒炖化服；入汤剂，打碎以煎好的药汁溶化后服。

【规格】每块 31.25 g

【贮藏】密闭，置阴干燥处。

【注解】

(1)本品为皮胶类，猪皮为主药，冰糖、花生油、黄酒、明矾为辅料，起增加胶剂透明度、硬度、矫味、逸散气泡、便于切胶、沉淀杂质等作用。

(2)直火加热的锅中要有一层假底，以免原料直接接触锅底而焦化。

(3)煎胶所用火力应适宜，一般用武火煮沸后用文火保持微沸即可。随时加沸水补充蒸发掉的水分，维持恒定的水量，避免因水分不足而影响胶汁的煎出量。

(4)由于胶汁黏性大，所含杂质不易沉淀，常须在胶汁中加入明矾水(每 100 kg 原料约加入 60～120 g 明矾)，经搅拌静置数小时，分取上清液，用细筛滤过后，滤液即可浓缩。

(5)每次煎出的胶汁，趁热过滤，滤液澄清后才能浓缩。滤清的胶汁，加热浓缩时，要不断搅拌，以加速蒸发及防止焦化。当相对密度达 1.25 左右时，加入花生油，搅匀，再加入冰糖搅拌至完全溶解，继续浓缩近出胶时，在搅拌下加入黄酒，此时应减弱火力，并强力搅拌，直至锅内有大馒头状气泡产生，挑起时胶汁黏附棒上呈片状而不坠落为度。

(6)胶汁浓缩后，趁热倒入已洗净并涂有少量花生油或麻油的凝胶盘内胶凝。在 8～12℃静置 24 h 即可凝固成块状。

(7)胶片切成后，置干燥阴凉通风处干燥，48 h 翻胶一次，经 7 d，待胶面干硬，密闭闷之，2 d 后取出，拭去表面水分，再晾。反复多次，至胶片充分干燥为止。

四、质量检查

1. 外观

应为色泽均匀、无异常臭味的半透明固体。

2. 水分

取本品 1 g，置扁形称量瓶中，精密称定，加水 2 mL，置水浴上加热使溶解后再干燥，使厚度不超过 2 mm，照“水分测定法”(《中国药典》一部附录Ⅸ H 第一法)测定，不得过 15.0%。

五、检查结果

将质量检查结果记录于下表中。

质量检查结果

品名	外观	水分/%	合格率/%
新阿胶			

六、复习思考题

胶剂的制备中为何要加入冰糖、花生油、黄酒、明矾？

实训十三　膜剂的制备技术

一、实训目的

(1)掌握膜剂的制备技术及操作要点。

(2)熟悉成膜材料的性质、特点与选用。

二、实训原理

膜剂系指药物与适宜的成膜材料经加工制成的膜状制剂。膜剂可供口服、口腔、舌下、鼻腔、阴道、眼结膜囊、体内植入、皮肤和黏膜创伤、烧伤及炎症表面覆盖等多种给药途径应用。

膜剂成型的关键之一是成膜材料。常用的成膜材料有天然或合成的高分子材料。合成高分子材料常用的有聚乙烯醇(PVA)、乙烯-醋酸乙烯共聚物(EVA)等。最常用的较理想的成膜材料是PVA,PVA为白色至微黄色粉末或半透明状颗粒,国内应用的多是05-88和17-88两种规格,聚合度越高,溶解度越小,柔性越好。其溶解过程需经润湿、渗透、溶胀和溶解等阶段,浸泡溶胀应充分,否则溶解不完全。

膜剂的制备主要采用涂膜法。

涂膜法制备膜剂的工艺流程:

溶浆→加药、匀浆(脱气泡)→涂膜→干燥、灭菌→脱膜→质量检查→分剂量→包装

三、实训内容

养阴生肌散膜

【处方】养阴生肌散2 g,PVA(17-88)10 g,甘油1 mL,聚山梨酯80 5滴,纯化水50 mL。

【制法】

1. PVA的处理

取PVA适量加入85%乙醇浸泡过夜,滤过,沥干,重复处理1次,倾出乙醇,将PVA于60℃烘干,备用。

2. 溶浆

称取上述PVA 10 g,置三角烧瓶中,加纯化水50 mL,水浴加热,使之溶化成胶液,补足水分,备用。

3. 加药、匀浆(脱气泡)

称取养阴生肌散(过七号筛)2 g于乳钵中研细,加甘油1 mL,聚山梨酯80 5滴,继续研细,缓缓将PVA胶液加入,研匀,静置脱气泡后,供涂膜用。

4. 涂膜、干燥、灭菌、脱膜、分剂量

取玻璃板(5 cm×20 cm)5块,洗净,干燥,用75%乙醇揩擦消毒,再涂擦少许液状石蜡。取上述药液10 mL,均匀倒于玻璃板一侧,用玻棒推动膜料,水平晾至半干,于60℃烘箱中干燥。小心揭下药膜,用紫外线灭菌20 min,按规定分剂量,封装于塑料袋中,即得。

【功能与主治】清热解毒。用于湿热性口腔溃疡、复发性口腔溃疡及疱疹性口腔炎。

【用法】贴口腔患处。

【注解】

(1)养阴生肌散处方:雄黄0.62 g,人工牛黄0.15 g,青黛0.93 g,龙胆末0.62 g,黄柏0.62 g,黄连0.62 g,煅石膏3.13 g,甘草0.62 g,冰片0.62 g,薄荷脑0.62 g。

(2)涂膜时要“义无反顾”,一推到底,中途不得回返。推膜时在模板下面垫一张比模板略大的纸,以防成膜料浆污染台面。

(3)PVA在溶胀时要将其慢慢撒在水面上,以确保较好的溶胀效果,最好放置一段时间,可取24 h。如PVA(17-88)溶解不完全,可趁热用一层纱布过滤,除去偶尔不溶的小块。

(4)脱膜剂不宜涂得过多,以免制得的药膜不平整而影响外观质量。为便于脱膜,可在平板一侧边缘,贴一条宽约0.7 cm的涤纶胶带,让胶带的一边与平板的上缘对齐,并使胶带的两端略长于平板约2 cm;在药膜干燥后,只需将两端的胶带向上轻轻一拉,即可将药膜脱下,而后,揭下胶带。或者将洁净的保鲜膜平铺在玻璃板上,然后将胶浆药液涂在保鲜膜上,最后制备完成后不要脱膜,连同这层保鲜膜揭下,待临床使用时再将保鲜膜撕掉,即可。这样,有利于膜的卫生和保湿性。

(5)配料、涂膜和干燥的温度不宜过高,时间不宜过长。若涂膜时温度过高可造成成膜中发泡,成膜和脱膜发生困难,膜还发脆。干燥温度以60～70℃为宜,如含有挥发性成分则温度还可稍低。干燥太过,膜剂周围易卷曲、皱缩;干燥不及,则不易脱膜(膜易破碎)。应以周围不卷边、用手指轻摸中间部位不粘手为度。

(6)药粉要研细,过七号筛,这样制得的膜细腻均匀,并能减少对口腔黏膜的刺激性。

四、质量检查

1. 外观

应完整光洁,厚度一致,色泽均匀,无明显气泡。多剂量的膜剂分格压痕应均匀清晰,并能按压痕撕开。

2. 重量差异

按照《中国药典》二部附录Ⅰ M检查,应符合规定。

五、检查结果

将质量检查结果记录于下表中。

质量检查结果

品名	外观	重量差异	合格率/%
养阴生肌散膜			

六、复习思考题

(1)处方中甘油、聚山梨酯80、纯化水各有何作用?

(2)膜剂在应用上有何特点?

(3)聚乙烯醇在使用前应如何处理?为什么?

实训十四 β-环糊精包合物的制备技术

一、实训目的

(1)掌握饱和水溶液法和超声波法制备包合物的操作技术及操作要点。

(2)了解β-环糊精的性质及其包合物在中药制剂中的应用。

二、实训原理

一种分子(客分子)被包嵌于另一种分子(主分子)的空穴结构内形成的物质叫包合物,这种技术叫包合技术。以β-环糊精为主分子,包合某种客分子,形成的包合物叫β-环糊精包合物。

包合物常用的包合材料是β-环糊精(β-CD)。环糊精是一种新型的水溶性包合材料,具有环状中空圆筒形结构和圆筒内疏水、圆筒外亲水的特性。β-CD包合物是指借助分子间的作用力,将药物分子包含或嵌入β-CD的筒状结构内形成的超微粒分散物。药物与β-环糊精形成包合物,颇似微囊化,可供口服或注射,在体内经水解释放出药物。β-CD分子圆筒内径大小适中,能与许多药物分子形成包合物。形成的包合物服用后在体内经渗透、扩散、竞争性置换等作用释放出药物分子而发挥药效。

环糊精包合物的制备方法有饱和水溶液法、研磨法、超声波法、冷冻干燥法、喷雾干燥法等。在制备时应根据环糊精和药物的性质,结合实际生产条件选用。并非所有的药物均能制成包合物,无机药物绝大多数不易被环糊精包合。

制备过程中包合温度、药物与β-环糊精的配比、搅拌时间等因素均影响包封率,所以应严格按实训规程操作。

三、实训内容

(一)薄荷油β-环糊精包合物

【处方】薄荷油2 mL,β-环糊精8 g,纯化水100 mL,无水乙醇适量。

【制法】

1. β-环糊精饱和溶液的制备

称取β-环糊精8 g,置250 mL具塞锥形瓶中,加入纯化水100 mL,加热溶解。

2. 包合物的粗制

将β-环糊精饱和溶液降温至50℃,滴加薄荷油2 mL,恒温搅拌2.5 h,冷藏24 h,待沉淀完全后,过滤。

3. 包合物的精制

沉淀用无水乙醇 5 mL 分 3 次洗涤，至沉淀表面近无油渍，将包合物置干燥器中干燥，即得。

【注解】

(1)本品为白色干燥粉末，无明显的薄荷油气味。

(2)本品采用饱和水溶液法制备。处方中薄荷油为主药，β-环糊精为包合材料，纯化水为包封液，无水乙醇洗涤是为了除去未包合的薄荷油。

(3)在制备过程中，应控制好温度。包合完成后降低温度，便于包合物从水中沉淀析出。包合率取决于薄荷油与环糊精的配比量及包合时间等。

(二)丹皮酚β-环糊精包合物

【处方】丹皮酚 1 g，β-环糊精 8 g，40%乙醇 24 mL，纯化水适量，醋酸乙酯适量。

【制法】

1. β-环糊精饱和溶液的制备

称取 β-环糊精 8 g，置 250 mL 具塞锥形瓶中，加入 40%乙醇 24 mL 搅拌使溶解。

2. 包合物的粗制

取 β-环糊精饱和溶液，加入丹皮酚 1 g，搅拌全溶后置超声仪中 30℃超声 40 min，取出，冷藏，过滤。

3. 包合物的精制

沉淀先用纯化水洗涤，再用醋酸乙酯洗涤，将包合物在 50℃吹风干燥 3 h，即得。

【注解】

(1)本品为白色疏松状干燥粉末，无明显的丹皮酚气味。

(2)本品采用超声波法制备，用超声一定时间代替搅拌，可大大缩短包合时间，操作简便，适合工业化生产。处方中丹皮酚为主药，β-环糊精为包合材料，40%乙醇为包封液，纯化水洗涤是为除去乙醇，醋酸乙酯洗涤是为除去未包合的丹皮酚。

(3)包封液的乙醇浓度对丹皮酚包封率的影响最为明显；固-液比例对其收得率有明显影响。另外，超声处理时间的长短也会影响其包封率。

(三)验证包合物的形成

1. *薄荷油β-环糊精包合物的验证——薄层色谱分析(TLC)*

(1)硅胶 G 板的制作　将硅胶 G 和 3 g/L 羧甲基纤维素钠水溶液按 1 g：3 mL 的比例，调匀，铺板，110℃活化 1 h，置干燥器中，备用。

(2)样品的制备　取薄荷油 β-环糊精包合物 0.5 g，加 95%乙醇 2 mL 溶解，过滤，滤液为样品 a；薄荷油 2 滴，加 95%乙醇 2 mL 混合溶解，为样品 b。

(3)TLC 条件　取样品 a 与 b 点于同一硅胶 G 板上，石油醚-醋酸乙酯(3：17)为展开剂，展开前将薄层板置展开槽中饱和 5 min，上行展开，以 1%香荚兰醛硫酸液为显色剂，喷雾烘干显色。

(4)在同一硅胶 G 板上，样品 a 与样品 b 在相应的位置上，样品 a 中应无样品 b 中相应斑点。

2. 丹皮酚β-环糊精包合物的质量评价

(1)显微观察　将β-环糊精按上述实训方法制成不含丹皮酚的空白包合物。取β-环糊精空白包合物及丹皮酚β-环糊精包合物各少许，分别置10×3.3倍显微镜下观察，记录结果。(提示：β-环糊精空白包合物为规则的板状结晶，丹皮酚β-环糊精包合物为不规则的粉末)

(2)丹皮酚β-环糊精包合物的$FeCl_3$试液反应　首先将丹皮酚、β-环糊精和它们的包合物，以及丹皮酚与β-环糊精的物理混合物分别于荧光灯下观察荧光，然后与$FeCl_3$试液反应，再在荧光灯下观察，记录结果。

四、复习思考题

(1)制备β-环糊精包合物的方法有哪些？操作的关键是什么？

(2)简述β-环糊精包合物的作用特点。

实训十五　微囊的制备技术

一、实训目的

(1)掌握单凝聚法和复凝聚法制备微囊的操作技术及操作要点。

(2)通过实训理解单凝聚法和复凝聚法制备微囊的基本原理。

(3)了解微囊形成条件及影响成囊的因素。

二、实训原理

微囊系指固体或液体药物被辅料包封成的微小胶囊。制备微囊的技术称微囊术，制备微囊的过程简称微囊化。

制备微囊的方法有物理化学法、化学法和物理机械法三大类。制备时可根据药物和囊材的性质及制备条件的不同而加以选择。其中单凝聚法和复凝聚法应用较广泛，是水不溶性固体或液体药物制备微囊常选用的方法。

复凝聚法成囊的机理：利用两种带有相反电荷的高分子材料作为囊材，将囊心物分散在囊材的水溶液中，通过调pH，使两种带相反电荷的亲水胶体溶液电荷中和，溶解度降低而产生凝聚，将药物包裹形成微囊。明胶是两性蛋白质，分子结构上含有—COOH和—NH_2，在水溶液中含有其相应的解离基团—COO^-和—NH_3^+。在等电点以上带有负电荷，在等电点以下带有正电荷。而阿拉伯胶在水溶液中其分子链上含有—COOH和—COO^-，仅带有负电荷，在水溶液中不受pH的影响。因此，明胶溶液与阿拉伯胶溶液混合后，调pH 4.0～4.5，明胶正电荷达最高值，与带负电荷的阿拉伯胶结合成为不溶性复合物，凝聚成微囊。

制备微囊所用囊材品种、胶液浓度、pH、制备温度及搅拌速度等因素对成囊过程和成品质量以及囊粒大小均有显著影响。因此，在制备时应严格控制成囊条件。其次，固化剂的品种、用量及 pH 等因素，对囊膜的固化程度和强度亦有明显影响，操作时亦应严格控制。

三、实训内容

大蒜油微囊

【处方】大蒜油 1 g，阿拉伯胶 2.0 g，A 型明胶 1.5 g，37％的甲醛溶液 1 mL，5％氢氧化钠溶液适量，10％醋酸适量，10％淀粉混悬液适量，淀粉适量，纯化水适量。

【制法】

1. 胶液配制

取阿拉伯胶 1.5 g，加纯化水 50 mL，冷浸片刻，置 70℃左右水浴中，不断搅拌至溶解，过滤；另取 A 型明胶 1.5 g，加水 50 mL，冷浸片刻，水浴加热使溶，分别制成 3％阿拉伯胶液和 3％明胶液，备用。

2. 乳化

取阿拉伯胶 0.5 g 置乳钵中，加大蒜油 1 g，研匀，再加纯化水 1 mL，迅速研磨制成初乳，并以 3％阿拉伯胶液 34 mL 稀释成乳剂。

3. 包囊

将大蒜油乳剂转移至 250 mL 烧杯中，边加热边搅拌，待温度升至 45℃时缓缓加入 3％明胶液 40 mL（预热至 45℃），在 43～45℃继续搅拌，并用 10％醋酸调 pH 4.1～4.3。显微镜下可观察到乳滴外包有凝聚的膜层。

4. 稀释

加入温度比其稍低的纯化水 150 mL，继续搅拌。待温度降到 30℃以下时移至冰水浴继续搅拌。

5. 固化

加入 37％的甲醛溶液 1 mL，继续搅拌 20 min 使微囊固化，再用 5％氢氧化钠溶液调 pH 7.0～7.5，使凝胶网孔结构孔隙缩小，再搅拌 30 min。显微镜观察并测定大小。

6. 分散

加入 10％淀粉混悬液 4 mL，使淀粉充分散开，在微囊间形成隔离层，10℃左右再搅拌 1 h。

7. 干燥

滤取微囊，洗涤，尽量除去水分，加入适量淀粉，二号筛制颗粒，60℃以下干燥。

【注解】

(1)本品采用复凝聚法制备。处方中大蒜油为主药，阿拉伯胶、A 型明胶为复合囊材，甲醛为固化剂，氢氧化钠和醋酸为 pH 调整剂，10％淀粉混悬液为隔离剂，淀粉为吸收剂，纯化水为溶剂、水相或分散介质。大蒜油制成微囊的目的是为了提高大蒜油的稳定性，掩盖大蒜油的不良臭味，减少刺激性。

(2)明胶是最常用的囊材，按水解方法不同有 A 型和 B 型之分。酸法水解制得的是 A 型明胶，其等电点为 7.0～9.0；B 型明胶是用碱法水解制得的，等电点是 4.7～5.0。当 pH 在等电点以上时，明胶带负电荷，pH 在等电点以下则带正电荷。两种明胶在成膜性能上无明显差别，但 A 型明胶性质较稳定且不易长霉，因此制备微囊所用的明胶选用 A 型明胶。

(3)处方中甲醛的作用是使明胶变性促使囊膜固化,甲醛用量的多少及环境的 pH 均影响明胶变性的程度,同时也影响药物释放的快慢。pH 8.0～8.5 是囊膜固化发生胺缩醛反应的最适宜的环境,凝胶胶链形成的网状结构孔隙小,热稳定性好,可长久保持囊形不变。由于大蒜油微囊在碱性条件下不稳定,所以固化时调 pH 7.0～7.5(用 5%氢氧化钠),而不是上述的 pH 8.0～8.5。

(4)制备时先将大蒜油与阿拉伯胶制成乳剂(内相为大蒜油,外相为水,阿拉伯胶为乳化剂),在 45℃与等温的明胶溶液混合,因此时明胶仅带有少量的正电荷,并不发生凝聚现象。用 10%醋酸调节混合液的 pH 至 4.1～4.3 时,则明胶带有大量正电荷,与带负电荷的阿拉伯胶互相交联,将药物包裹形成微囊。此时形成的微囊比较"软",再用 45℃以下纯化水稀释,不断搅拌,增加凝聚物的流动性,防止微囊粘连;降低温度达到胶凝点以下,使之形成较硬的微囊。

(5)制备微囊时搅拌的速度要适中,太慢微囊粘连,太快微囊变形。

四、复习思考题

(1)试述复凝聚法制备微囊的机理及操作关键。

(2)试述复凝聚法制备微囊时两次调 pH、加甲醛、加水稀释、搅拌的目的。

实训十六　脂质体的制备技术

一、实训目的

(1)掌握薄膜分散法制备脂质体的操作技术及操作要点。

(2)熟悉脂质体的形成原理和作用特点。

二、实训原理

(1)脂质体系指药物被类脂双分子层包封成的微型囊泡,也称类脂小球或液晶微囊。

(2)常用的脂质体膜材为磷脂,是构成双分子层的主要材料。常用的附加剂为胆固醇。胆固醇与磷脂混合使用,可制得稳定的脂质体。其作用是调节双分子层的流动性,降低脂质体膜的通透性。

(3)脂质体常用的制备方法有注入法、薄膜分散法、超声波分散法、冷冻干燥法、逆相蒸发法等,应根据药物的性质进行选择。

薄膜分散法是制备脂质体的经典方法,可形成多室脂质体,经超声处理后得到小单室脂质体。此法优点是操作简便,脂质体结构典型,但包封率较低。

(4)评价脂质体质量的指标有粒径、粒径分布和包封率等。其中脂质体的包封率是衡量脂质体内在质量的一个重要指标。常见的包封率测定方法有分子筛法、超速离心法、超滤法等。

三、实训内容

(一)盐酸小檗碱脂质体的制备

【处方】注射用豆磷脂 0.6 g,胆固醇 0.2 g,无水乙醇 2～3 mL,盐酸小檗碱 30 mg,磷酸盐缓冲液适量,纯化水适量。

【制法】

1. 磷酸盐缓冲液的配制

称取磷酸氢二钠($Na_2HPO_4 \cdot 12H_2O$)0.037 g 与磷酸二氢钠($NaH_2PO_4 \cdot 2H_2O$)0.2 g,加纯化水适量,溶解并稀释至 100 mL(pH 约为 5.7)。

2. 盐酸小檗碱溶液的配制

称取适量的盐酸小檗碱,用磷酸盐缓冲液配成 1 mg/mL 的溶液。

3. 盐酸小檗碱脂质体的制备

(1)按处方量称取豆磷脂、胆固醇置于 100 mL 烧瓶中,加入无水乙醇 2～3 mL(根据情况可以加至 10 mL 或 20 mL),置 65～70℃水浴中,搅拌使溶解,利用水浴旋转蒸发仪在不断旋转振摇下,减压蒸发除去乙醇,使脂质混合物以薄膜状均匀地沉积于瓶的内壁,制得磷脂膜。

(2)另取盐酸小檗碱溶液 30 mL 于小烧杯中,同置 65～70℃水浴中,保温,待用。

(3)将上述预热的盐酸小檗碱溶液,加至含有磷脂膜的烧瓶中,充分振摇 5 min,在旋转蒸发仪上旋转水化 1 h,然后用超声仪超声处理 1 min,即得脂质体混悬液。随后将所得脂质体溶液通过 0.8 μm 微孔滤膜两遍,进行整粒。

(二)验证脂质体的形成

取样,在油镜下观察脂质体的形态,画出所见脂质体结构,记录最多和最大的脂质体的粒径。

【注解】

(1)脂质体的制备方法应根据药物的性质以及该脂质体的用途和要求进行选择。

(2)本品采用薄膜分散法制备。处方中盐酸小檗碱为主药,注射用豆磷脂、胆固醇为脂质材料,无水乙醇、磷酸盐缓冲液、纯化水为溶剂。操作时应准确称量,严格控制温度,并将乙醇蒸发除尽。

(3)磷脂、胆固醇形成的薄膜应尽量薄,水浴水化时一定要充分保证所有脂质水化,不得存在脂质块。

(4)使用旋转蒸发仪应控制好旋转蒸发仪的旋转速度和真空度,以便成膜均匀。使用旋转蒸发仪进行减压蒸发时,要防止水循环真空泵的水倒灌。

四、复习思考题

(1)脂质体中药物的包封率主要与哪些因素有关?

(2)脂质体的结构有何特征?

实训十七　参观中药制剂生产企业

为密切联系生产、科研实践,增强学生对中药制剂生产的感性认识,开拓学生的视野,强化技能训练,特安排学生到有代表性的中药制剂生产企业进行参观学习。

一、参观学习的目的

(1)熟悉中药制剂生产企业的GMP实施情况:①熟悉GMP硬件管理情况,如厂房设施、设备中GMP对厂址选择、路面地面、厂房设计、建材使用、工艺布局以及设备选型等方面的要求。②了解软件管理情况,如质量管理、机构与人员、厂房与设施、设备、物料与产品、文件管理、生产管理、质量保证与质量控制等GMP相关管理内容的实施。

(2)熟悉饮片粉碎与筛析常用机器设备的构造、性能及使用与保养方法。

(3)熟悉中药提取车间浸提、纯化、浓缩与干燥等方法与设备。

(4)熟悉中药制剂常用生产设备如混合、制粒、干燥、压片、包衣、充填、制丸、选丸、洗瓶、灌封、灭菌等常用设备的构造、性能及使用方法和操作注意事项。

(5)熟悉制水系统、空调净化系统的构造、性能及使用方法和操作注意事项。

(6)了解中药制剂生产企业生产的各种剂型的主要工艺流程以及质量检验和质量监督检查工作的概况,保证药品质量与卫生标准的方法和措施。

(7)了解常用检验仪器设备的性能和使用,检验试剂、试液、标准品、培养基、检验报告、检验记录等的管理要求。

二、参观学习的内容

(1)任课教师应事先与厂方联系约定,做好充分准备,认真严密组织和安排。带教老师根据参观学习内容提出要求和注意事项,使学生带着问题而有目的地去学习,避免走马观花。

(2)听取厂方负责人介绍药厂的基本概况。

(3)分组参观学习:为提高效率可分多个小组,分别到不同的部门或车间进行参观,重点参观各生产车间、仓储、化验室等部门。

(4)听取各车间负责人介绍车间的基本概况,实地讲解。学生边听边看边想,可及时提问请教。由经验丰富的工人师傅实地演示各器械的操作方法,并介绍操作注意事项。

三、作业

写一份不少于2 000字的参观学习体会。

参考文献

[1] 汪小根,刘德军．中药制剂技术.2 版．北京:人民卫生出版社,2013.
[2] 刘素梅．药物新剂型与新技术．北京:化学工业出版社,2013.
[3] 李范珠,李永吉．中药药剂学．北京:人民卫生出版社,2012.
[4] 周小雅．药物制剂技术.2 版．郑州:河南科学技术出版社,2012.
[5] 杨明．中药制剂工艺技术图表解．北京:人民卫生出版社,2010.
[6] 杨明．中药药剂学．北京:中国中医药出版社,2013.
[7] 杨桂明,易生富,等．中药药剂学．北京:人民卫生出版社,2005.
[8] 张兆旺．中药药剂学．北京:中国中医药出版社,2007.
[9] 凌沛学,刘爱华,等．药物制剂技术．北京:中国轻工业出版社,2006.
[10] 张杰,郜凤香,等．中药制剂技术．北京:化学工业出版社,2007.
[11] 张劲,温博栋,等．药物制剂技术．北京:化学工业出版社,2005.
[12] 杨明,倪健,等．中药药剂学．上海:上海科学技术出版社,2008.
[13] 黄家利．中药药剂学．北京:科学出版社,2004.
[14] 叶代望．制备中药露剂的经验介绍.时珍国医国药,1999(1):34-35.
[15] 严丽霞．中药制剂技术.北京:化学工业出版社,2004.
[16] 朱盛山,梁文权,等．药物新剂型．北京:化学工业出版社,2003.
[17] 蔡宝昌,罗兴洪,等．中药制剂新技术与应用．北京:人民卫生出版社,2006.
[18] 韩瑞亭.药剂学.哈尔滨:哈尔滨工业大学出版社,2006.
[19] 国家药典委员会．中华人民共和国药典.2010 年版．北京:中国医药科技出版社,2010.
[20] 国家食品药品监督管理局．药品生产质量管理规范(2010 修订).2011.3.1.